パンデミック新時代

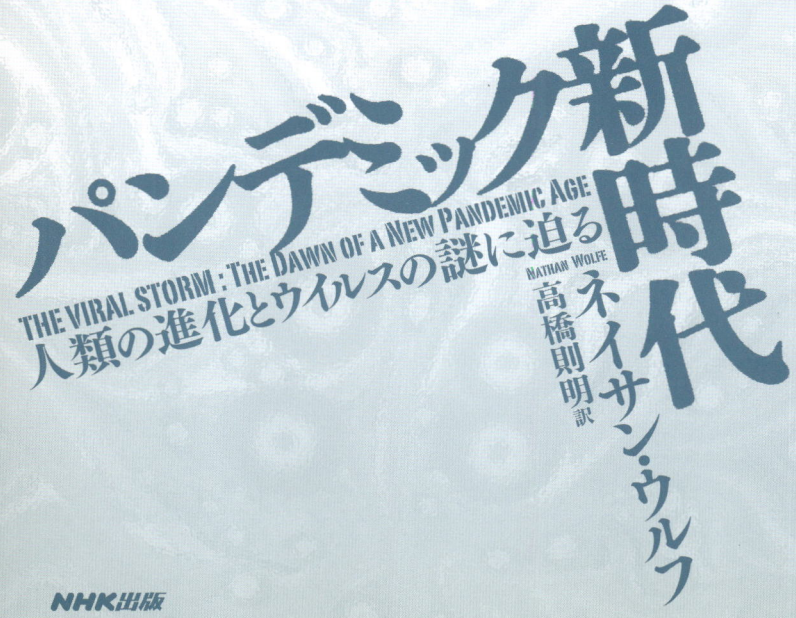

THE VIRAL STORM : THE DAWN OF A NEW PANDEMIC AGE

人類の進化とウイルスの謎に迫る

NATHAN WOLFE
ネイサン・ウルフ
高橋則明 訳

NHK出版

パンデミック新時代

THE VIRAL STORM : THE DAWN OF A NEW PANDEMIC AGE

人類の進化とウイルスの謎に迫る

ネイサン・ウルフ

NATHAN WOLFE

高橋則明 訳

装幀
岡　孝治

カバー写真
© GERRY ELLIS/MINDEN PICTURES/amanaimages
© O.D.O.

世界ウイルス予測（GVF）のわがチームに
彼らはサンフランシスコで、そして世界中で、
パンデミックのない安全な世界を作るために人生を捧げている。

パンデミック新時代――目次

第三部 予測

〔　〕内は訳注、＊は頁末に原注があることを表す。

はじめに

タイのカンチャナブリ県にあるパンスルック村は、典型的な東南アジアの農村だ。湿気が多く、木々は青々と茂り、野生動物の鳴き声で満ちている。タイ西部に位置し、ミャンマーとの国境も近い。人口はおよそ三〇〇〇人で、その暮らしは砂糖と米の生産に頼っている。二〇〇三年一二月、のちに新種のヒトウイルスによる最初の犠牲者の一人となったカプタン・ブーンマヌーチ少年はその村に住んでいた。

六歳のカプタンは自転車を走らせたり木登りをしたり、プラスチックのダルメシアンのオモチャで遊ぶのが好きだった。そのダルメシアンは、三匹の子犬を乗せた小さな茶色の引き車をひきながら吠える機械仕掛けのオモチャだ。また少年は、田畑で家族の手伝いをするのも好きだった。

パンスルック村では、ほとんど全世帯が卵を産むメンドリを飼っていたし、闘鶏用のオンドリを飼う家もあった。カプタンのおじ夫婦は、カプタンの家のすぐ近くに住んでいて、三〇〇羽ほどのメンドリを放し飼いにする屋根のない養鶏場を営んでいた。毎年、冬になると、村では感染症か風邪で数羽のメンドリが死んだが、二〇〇三年一二月は死ぬ数が劇的に増えた。その冬、おじ夫婦の養鶏場も、周辺の多くの養鶏場と同じように、メンドリがひどい下痢をしたり、奇妙な行動をとったり、衰弱したりしていた。それらはすべて病死するか、間引きされたが、カプタンは死骸の処理を手伝った。報道によると、年が替わる一、二日前に少年はギャーギャー鳴く病気のメンドリを一羽、家に連れて帰ったという。家まではわずか数分の距離だった。

その数日後、カプタンは熱を出した。村の診療所で風邪と診断されたが、三日たっても病状はよくならず、米作りのほかに副業で運転手をしている父のチャムナンは息子を公立病院に連れて行った。レントゲン検査をすると、肺炎にかかっていることがわかり、そのまま入院した。数日がたつと、カプタンの熱は四〇度まで上がり、危険な状態に陥った。父親はよりよい治療を受けさせるために、三六アメリカドル相当のお金を出して、車で一時間以上離れたバンコクのシリラード病院に救急車で運んだ。

病院に着いたときには、カプタンは高熱にあえいでいた。検査の結果、両肺ともひどい炎症を起こしていたので、小児科の集中治療室に入れられ、人工呼吸器を装着された。いくつかの細菌培養検査の結果は陰性だったので、肺炎はウイルスが原因によるものと考えられた。ＰＣＲ検査（ポリメラーゼ連鎖反応）法という、特定のＤＮＡ配列を増幅させる技術を使ったテストにより、カプタンは異常な型のインフルエンザウイルスに感染している疑いが強くなった。人間がそのウイルスに感染した例はまだなかった（あるいは、知られていなかった）。

発症から一一日がたつと、熱はようやく下がりはじめたが、集中治療もむなしく、呼吸器疾患は悪化していた。一月二五日の真夜中近くに、医師が人工呼吸器をはずすと、肺は水であふれ、カプタンはＨ５Ｎ１というウイルスによるタイで最初の犠牲者となった。Ｈ５Ｎ１はのちに「鳥インフルエンザ」として世界中に知られることになる。

カプタンの悲劇的な死については、葬式の模様や家族の悲しみがくわしく報道されたが、発展

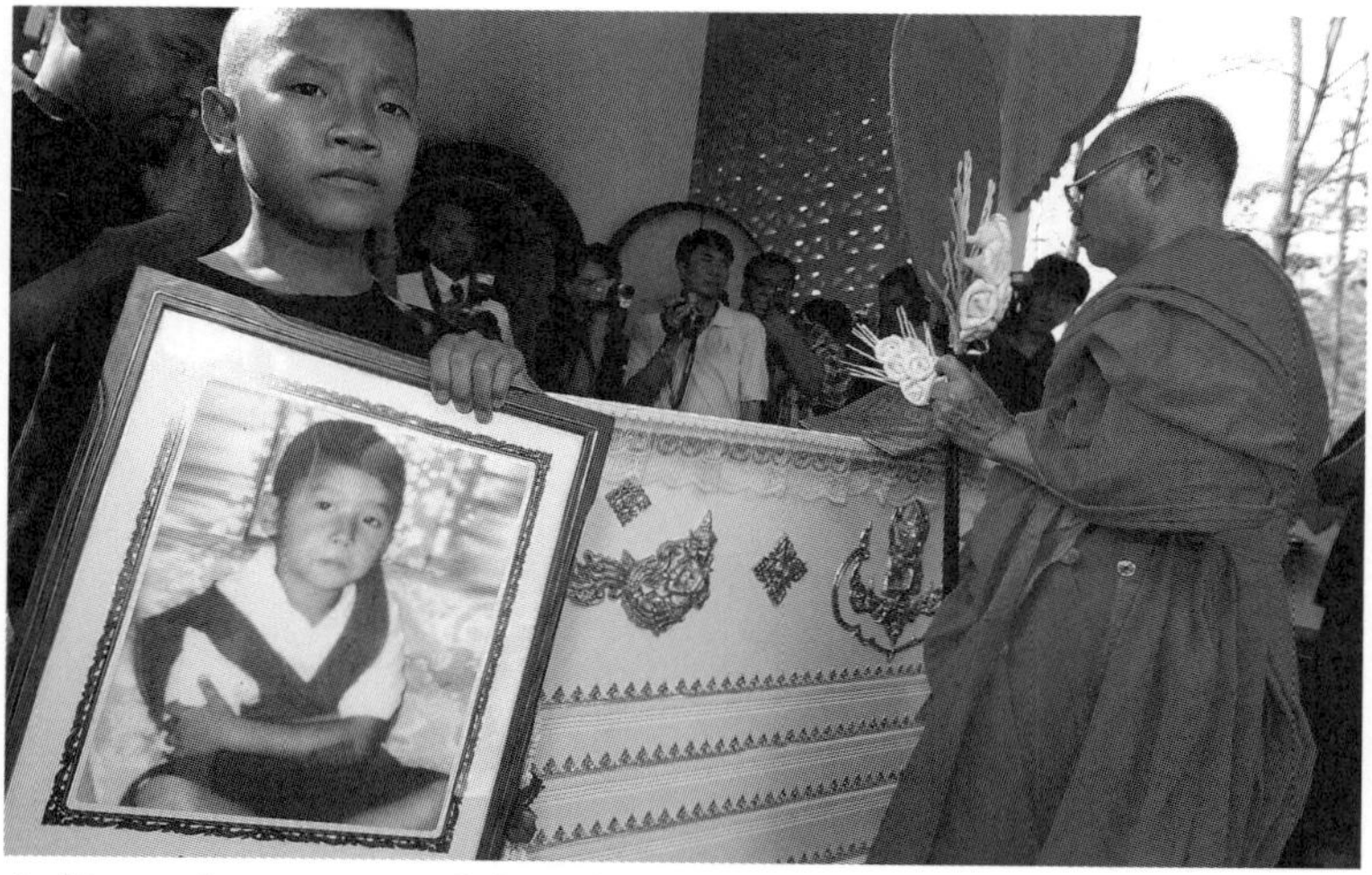
カプタン・ブーンマヌーチの葬式で、遺影を持つ兄

途上国では常に子どもたちがこうした病気で死んでいるのが現実だ。一九六〇年代に科学者はまもなく感染症は根絶されると予測したが、今でも主な死因になっている。それでも世界全体で見れば、感染症による死のリスクは一様ではない。ほとんどは局地的に発生するので、その犠牲者や残された家族にとっては災難でも、世界全体で見ると限られたリスクにすぎないのだ。だが、カプタンの場合のように、感染症の中には世界を一変させる危険性を持つものもある。動物の持つウイルスにはじめて人間が感染すれば、それは世界中の数百万人、さらには数億人の命を奪い、人間社会の様相を永久に変えてしまうかもしれないのだ。

私の研究の主な目的は、新たなパンデミック〔感染症が世界的規模で流行すること。特定の地域や集団での流行は「アウトブレイク」という〕が生まれる瞬間を正確に見つけて、それが世界に広まる前にその性質を把握し、防止することだ。

ほとんどのパンデミックは、動物の持つ微生物が人間に移ることで引き起こされるので、私はそれを探すために、熱帯雨林のある中央アフリカの狩猟キャンプ地から、野生動物を売買する東アジアの市場まで世界中を駆けまわっている。それだけでなく、米国疾病予防管理センター（ＣＤＣ）や世界保健機関（ＷＨＯ）の疾病アウトブレイク管理センターにある最先端の研究所にも行く。破壊的な力を持つかもしれない微生物を探しているうちに、パンデミックがいつ、どこで、どのように生まれるのかも研究することになった。今の私は、パンデミックを早期に発見して、その危険性を判定し、幸運ならば、人間に被害をもたらす微生物を破壊するシステムを作ろうとしているのだ。

これまで世界中で自分の研究について講演をしてきたし、スタンフォード大学でウイルス学の講義もしてきた。この問題に対する世間の関心は無視できないほど大きくなっている。無差別に多くの人を死に追いやるパンデミックの強烈な力を、すべての人々が認識しはじめてきた。それでも、その重要性を考えると、答えを出すべき疑問が数多くある。

・パンデミックはどのように起きるのか？
・多くのパンデミックに人間が苦しめられているのはなぜなのか？
・これから先、パンデミックを予防することはできるのか？

本書はこれらの疑問に答えようとする私の試みだ。パンデミックの謎を解くために、パズルのピースを組み立ててみよう。

第一部の『たれこめる暗雲』では、私の研究の主役である微生物（microbe）*を紹介し、人間とのかかわりの歴史を掘り下げていく。ここでは、微生物の広大な世界を探索し、人間を脅かす微生物を正しい視点からとらえる。人類とその祖先の進化にとってもっとも重要だった出来事のいくつかを紹介し、ときにばらつきのある歴史的データを整理して、それらの出来事が人間と微生物の相互作用に与えた影響について一連の仮説を立ててみよう。

第二部の『大きな嵐』では、現在の人類がどれだけパンデミックに脆弱（ぜいじゃく）になっているかを説明し、パンデミックを引き起こす感染症の未来図を見ていく。第三部の『予測』では、パンデミックの予防という魅力あふれる新世界について話し、感染症が世界的な悪夢となる前に防ぐべく、地球規模のバーチャルな免疫機構を構築しようと奮闘する科学者の新しい集団について紹介しよう。その途中で、私たちは中央アフリカにある隔絶した狩猟民の村を訪れたり、ボルネオの野生のオランウータンが持つマラリアを調べたりする。また、最新の遺伝子解析ツールが新種のウイルスを発見する方法を変えることを学び、シリコンヴァレーの企業が、アウトブレイクの発生を見つけるための監視方法を変える可能性について見ていこう。

なぜウイルスを追いかけるのか

ここまで読んでこられた皆さんは、人はどうしたら感染症の研究に一生を捧げるようになるのだろう、と思われたかもしれない。世界を救うためか。それとも、相当数の人類を刈りとる力を持つ、目に見えない未知の存在を発見するという科学的スリルなのか。あるいは、人間の複雑な生態系の一部をくわしく知りたいという欲望だろうか。はたまた、新しいウイルスはよく地球上のへんぴな場所で出現するので、そうした地を探究してみたいという欲望なのか。今の私はパンデミックを理解し、防止するために人生を費やしているが、ずっとそうしてきたわけではない。もともとは中央アフリカで野生のチンパンジーを対象にした研究を計画していて、付随することとして微生物の研究を始めたのだった。まだ幼いときに私は、サル（モンキー）よりも、類人猿（エイプ）（オランウータン、ゴリラ、チンパンジーなど）のほうがはるかに人間に近いことを解説する『ナショナル・ジオグラフィック』のドキュメンタリー番組を見て、類人猿に興味を持った。その興味はずっと続いている。進化の系統樹で、人間と類人猿は兄弟（サルは遠い親類）だが、その事実はデトロイトの動物園で、サルと類人猿がまとめて「モンキー・ハウス」に入れられていたという私の記憶とあいいれなかった。人間は檻の外にいて、それ以外の兄弟や親類は中にいた。類人猿と人間がとても近い存在だという考えは、確実に私の心に響いた。父によると、私はそのドキュメンタリー番組を見てから数日間は、類人猿のまねをしていたという。両手を床について家中を歩きまわったり、言葉を使わずにコミュニケーションを図ろうとしたりするなど、自分の中にいる類人

＊　微生物は、正しくはmicroorganismsというダサい名前で、「顕微鏡でしか見えないあらゆる有機体（microscopic organisms）」を含んでいる。だが、本書ではmicrobeを使うことにした。特に言及していないときは、microbeはmicroscopic organismsの短縮形であり、あらゆる種類の微生物を含む。その中には人間に感染して広まるもの、たとえば、ウイルス、細菌とその兄弟の古細菌、寄生虫、謎に満ちたプリオンなどがあり、これらについては第一章でくわしく説明しよう。私の微生物学者仲間の一部は、分類学上のもっともな理由から、微生物という用語の定義から寄生虫をはずしているし、プリオンについても扱いを決めかねているので、私がそれらを微生物に含めることに腹を立てるに違いない。これは一般読者にわかりやすくするためなのだという説明で納得してくれることを願っている

猿を引き出そうとしたようだった。

類人猿にひかれる私の思いは、幼い好奇心から、人間にもっとも近い親類が人間について何を語ってくれるのか、という知的興味へと進化した。その興味も、動物としての類人猿全般に対するものが、やがてチンパンジーと、認知度はそれよりも低い同胞であるボノボに絞られた。この二種類の類人猿は生命の樹において私たちと同じ枝にいる。人間とこの二種が共通の祖先から分かれたあと、人間はどのようにして心や体や世界を築いてきたのだろうか？　人間の中に、この二種と共通する特徴はまだ残っているのだろうか？

こうした知的興味にあわせて私は、自然環境の中で生きている類人猿を観察したいという思いを強くしていった。その思いをかなえるためには中央アフリカの熱帯雨林まで行く必要があった。そこで博士号の研究課題として、ハーヴァード大学のリチャード・ランガムとマーク・ハウザーという二人の有名な霊長類学者のもとで研究することを望んだ。ランガムは何年間も、ウガンダ南西部にあるキバレ森林で野生のチンパンジーの群れを調べていたので、博士号の研究を始めるにあたってまず、二人の研究グループに私を入れてほしいとおがみ倒すことに数カ月を費やした。

私が研究テーマに選んだのは、チンパンジーが感染症を自分で治す行動をとることを証明することだった。それは大いに興味をそそられる仮説だった。私がその説をくわしく調べたのは、その前の年にオックスフォード大学で学んでいて、同大学の自然史博物館で、動物の自己治療に関する展示にたずさわったときだった。

自然史博物館は一九世紀に建てられた壮麗な建物で、ゴシック様式の大聖堂風だが、支えに使われている大量の鉄骨は哺乳動物の骨格をまねていて、そこが宗教ではなく自然史の会堂であることを強調している。そこには、チャールズ・ダーウィンがかのビーグル号による航海で採集した甲虫類など、ユニークなコレクションが収蔵されている。そのダーウィンが重要な書『種の起源』を出版してから七カ月後の一八六〇年に、自然選択に関してハクスリーとウィルバーフォースのあいだで有名な議論が交わされたが、その舞台となったのもこの博物館だ。自然界における人類の位置を熟考するのにまたとない場所だと言えよう。私はそこで高名な進化生物学者のW・D・ハミルトンとその同僚であるデール・クレイトンの指導を受けて研究をおこなった。クレイト

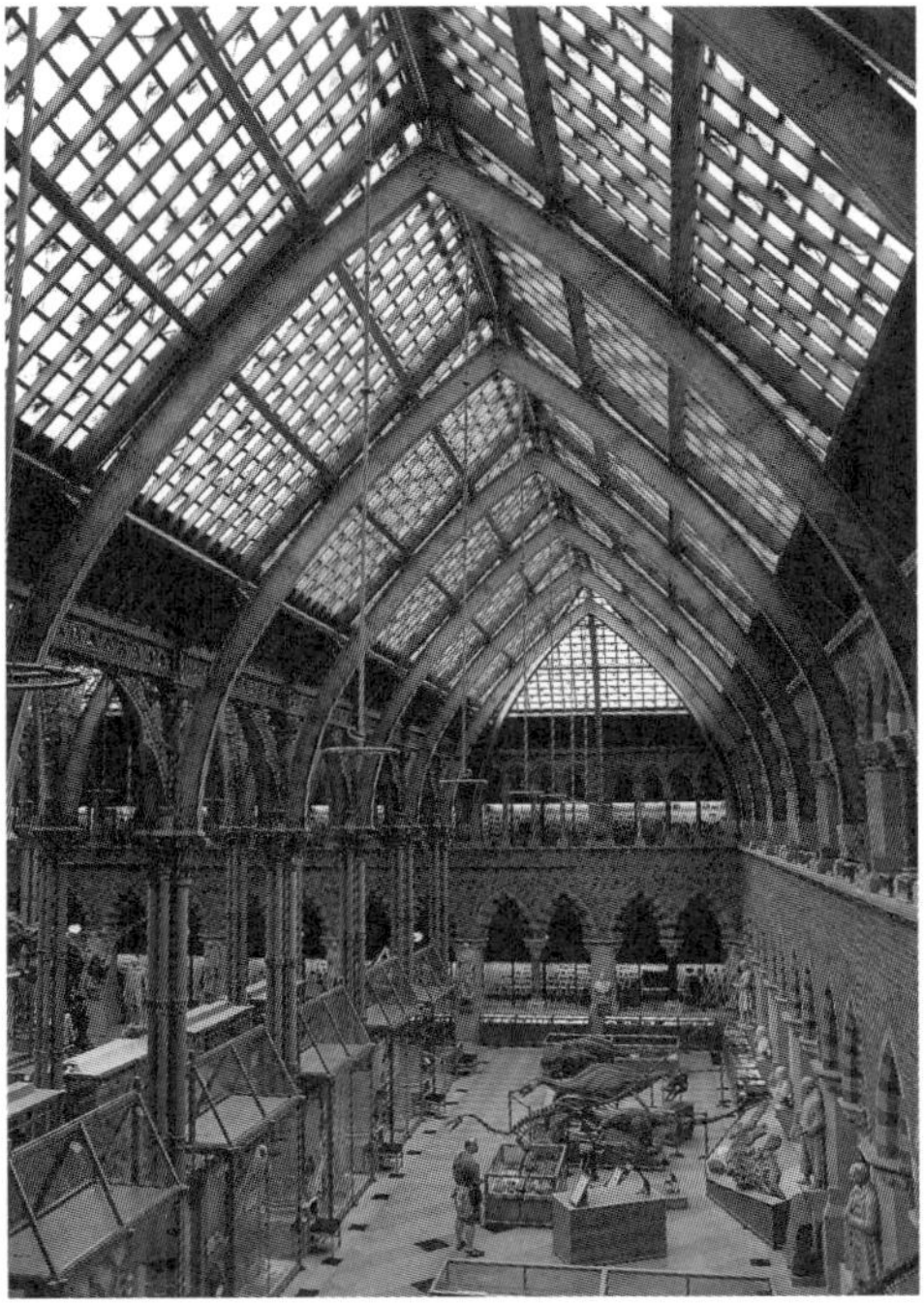

オックスフォード大学自然史博物館の内部

ンは寄生虫をみずからとり除く動物の行動を専門的に研究し、動物界では自己治療が広くおこなわれていることをあきらかにした。たとえば、スズメバチと、アラスカ周辺に生息するコディアックヒグマというまったく異なる種がともに、自分にとりついた害虫を排除するために植物を使った化学的防御法を利用しているのだ。

　ウガンダで研究を始めるにあたり二人の教官は私に、チンパンジーが植物を使って自己治療をする確かな証拠を得るためには、まずチンパンジーが相手にする感染症について理解しなければならないと助言した。それらの病気の症状を軽くする薬効成分を使っていることを示せなければ、私の研究結果は推論どまりだ。だから、チンパンジーのかかる感染症を理解する必要があった。微生物についてほとんど知識がなかった私は、ハーヴァード大学公衆衛生大学院の教授で、当時、自然界にいる微生物の生態を専門とする数少ない研究者だったアンディ・スピルマンに教えを請うた。教授の研究室は特別研究員（フェロー）と学生で満杯状態だったし、彼の専門はアフリカやアジアではなく北米の微生物だったが、親切にも私の面倒を見てくれた。こうして私の研究は、チンパンジーのかかる感染症として知られているものを学ぶことから始まった。ひとたび微生物の研究を始めると、もはや迷うことはなかった。こうして私の研究の中心テーマはウイルスになった。

　ウイルスは地球上でもっともすばやく進化する有機体だが、私たちは他の生命体ほどくわしくは知らない[*]。現代のウイルス研究者には、一九世紀の博物学者のように、新種を発見して目録に載せるチャンスがある。オックスフォード大学時代の私はその点にとても魅力を感じていた。科学者が霊長類の新種を探そうとしたら、生涯をかけても見つけられないだろうが、ウイルスの新種ならば毎年見つかっている。またウイルスは寿命がとても短く、その進化のさまをリアルタイムで見られるので、進化のプロセスを知りたいと望む者には理想的な研究対象だ。若い科学者にとってもっとも魅力的な点はおそらく、この分野では、自分たちでも重要ですぐ利用できる結果を出せることだろう。ウイルスの中には人間を殺すものもあるので、新種の発見は自然への理解を深めるだけでなく、人間の疾病をコントロールすることに大きく貢献できるかもしれないのだ。

致死性と感染力

感染症を拡大させないことは、カプタン少年がＨ５Ｎ１ウイルスで死んだというニュースが報じられた二〇〇四年はじめにおいて、公衆衛生の最重要課題だった。カプタンは、一般に鳥インフルエンザと呼ばれるこのウイルスによるタイで最初に確認された犠牲者だった。このウイルスは動物を経由して人間に移るかもしれないが、そもそも人間が感染するインフルエンザウイルスはすべて鳥に由来するので、専門家はＨ５Ｎ１の「鳥インフルエンザウイルス」という一般名称を腹立たしく感じるかもしれない。だが、少年の死から一カ月もしないうちに、その名称は世界

＊　ウイルスを生き物と見るべきかという問いには賛否両論があるが、細菌や古細菌、寄生虫など他の微生物はまちがいなく生き物だという意見で一致している。私からすれば、この議論は意味論の問題にすぎず、たいていは些末なものだ。なぜなら、ウイルスはそのライフサイクルのすべてを他の有機体に依存しているが、私の知るかぎり、どんな生命体も他の生命なしでは生きていけないので、ウイルスがほかの生命体と特に違うわけではないからだ。ウイルスが地球の生命系の一部をなしていることはあきらかで、異論はあるだろうが、私は生き物だと考えている。プリオンについても議論があるが、同じように生命系の一部だと考える

中のニュース番組の中心となり、人々のあいだで語られるようになった。

ウイルス学者から見ると、このウイルスの「ＨＰＡＩ（Ｈ５Ｎ１）Ａ型」という学術名は実にうまく表現されている。これは、発病性が高い（高病原性）鳥インフルエンザＡ型ウイルスであり、このウイルス株がヘマグルチニン（Ｈ）とノイラミニダーゼ（Ｎ）というタンパク質の特定の種類を持っていることを意味する。

Ｈ５Ｎ１が重要なのは、毒性が高いからだ。そのウイルスの致死率、すなわち感染した個体を殺す割合は約六〇パーセントと高く、きわめて強毒な微生物だ。比較のために、一九一八年に破壊的なパンデミックを起こしたインフルエンザウイルス（スペイン風邪）を見てみよう。その犠牲者の推計は不完全ながら、世界で約五〇〇〇万人にのぼる。これは当時の世界人口の三パーセントにあたり、想像を絶する大惨事だ。この犠牲者数は二〇世紀に起きたすべての戦争で死んだ兵士の総数よりも多い。一〇〇ナノメートル（一ナノメートルは一メートルの一〇億分の一）に満たない直径で、わずか一一の遺伝子しか持たないひとつのウイルスがもたらした死者が、二度の世界大戦をはじめ戦争に明け暮れていた二〇世紀のすべての戦争によって死んだ兵士の数よりも多いのだ。ただ、一九一八年の感染症は被害は甚大だが、その致死率の推計は最大で約二〇パーセントとされ、実際の数字はそれよりもはるかに少ないはずだ。慎重な推計では二・五パーセントである。*一九一八年にパンデミックを起こしたインフルエンザウイルスに比べて、Ｈ５Ｎ１の六〇パーセントという致死率ははるかに高い。

致死性は重要かつ劇的で、メディアはそれにばかり注目するが、微生物学者にとってはパズルの一ピースにすぎない。微生物の中には致死率一〇〇パーセント、すなわち感染者全員を殺すものもある。だが、そうした微生物が人類にとって深刻な脅威になるとは限らない。たとえば、狂犬病ウイルスは多くの哺乳類が持っているし、ヘルペスB型ウイルスもアジアに生息する一部のサルが持っていて、それらが人間に感染した場合はかならず命を奪う。[**] それでも狂犬病にかかった動物と接するか、アジアのサルを扱う仕事についている人でなければ、あまり心配することはない。なぜなら、それらのウイルスは人から人へ感染する能力がないからだ。微生物が大災害を引き起こすためには、致死性だけでなく感染力の強さも必要なのだ。

二〇〇四年はじめの時点では、H5N1の感染性についてわかっているはずもなかった。それがインフルエンザウイルスに由来するために、感染力が強い可能性はあった。そして、もしもH5N1が一九一八年のインフルエンザウイルスと同じように広まったならば、人類が歴史上経験したことのない大災害を起こしたはずだ。

H5N1の致死性は印象的だが、「豚インフルエンザ[***]」（新型インフルエンザ）と称されるH1

＊　実際の致死率は二・五パーセント以下だっただろう。というのも、二次的な細菌感染が死因となったケースが多かったと思われるからだ。今日では、抗生物質により少なくともある程度は二次感染を防げる。現在のH5N1による死は主として感染症そのものが原因だ

＊＊　狂犬病の場合、感染後すみやかにワクチンを投与できなければ、死はほとんど避けられない

＊＊＊　二〇〇九年に発生した豚インフルエンザもH5N1と同じで専門用語上の問題を抱えている。WHOなどは「H1N1／09ウイルス」と呼び、CDCは「2009H1N1インフルエンザ」と呼ぶが、私は簡単に「H1N1」と呼ぶことにする。研究者のあいだで簡潔な呼び名として広く使われているからだ。H5N1などすべてのインフルエンザウイルスと同じように、H1N1も鳥に由来する

Ｎ１の感染力にも驚かされる。Ｈ１Ｎ１のパンデミックがいつ始まったかは誰にもわからないが、それが発見されてから一年も経過していない二〇〇九年八月までに、ＷＨＯは世界の人口の三分の一にあたる二〇億人以上が最終的に感染すると見積もった。この劇的な自然の力はいくら強調してもし足りない。他の自然災害に比べて見た目の派手さはないものの、世界のあらゆる地域に住む人々を感染させる能力はまさに自然の脅威だ。二〇〇九年はじめにごく少数の人にしか感染していなかったウイルスが、一年もたたないうちに地球の全人口のかなりの割合に拡散していた。それも全世界の公衆衛生担当機関――私たちを守ってくれる立派な組織――が最大の努力を尽くしたにもかかわらずだ。Ｈ１Ｎ１の致死率は一パーセントを大きく下まわっていて、Ｈ５Ｎ１と比べるとかなり劣るが、感染者数の多さから地球規模の殺人ウイルスになっている。二〇億人の一パーセントは大きな数字なのだ。

　私たちがアウトブレイクの真の脅威を理解するときに助けになるのは、疫学におけるＲ０（ゼロ）（基本再生産数）という概念だ。すべての感染症において、Ｒ０は人々に免疫がなく、防御措置を講じない場合に、一人の感染者が感染させる人の平均数を表す。新たな感染症の感染者が平均して一人以上の人間に感染させるときには、その病気は拡大する可能性を持つ。一方で、感染者が一人未満のときは、その病気はやがて消える。この明快な概念は、病気が広まるか沈静化するかを疫学者が見わける助けとなる、感染力を測る基本的な尺度だ。

　リスクの分析は、市民にとっても政策立案者にとってもささいなことではない。Ｈ１Ｎ１やＨ５Ｎ１の場合、急いでワクチンを開発しなかったり、感染を減らす努力をしなかったりすることで発生するコストは世界全体に及び、とても大きなものになりかねないのだ。

リスク評価において重要な点は、微生物はじっとしておらず、状態を変えることだ。もしも、致死性の高い鳥インフルエンザウイルスのH5N1が、強い感染力を持つために必要な遺伝子の有効な組みあわせを変異によって獲得したならば、破壊的な結果をもたらすだろう。見た目のすごさは劣っても、最大級の地震でさえも公園の散歩のように穏やかなものに見えるはずだ。また、もしも感染力の強い豚インフルエンザウイルスのH1N1がほんの少しでも毒性を強めたならば、死者の数は大きく増えるだろう。どちらのシナリオもとうてい受け入れられない。第一章でくわしく話すが、インフルエンザをはじめとするウイルスが、宿主である人間の生体環境を突破する能力は信じられないほど高い。すばやく変異するし、〈遺伝子再集合〉と呼ばれるプロセスによりウイルス間で遺伝子を交換することさえできるのだ。

二〇〇九年に私たち科学者が心配したのはその遺伝子再集合だった。H1N1ウイルスが爆発的に世界に広まれば、人間や動物の体内でそのウイルスとH5N1ウイルスとが出くわす機会は増え、それは遺伝子の大幅な変異が起こる舞台となりうるのだ。変異したウイルスが広まる前に発見することが私たちの研究の目的だ。ふたつのインフルエンザウイルスに同時に感染した場合、その人間や動物は遺伝物質を混ぜあわせる容器と化し、微生物は遺伝子を交換する完璧な機会を得ることになる。そうなると何が起きるだろうか？　有性生殖に似て、H1N1とH5N1から、それぞれの遺伝子を組みあわせた〈寄せ集めウイルス〉が作りだされる可能性があるのだ。この遺伝子再集合は、同じときに複数のよく似たウイルスに感染した個体の中で起こる。H1N1とH5N1の場合、生まれた寄せ集めウイルスが、H1N1の感染力とH5N1の致死性を受け継いでいれば、感染力と致死性が高く、世界に大打撃を与える最悪のウイルスとなるのだ。

これまでの一〇〇年間は、パンデミックが起きてからあわてて対応するというのが、世界の公衆衛生の主流だった。だが今では、パンデミックが起きてからワクチンを奪いあったり、薬を開発したり、行動に気をつけたりするといった対応をするだけではなく、もっとよいやり方をするべきだ、と何人かの科学者や私が声高に主張している。従来のやり方は、ヒト免疫不全ウイルス（ＨＩＶ、エイズウイルス）で失敗している。ＨＩＶは発見されてから三〇年近くたってもまだ拡散しつづけ、最新の推計では世界に三三〇〇万人以上の感染者がいる。

だが、もしもＨＩＶを広まる前に捕捉していたならどうなっていただろう？　もともとＨＩＶは世界に蔓延する前に、五〇年以上も特定の地域の人間のあいだだけにとどまっていた。そして、フランソワーズ・バレ＝シヌシとリュック・モンタニエというフランス人科学者に発見されるまでさらに二五年も時が流れた。二人はこの発見によりノーベル賞を受賞した。もしも、中央アフリカから外に広まる前にＨＩＶを止められたならば、今の世界はどのように違っていただろうか？

いつの日かパンデミックを予測できるという考えは新しいものだ。私が最初にこのアイデアを耳にしたのは一〇年ほど前で、ジョンズ・ホプキンス大学のドン・バークのオフィスでだった。ドンは元軍医（大佐）で、ウォルター・リード陸軍研究所（ＷＲＡＩＲ）でウイルス学者として世界的に有名となり、ジョンズ・ホプキンス大学ブルームバーグ公衆衛生大学院の教授となるまでは、従来の対応方法で疾病をコントロールすることに研究者人生を捧げてきた。私がパンデミック予測のアイデアをはじめて聞く数年前に、ドンはジョンズ・ホプキンス大学のポスドクフェロー（博士号研究員）として私を採用してくれた。そのとき私は博士号をとるための研究――ボルネオ北部の熱帯雨林で、蚊などの吸血昆虫がどのようにして霊長類に微生物を移すのかを調べること——を終えるところだった。

私と直接に連絡がとれなかったので、ドンは苦労して私の母の所在をつきとめ、ミシガンに住む母に電話をした。私が森の調査拠点にいるときには、めったに電話で話すことのなかった母は、アメリカ陸軍の「将軍」が電話をしてきたけど、あなたはいったいどんなやっかいごとを引き起こしたの、と強い口調で尋ねてきた。幸いなことに、ドンが望んだのは、中央アフリカで動物から人間にウイルスが感染する仕組みを調べるプロジェクトに力を貸してもらいたいので、会えないかということだった。

それからの数年間、中央アフリカとアジアで新種の微生物を見つける調査能力を構築する、という手間ひまのかかる仕事をしながら、ドンと私は現地や、ボルチモアにある彼のオフィスで長い時間話しあった。いろいろな科学的問題についてビールを賭けて答えを言いあったし、私たちの研究分野の未来に関するむずかしい質問もしあった。将来はパンデミックに対処するだけでなく、予測もできるようにしたい、とドンがはじめて話した日のことを覚えている。大胆だが筋の通ったアイデアで、私たちはすぐにそれを実現する方法を考えはじめた。初期に彼と交わした議論が、現在、私と仲間がおこなっているプロジェクトの基礎となった。そのプロジェクトは、世界にある微生物のホットスポットに、微生物の活動を知るための〈盗聴拠点〉を置いて、一地域にとどまっている新種の微生物が地球規模のパンデミックになる前にそれを見つけることだ。

私たちが耳を傾ける対象には、H５N１やH１N１などの新しいインフルエンザウイルスがある。残念ながら、世界は流行がやむとすぐにその脅威について心配するのをやめてしまう。メディアの関心は急速に薄れるし、世界の大半は真剣に考えなくなる。だが、ウイルスは絶滅しないかぎり、その脅威は最初に発見されたときと変わらないのだ。両ウイルスはいまだに人間に感染している。たとえば、メディアがＨ５Ｎ１のことを忘れ去ってから数年たった二〇〇九年に、研究施設で確認されただけでも七三件の感染事例があった。実際の感染事例ははるかに多いはずだし、確認された数もその前の数年間とさほど変わっていない。Ｈ１Ｎ１も同じように広がりつづけている。私たちが「盗聴する」人里離れた森の中でさえも、そのウイルスを見つけられるのだ。

ウイルスの嵐

現代は一万ドル以下でヒトゲノムの全塩基配列がわかり、近いうちに地球上のほとんどの人が携帯電話を持てるようになるほど巨大なテレコミュニケーションのインフラが築かれているが、私たちがパンデミックとその原因となる微生物について知ることは驚くほど少ない。感染症が小さな町から始まって都市に伝わり、さらに世界に広まる前に、それを予測し防ぐ方法となると、ほとんど知らない状態だ。第二部で触れるが、世界が狭くなり人間と動物の接触が増えるのに合わせて、パンデミックは今より頻繁に発生するようになるだろう。それは変異によってＨ５Ｎ１のような強毒性とＨ１Ｎ１のような感染力を持ちあわせた寄せ集めウイルスかもしれないし、ＳＡＲＳウイルスのような再興ウイルスや、ＨＩＶのようなレトロウイルス〔遺伝物質としてＲＮＡを持ち、感染細胞内で逆転写によってＤＮＡを合成するウイルスの総称〕の新種かもしれない。あるいは、まったく新種の微生物で私たちの不意を突くもっとも恐ろしいものかもしれない。何であれ、この先パンデミックが私たちを苦しめ、命を奪い、地域経済を破壊する脅威は増すだろう。その脅威は、想像しうる最悪の火山噴火やハリケーン、地震よりも大きいのだ。

嵐が近づいている。本書の目的は迫り来る嵐について理解することだ。つまり、パンデミックの性質を探究し、それがどこからやってきて、どこへ行こうとしているのかを知ることにある。だが、ここに描かれるのは暗いだけの絵ではない。人類がウイルスを発見してから一一〇年たつが、そのあいだに私たちはウイルスに対する理解を大いに深めてきた。困難な仕事はまだたくさん残っているが、もしもそれをうまくこなして、現代のさまざまな先進的テクノロジーを活用すれば、気象学者がハリケーンの進路を予測するように、パンデミックを予測できるようになるだろう。さらに進んで、パンデミックが起きる前に防げるようになるのが理想だ。これは現代の公衆衛生におけるいわば〈聖杯〉であり、これからのページで、探し求める聖杯が私たちの手の届くところにあることを説明していこう。

第一部

たれこめる暗雲

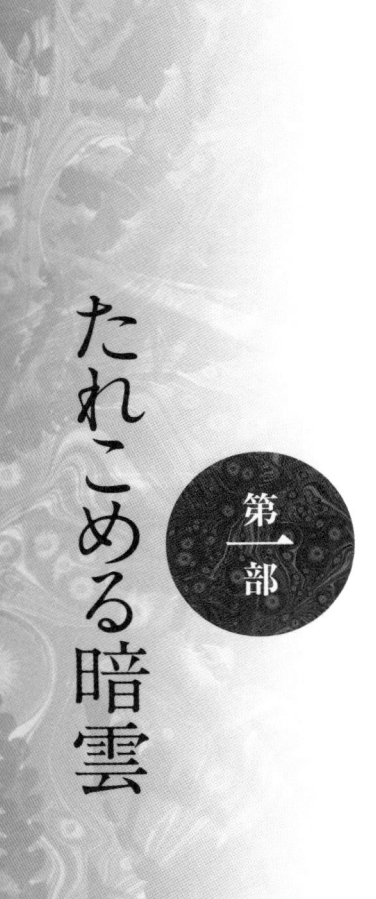

第一章　ウイルスに満ちた星

マルティヌス・ベイエリンクはまじめな人物だった。彼の写真は数枚しか残っていないが、その一枚は、彼が一九二一年に渋々ながら退職する数日前に、オランダはデルフトにある自分の研究室で座っている姿を写している。メガネをかけ、背広を着た彼は、どうやら顕微鏡や濾過（ろか）装置、ずらりと並んだ実験用試薬ビンに囲まれた姿を覚えてもらいたかったようだ。彼は独特な信念を持っていたようで、その中に、科学と結婚は両立しないというものがあった。また、少なくともある記録では、口汚く学生をしかったという。生物学史でその名が語られることはまれだが、このまじめな変人は、地球上でもっとも多様な生命を発見するという重要な研究をおこなったのだった。

一九世紀終わりにベイエリンクをひきつけていたものの中に、タバコの木の成長を妨げる病気があった。彼はタバコの売買業者であるデレク・ベイエリンクの末子として生まれたが、ある年、父はそのタバコの木の病気で葉が収穫できずに破産したのだった。そのタバコモザイク病は、若いタバコの木の葉をモザイク状の斑点に変色させ、成木の成長を遅らせる。微生物学者としてベイエリンクは父の事業を破滅させた病気の原因をつきとめられないことにいらだっていたはずだ。それは他の感染症と同じ広まり方をするが、顕微鏡でも原因となる細菌は見つけられなかった。そこで彼は病気になった木の樹液を素焼きの陶器で作ったきめの細かいフィルターを通してみて、濾過後の樹液が健康な木に感染する力を持っていることを実験で確かめた。当時、感染症の第一容疑者は細菌だったが、濾過に使ったフィルターは細菌を通さないほど細かかった。病因は何かほかにある。当時知られていたどの生物よりも小さい未知のものだ。

研究者の多くは細菌が原因だと考えていたが、ベイエリンクは彼らとは異なり、新しい形の生命がタバコモザイク病の原因だと考えた。* ベイエリンクはその新しい有機体を、ラテン語で「毒」を意味する「ウイルス」と名づけた。その言葉自体は一四世紀から使われていたが、今日の意味で微生物と結びつけて使ったのは彼が最初だ。** 興味深いことに、ベイエリンクはウイルスの基本形状は液体だと考え、「生命を持つ感染性の液体」と定義した。そのために「毒（ウイルス）」と

＊　一部には、ロシアのドミトリー・イワノフスキーを『ウイルス学の父』だと考える者もいる。というのも、彼はベイエリンクより六年も前の一八九二年にタバコモザイクウイルスについて同様の研究をしていたからだ。だが、彼は新しい存在に名前（すなわち「ウイルス」）をつけなかったし、その発見はベイエリンクほど広く知られなかったので、一般にウイルスの発見はイワノフスキーの手柄とはされていない

＊＊　ベイエリンクは最初のウイルス・ハンターとなり、のちにウイルス学となる研究分野の基礎を築いたという重要な業績を残したが、他にもあまり世に知られていない偉業として、植物と細菌の関係を探る研究がある。注目すべき発見のひとつが窒素固定で、これはマメ科植物の根の中で生きている細菌が、農地を肥沃にするために一連の生化学反応を通して大気中の窒素を利用することだ

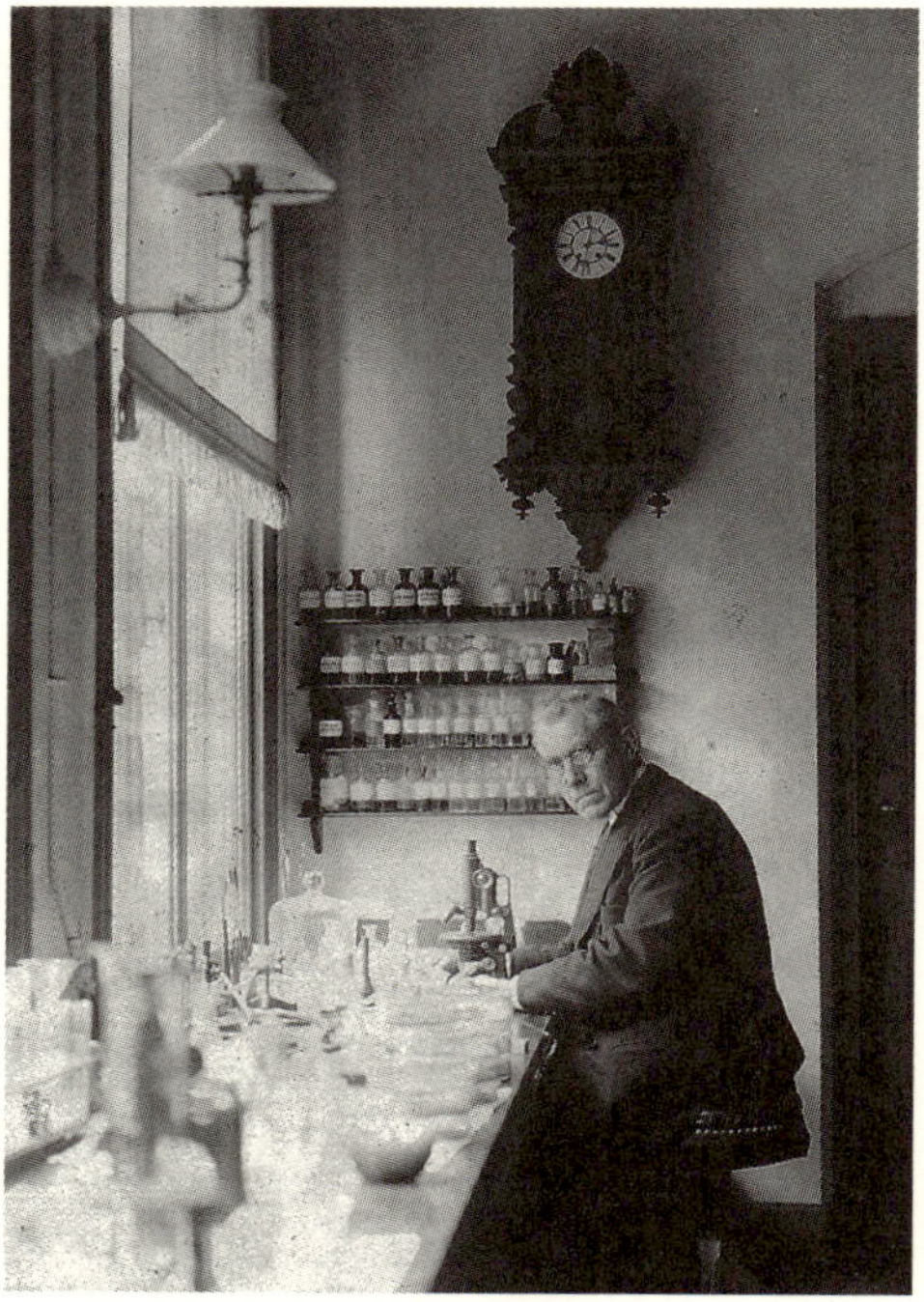
マルティヌス・ベイエリンク博士

いう言葉を使い、その流動性を表したのだ。ポリオや口蹄疫ウイルスの研究から、ウイルスが微粒子だと確認されたのは後世のことになる。

ベイエリンクの時代に、顕微鏡によって新しい世界が科学者の前に姿を見せはじめた。顕微鏡を覗き、フィルターの目を少しずつ細かくしていくことで、微生物学者は、今日の私たちをも驚かしているものの存在を知るようになった。つまり、人間の目に見えず、感覚で感知できないところに、微生物という生き物がひしめく、びっくりするほど多様で広い世界があるのだ。

私はスタンフォード大学で『ウイルスのライフスタイル』という講義を持っている。その講義名には、将来有望な学生に好奇心を起こさせようという狙いがあるが、同時に講義の目的のひとつをうまく表現している。ウイルスの立場から世界を想像することを学ばせたいのだ。ウイルスなどの微生物を理解するためには、それらがなぜパンデミックを引き起こすのかも含めて、まず微生物の視点から見る必要がある。

講義初日には受講生に次の思考実験をさせる——あらゆる微生物を見られる強力なメガネを君たちが持っていると想像してくれ。その魔法のメガネをかけると、君たちはたちどころに、まったく新しい、すごく活発な世界を見ることができる。床は泡立ち、壁は震えていて、それまでは見えなかった生命があらゆるものにあふれているはずだ。微生物がすべてのものの表面を覆っている。コーヒーカップにも、ひざの上の本のページにも、君たちのひざにも。比較的大きい細菌にも小さな生物がびっしりととりついている、と。

このエイリアンの軍隊はどこにでもいるし、なかでも最強の兵士が最小であることも多い。その最小の兵士は文字どおり、地球上のあらゆる生物にまで入りこんでいる。どこにでもいて、この世界を形成するあらゆる種類の細菌や植物、菌類、動物に感染するので、何ものも逃れることはできない。それは一九世紀後半にベイエリンクが発見した、微生物の世界でもっとも重要な存在だ。つまり、ウイルスである。

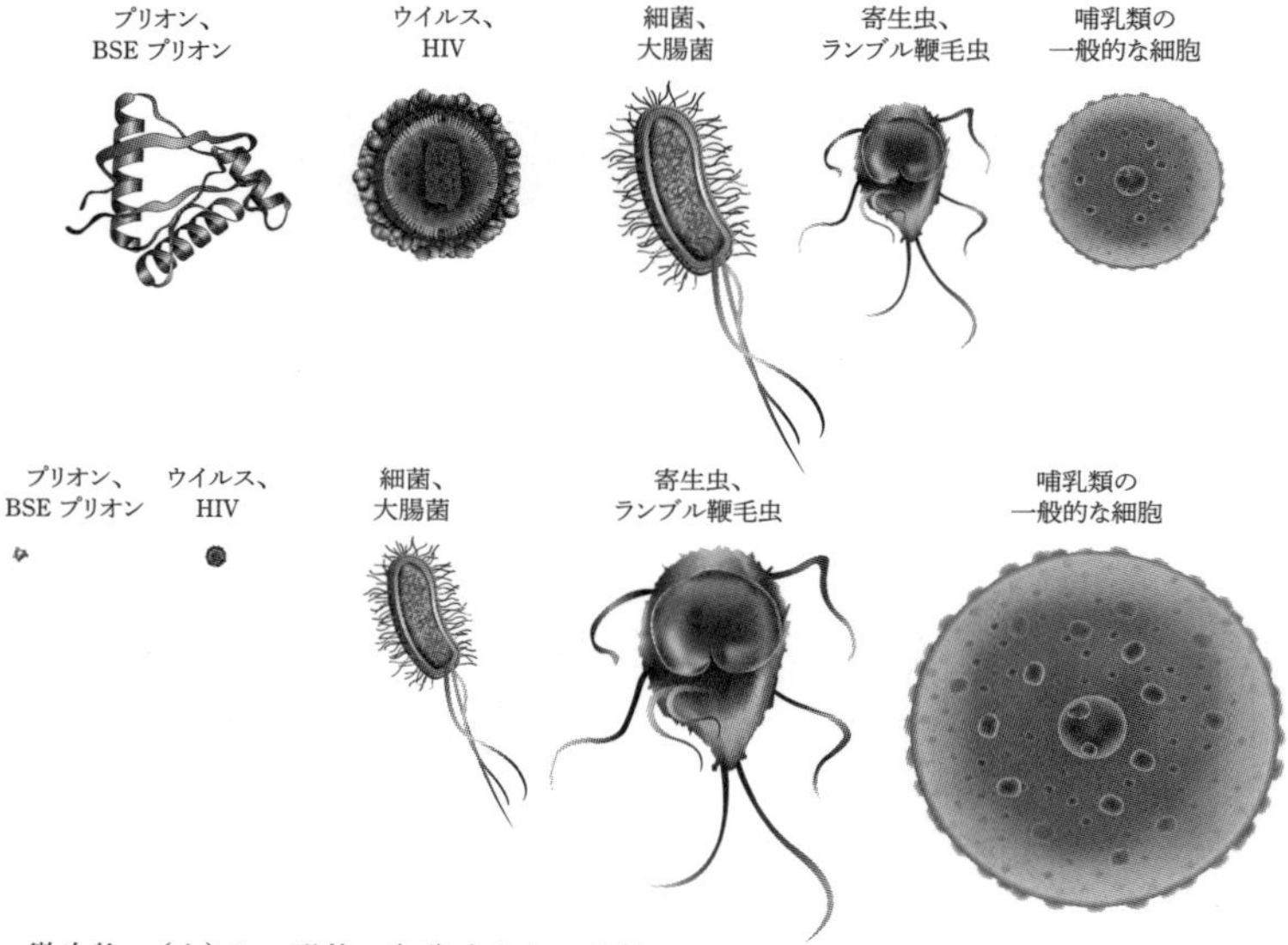

微生物。（上）その形状、（下）大きさの比較

目に見えない生命たち

ウイルスはふたつの基本部分で構成されている。ＲＮＡかＤＮＡという遺伝物質と、それを守るタンパク質の外皮だ。みずからを成長させ、複製させるメカニズムを持っていないので、そこは感染した細胞に頼るしかない。つまり、ウイルスが生き残るためには細胞生命体に感染しなければならないのだ。宿主が細菌であろうと人間であろうと、宿主の細胞に感染し、生物学における〈鍵と鍵穴のシステム〉を利用する。各ウイルスには外皮のタンパク質に鍵となる分子がついていて、一方で宿主細胞の壁には分子の鍵穴（レセプター、受容体）がついている。ウイルスが自分の持つ鍵に合う鍵穴を見つければ、その細胞の機械装置へ入るド

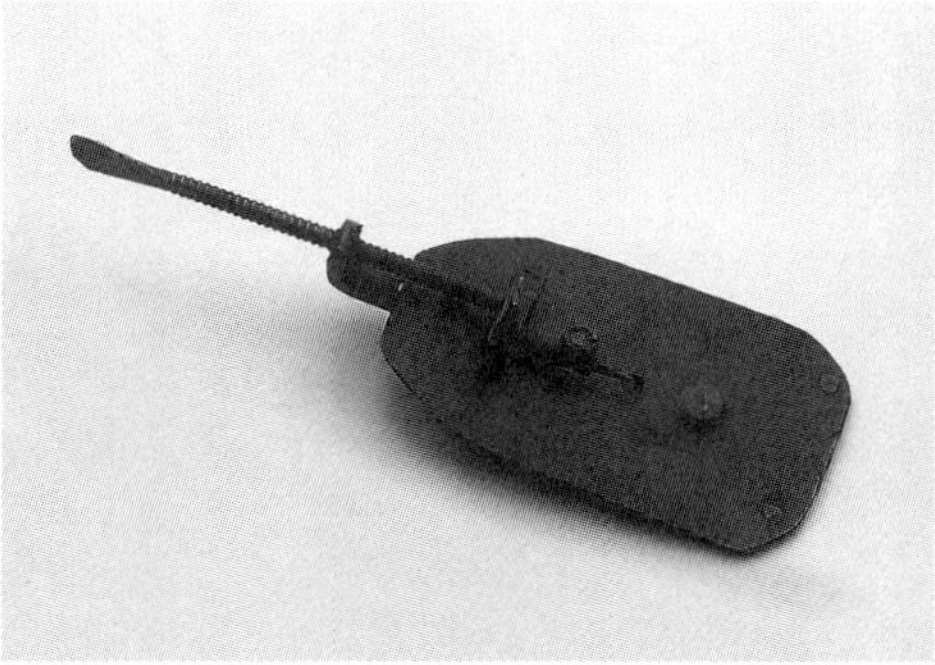
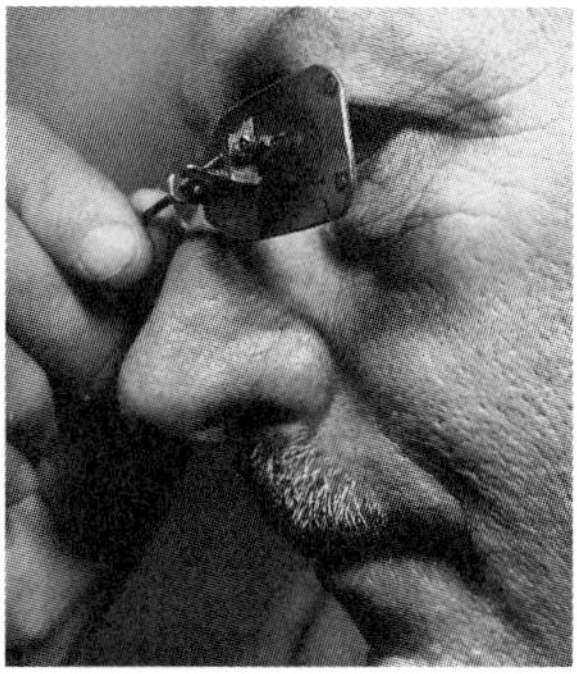

（左）17 世紀に発明されたレーウェンフックの単式顕微鏡のレプリカ
（右）レーウェンフックの単式顕微鏡を使っているところ

アが開く。そして、みずからを成長させ、複製させるために宿主の機械装置を乗っ取るのだ。

　ウイルスは既知の微生物の中で最小だ。人間の大きさをサッカースタジアムだとすると、典型的な細菌はサッカーボールになり、ウイルスはボールの六角形のパッチになる。人類はずっとウイルスの影響を感じてきたが、それを見つけるまで、長い時間がかかったのも当然だろう。

　ウイルスはもっとも多様な生命であり、わずか一一〇年前にベイエリンクによって発見されたばかりなので、まだほとんど何もわかっていない。人間が細菌の姿を最初にかいま見たのは、三四〇年前にアントニー・ファン・レーウェンフックが、織物商人が織り糸の本数を数えるために使うレンズを改良して最初の単式顕微鏡を作ったときだった。それで彼ははじめて細菌を見た。当時、肉眼では見えない生命が存在するとすれば途方もないパラダイムシフトとなるので、英国王立協会が、レーウェンフックの発見は彼のユニークな器具の生みだしたトリックではなく真実だと認めるまでに四年もかかった。

目に見えない生命に関する私たちの科学的理解は哀れなほどゆっくりとしか進歩してこなかった。この数千年間の大きな科学的ブレイクスルーと比べると、世界を支配する目に見えない生命への理解はごく最近始まったばかりだ。たとえば、イエス・キリストが生きていた紀元前後には、人間はすでに、地球の大きさや自転の様子や太陽や月までの距離についておおよそのことを知っていた。そのすべては宇宙における自分たちの位置を理解するために必要となるかなり進んだ知識だ。一六一〇年までにガリレオ・ガリレイは望遠鏡を使った最初の観察をなしとげていた。レーウェンフックが単式顕微鏡を開発するのはそれよりも六〇年もあとだった。

レーウェンフックの発見によるパラダイムシフトはどれだけ強調してもし足りない。数千年も前から、人間は惑星や星の存在を知っていたのに、目に見えない生命がいたるところにいることを知りはじめたのは、三四〇年前にすぎない。新しい形の生命は今でも見つかっている。最新の発見は、とても奇妙なプリオンで、その発見者は一九九七年にノーベル賞を受賞した。プリオンは顕微鏡でしか見えない微小な生命で、細胞がないだけでなく、地球上で既知の生命が遺伝情報として使っているDNAとRNAという遺伝物質すら持っていない。それでもプリオンは生きて、増殖し、有名なところでは牛海綿状脳症（BSE／狂牛病）を引き起こす。地球上にはもはや未知の生命形態は残っていないと断じるのは傲慢であり、もし存在するとしたら、肉眼では見えない世界にいる可能性がもっとも高いだろう。*

微生物の多様性

地球上で既知の生命は大きく分けて、無細胞生命と細胞生命の二種類になる。無細胞生命でよく知られているものはウイルスだ。細胞生命で地球を支配しているのは原核生物で、そこには細菌とその親戚である古細菌が含まれる。これらの生命は少なくとも三五億年前から生息している。驚くほど多様であり、すべてを合わせると地球のバイオマス（生物体の量で、普通、重量で表す）において、よく知られているどの細胞生命や、菌類や植物、動物などの真核生物よりも大きな割合を占めている。

生命のもうひとつの分け方は、人間の目で見えるか見えないかだ。だが、人間の感覚器は比較的大きなものしか感知できないので、私たちは生命の豊かさについて偏狭な考え方をしている。実際のところは、細菌や古細菌、ウイルス、そして微小な真核生物からなる目では見えない生命が地球で優勢なのだ。もしも高度な文明を持つ宇宙人がやってきて、地球の多様性とバイオマスに占める割合をもとに生命の百科事典を作ったならば、記述の大半は人間の目に見えない生命になるだろう。人間が普段、生命と同一視している、菌類や植物や動物に関する記述はごくわずかな分量にしかならない。そして、人類は動物の巻の脚注で紹介されるだけだろう。たとえ脚注の中身はおもしろくても、その程度だ。

＊　大いに好奇心をそそられるのは、非ＤＮＡ／ＲＮＡの生命形態が地球に存在し、まだ発見されていない可能性があることだ。それはＤＮＡやＲＮＡを基礎とした生命とはまったく別の起源を持つ生命となる。「影のような生命」と呼べるそれらは、まずまちがいなく顕微鏡でしかとらえられないだろう。もしそれが発見されれば、エイリアンという名が最適かもしれない。私たちが生きているあいだにエイリアンを見つけたいなら、地球の表面を探すのがもっとも見込みがある、と言う人もいる

微生物の多様性をチャートにする地球規模の調査はいまだ幼年期にとどまっている。ウイルスだけを見ても、私たちの知らない世界の規模をうかがい知ることができる。すべての細胞生命が少なくとも一種類のウイルスを宿していると考えられていて、事実、生命に細胞があれば、そこにはウイルスがいて、藻類、細菌、植物、昆虫、哺乳類などあらゆるものに宿っている。ウイルスは顕微鏡にしか見えない宇宙全体に生息しているのだ。

もしも、細胞生命のあらゆる種が独自のウイルスをひとつ宿しているだけでも、ウイルスは地球でもっとも多様な生命になる。実際は、人間をはじめ多くの細胞生命が多くの種類のウイルスを宿しているし、ウイルスは海にも陸にも地中深くにもどこにでもいる。だから、多様性を物差しにして地球で支配的な生命を決めれば、それはまちがいなく顕微鏡でしか見えない生命になるのだ。

発見された最大のウイルスでも六〇〇ナノメートルのミミウイルスで、顕微鏡でしか見えない。ウイルスはとにかく小さいのだが、地球にいるその数は生物学上とても印象的だ。ノルウェーはベルゲン大学のオイヴィン・バルグのチームが一九八九年に発表した、地球上の微生物の数に関する草分け的論文では、電子顕微鏡を使って海水中のウイルスを数えたところ、一ミリリットルあたり二億五〇〇〇万もいたという。また、地球上のバイオマスをより総合的に測定した数字は信じられないほど大きい。ある推算では、地球にいるすべてのウイルスを縦に並べると、銀河系の端をはるかに超えて二億光年の彼方まで達するという。私たちはウイルスのことを、いやなものや有害なものと見がちだが、実際はそれよりもはるかに大きな役割を果たしているし、以前に考えられていたより影響力も大きい。その役割について科学者はまだ理解しはじめたばかりだ。

ウイルスがそのライフサイクルを完成させるために、細胞生命に感染しなければならないのは真実だが、そこで常に破壊的だったり有害だったりするわけではない。地球の生態系の主な構成要素と同じように、世界の均衡を維持するために重要な役割を果たしているのだ。たとえば、海の生態系においてウイルスは毎日、細菌の二〇〜四〇パーセントを殺していて、その結果としてアミノ酸や炭素、窒素の形で有機物の構成要素が放出される。こうしてウイルスは不可欠な機能を果たしているのだ。この分野の研究はほとんどないが、どの生態系においてもウイルスは「独禁法取締官」の役割を演じていると信じられている。すなわち、細菌がそこで支配的とならないようにして、多様性を促進しているのだ。

ウイルスがどこにでもいることを考えると、それが破壊的な役割だけを任されているはずはない。今後、研究が進めば、ウイルスは破壊だけでなく、感染した多くの生命に恩恵を与えていることがわかり、生態系における重要性があきらかになっていくだろう。ベイエリンクの発見以来、無理もないことだが、ウイルスに関する研究のほとんどは毒性のあるものに集中している。その点はヘビと同じだ。ヘビ全体に占める有毒種は驚くほど小さな割合でしかないのに、私たちが知っているヘビの多くは有毒のものだ。第三部でウイルス学のフロンティアについて考えるときに、ウイルスが持っているかもしれない有益性についてくわしく見ていきたい。

宿主を移り渡る微生物

ウイルスは既知の細胞生命すべてに感染する。ウイルスにとっては、高圧の地殻深くにいる細菌も、人間の肝臓細胞も、どちらも生息し子孫を作る場所にすぎない。ウイルスなどの微生物からすれば、人間の体は生息地なのだ。森が鳥やリスにすむ場所を提供するように、人間の体は微生物が生きる局地的環境を提供しているにすぎない。そして、これらの環境で生きのびることは試練の連続だ。あらゆる生命と同じように、ウイルス同士も資源に近づくために競いあっているのだ。

人間の体には免疫系があり、それはウイルスの侵入を防ぐか、侵入したものを無害にするか殺すために多くの戦術を持つ。ウイルスはたえずこの免疫系から圧力を受けていて、常に生きのびるための選択に直面している。人間に感染したあとで、子孫を増殖する道がそのひとつだが、そうすると人間の免疫系につかまる危険が生ずる。ウイルスにとって冬眠にあたる潜伏という道がもうひとつだ。それによってわが身は守られるが、子孫は犠牲にしなければならない。

よくある口唇ヘルペスは単純ヘルペスウイルスが原因だが、それを見ると、ウイルスが人間の体という複雑な生育地で生きていくときに直面する大変さがある程度は理解できるだろう。このウイルスは神経細胞を避難場所にする。神経細胞は人体の中で特権的に保護された細胞なので、皮膚や口や消化管にある細胞のようには免疫系から注目されないですむ。それでもずっと神経細胞にとどまり、他に感染できなければ、未来はない。そこで、ときどき神経節を通って顔に出てきて、ウイルスの詰まった口唇ヘルペスを発症させ、別の人間に感染する道を開くのだ。

ウイルスが行動を起こすタイミングをどのように決めるのかはほとんどわかっていないが、決断するときに、変わりやすいまわりの環境を監視していることは確実だろう。単純ヘルペスウイルスに感染した成人の多くは、ストレスで口唇ヘルペスができることを経験として知っている。妊娠がウイルスの活動を活発にするという報告もある。まだ推測にすぎないが、ウイルスが強いストレスや妊娠を、行動せよという環境からの合図と見て反応しているとしても驚きはしない。なぜなら、強いストレスによって宿主が死ぬ危険があり、宿主の死はウイルスの死を意味するので、拡散できる最後の機会になるかもしれないからだ。一方、妊娠では出産時に母体の外陰部が子どもと接触するときや、生まれた子どもにキスをするときが拡散の機会となる。

宿主を移り渡ることは感染症の病原微生物にとって生きてゆくための基本的要求だ。三日熱マラリアを引き起こすマラリア原虫は、一種のカレンダーでそれを実施している。マラリア原虫などの寄生虫はウイルスや細菌と同じ感染因子だが、ウイルスよりずっと大きい真核生物であり、他の生き物よりも動物と密接に関係している。蚊によって広まる三日熱マラリア原虫は北極地方でも生きている。こうした寒い地域では、蚊に感染できるのは蚊の卵が孵化（ふか）する短い夏のあいだだけだ。そこで、マラリア原虫は一年中子孫を作ってエネルギーをむだ遣いすることはせずに、人間の肝臓の中で一年の大半を休眠状態で過ごし、夏のあいだだけ急に活発になり、子孫を作って、それを感染者の血液を通して広めるのだ。何がきっかけで寄生虫が活発になるのかはまだよくわかっていないが、最近の研究では、蚊に刺されることが拡散の時期が来たという合図になると推測されている。

ウイルスなどの微生物が拡散するタイミングを慎重に選んでいるのは、他の生物と同じだ。南国の果樹が果物を実らせるのも、水牛が交尾するのも、生きているものは適切な繁殖の時期を選んでうまく子孫を残せるようにする。これは繁殖のタイミングを正しくとらえるという特質が保持され、かつ、多様化されることを意味している。そして、微生物が人間の体の中で成長するタイミングをとらえる仕組みは病気に大きな影響力を持っているのだ。

ウイルスの感染手段

人間に感染する微生物の大部分はたいした害はないが、一部は人間を病気にする驚異的な力を持つ。それは、普通の風邪（ライノウイルスとアデノウイルスが原因）という形で現れることもあれば、天然痘など命にかかわる病気として現れることもある。

致死性を持つ微生物は進化生物学者の頭を悩ます存在だ。というのも、それらはみずからの生存のよりどころとなる生息地を荒らしつくすという矛盾した性質を持っているからだ。たとえば、鳥が自分と子孫のすむ森を破壊するのと同じだ。だが、進化のプロセスは主に個体やさらにはその遺伝子のレベルで起きているので、進化は将来の見通しを持って進むことはないし、ウイルスが行き止まりにいたるやり方で拡散しても、それを止めるものはないのだ。微生物と生き物の歴史の中で、ウイルスにより宿主が絶滅させられて、両者とも究極の対価を払うケースは実際に存在する。

ウイルスからすれば、多くの宿主に感染することのほうが重要なのだ。本書の『はじめに』でお話ししたが、病原微生物が絶滅しないためには、一人の感染者が死ぬか、回復して病原微生物を追い払うときに、平均して一人以上の新しい被害者に感染しなければならない。これは基本再生産数（Ｒ０）というルールだ。新たな感染者を古い感染者で割った数字が一未満ならば、その微生物は滅びる運命にある。一般に微生物は宿主から次の宿主へと歩いたり飛んだりできないので、宿主を操って自分たちを拡散させる戦略をとることが多い。微生物からすれば、感染による宿主の症状とは、自分たちが動きまわるために感染者の助けを得る重要な手段を意味する。微生物はしばしば感染者に咳やくしゃみをさせるが、それによって空気中に自分たちを飛び散らせるのだし、下痢を起こすことで、下水道設備を通して拡散させるのだし、皮膚に開いた傷口を作って、皮膚同士の接触によって広めようとしているのだ。こうした場合、微生物が私たちに不快な症状をもたらす理由ははっきりしている。それはそれで問題ではあるが、感染者を殺す微生物となると、まったく別の問題だ。

　宿主を生かしながら子孫を大量に作ることが微生物にとって理想の計画だろう。実際にそうした戦略をとるものもいる。生殖器にイボを生じさせるヒトパピローマウイルス（ＨＰＶ、ヒト乳頭腫ウイルス）は、活発に性交渉をする人の半数がかかり、現在、世界で全人口の一〇パーセントにあたる六億五〇〇〇万人という膨大な感染者がいる。このＨＰＶのごく一部の株が、子宮頸ガンの原因となる。致死的なそれらの株は発症するまでに何年も宿主の中に潜伏している。近年ではガンの原因となるＨＰＶのワクチンは世界に普及しているが、それでも、たまに醜いイボを発生させるだけの比較的無害なＨＰＶの株は蔓延しているのだ。これらのウイルスは宿主を殺すことなく効果的に広まることができる。一方で、驚くほど効率よく宿主の命を奪う微生物もいる。炭疽菌はヒツジや牛など牧草を食べる動物にとりつく病原性細菌だが、ときどき人間にも感染して炭疽病を引き起こし、迅速かつ効果的に死をもたらす。動物が牧草を食べるときに炭疽菌のスポア（芽胞）〔厚い殻に覆われた一種の休眠状態で、乾燥や熱、薬品などへの耐性が強い〕を吸いこむと、宿主の体でスポアは通常の菌体となり、すばやく体中に広まるので、すぐに死をもたらすことも多い。炭疽菌は、宿主の死で終わりにしない。死にかけた宿主に残っているエネルギーを使って大量に自己複製をしてから、ふたたびスポアの形に戻るのだ。スポアは草を食む宿主のいる草原を吹く風に飛ばされて周囲に広がり、そこで新しい犠牲者候補を待つことになる。炭疽菌の場合、丈夫なスポアになることで、他の病原微生物のように宿主を破壊しても自分を滅ぼさずにすむのだ。

このような状況は、スポアという形になる細菌だけにとどまらない。下痢を引き起こすコレラ菌や、重い症状をもたらす天然痘ウイルスは一日ないし数週間で感染者の命を奪うが、その前に、重い症状を利用して新たな犠牲者候補に向けて何兆もの微生物を広めている。人間の死は私たちにとって不幸だが、微生物にとっては次の宿主に移らなければならない状況のひとつにすぎないのだ。

微生物から見た宿主に与える影響とは、みずからの生存と複製能力によって測られる。宿主の体を変えるのはその手はじめにすぎず、微生物の中には人間の行動にも影響を及ぼし、私たちを彼らの利益のために動くゾンビに変えてしまうものがある。注目すべき一例は、ネコ科の動物にとりつくトキソプラズマという寄生虫だ。寄生虫学者が「トキソ」と呼ぶそれは、人間からネズミやリス、ウサギなどの齧歯類まで広く哺乳類に寄生できるが、そのライフサイクルはネコに感染するまで終わらない。ネコ以外の哺乳類に感染したときは、きわめて効果的な手段で目的を達成しようとする。複数の注意深い研究では、この寄生虫が感染した齧歯類の神経系に広がり、知らぬまにその脳を乗っ取る様子が観察されている。感染したネズミの中には、それまでは避けてきたネコがとても魅力的な存在に映る場合がある。その破滅的な誘惑はネズミに死をもたらすが、そのときにシスト（包のう）状のトキソプラズマ原虫は、お腹をいっぱいにし、新たに感染したネコの中で生涯を終えられる可能性をつかむのだ。

毒性の強い感染症は、感染者を殺す可能性と、彼らが他の者に病気を移すこととのあいだでうまくバランスをとらなければならない。両方とも同時にうまくはいかない。微生物が宿主の中で多くの子孫を作ることは、それが拡散する確率を増やすと同時に宿主を傷つける確率も増やすのだ。そこで微生物は破壊をもたらすのに、ときとしていろいろな方法をとる。ＨＰＶなどは、保因者（キャリア）を長く生かしておき、そのあいだに多くの者に感染させている。あるいは天然痘やコレラなどは、殺しと感染をすばやくおこない、一日のうちに数十人の感染者を作ることができる。

ウイルスの遺伝子戦略

微生物が宿主の体や行動を変える能力を持つことは、拡散戦略上の大いなる偉業だ。科学者がさまざまな種の遺伝子の塩基配列を決定するように、ウイルスはみずからの遺伝子設計図の情報を多く与えることで宿主を動かしており、それは驚嘆すべき能力だ。細胞を持つ生命の遺伝子の数はさまざまで、人間は約三〇億の塩基対（遺伝情報のビット数）を持ち、トウモロコシは約二〇億だ。一方でＨＩＶやエボラウイルスなどは、遺伝情報用にＤＮＡではなくＲＮＡを使い、平均して一万の塩基対しか持っていない。すばらしい生物学的ミニマリズムの実践ではないか。そのわずかな量の遺伝情報をたくみに複製して、宿主の行動を変えるといったとても複雑なことをするのだから、驚くしかない。

ウイルスは遺伝子を少ししか持たないが、さまざまな妙技を駆使して、ごくわずかな遺伝情報に最大の効果を発揮させる。もっとも優美な技が、〈読み枠オーバーラッピング〉と呼ばれる現象だ。わかりやすいたとえとして、一万三〇〇〇文字程度の詩を考えてもらいたい。T・S・エリオットの『荒地』がちょうどそのくらいで、それはエボラウイルスの塩基対の数とだいたい同じだ。『荒地』には伝えたいこと、リズム、単語や文章の相互連関が存在し、通常、私たちが文学作品に期待する特質をすべて備えている。同じように、エボラウイルスの遺伝子も伝えたいことを持つ。それは、塩基対の文字が遺伝子を構成し、ウイルスが活動できるようにその遺伝子が適切なタンパク質に翻訳されることだ。『荒地』の最初の一節は一〇〇〇語ほどだが、もしもそれが二番目の文字から始まるように一文字ずつずれていたらひどいことになる。"April is the cruelest month"(四月は残酷きわまる月だ)が"Prili sthec rueles tmonth"になって、まったく意味をなさない。

では、その詩の一節が、ふた通りの読み方ができる形で書かれていることを考えてもらいたい。ひとつの詩は一番目の文字から始まり、別の詩は二番目の文字から始まっていて、両方の詩ともに文章はスムーズで意味をなしているのだ。次は同じ詩を逆から読んでみると、三つ目の詩が隠されていることを想像してみてほしい。これこそがウイルスにできることなのだ。ウイルスが自然選択によってどれほど創造的になったかを知るために、詩人(かコンピュータ科学者)にそのような詩を作らせてみると、相当手こずるはずだ。読み枠オーバーラッピングを使うウイルスは、一本の塩基対の鎖に異なる三つのタンパク質を指定する遺伝情報を書きこむ。驚くべき効率性であり、だからこそ少ない遺伝子で強烈なパンチを打てるのだ。

これはウイルスが世界を生き抜くための応用領域のひとつにすぎない。ウイルスにとってもっと重要なことは新しい遺伝子を作りだす能力だろう。ウイルスはみずからを変えるためのさまざまなツールの入った箱を持っている。もっとも基本的なツールは単純な変異だ。完璧な正確さを持つ生物などない。人間の体や細菌の細胞が分裂して娘(じょう)細胞を作るときや、ウイルスが宿主の細胞内で複写されるときに、いつでもエラーは起こりうる。これが意味するのは、有性生殖でなくても、子孫はけっして親と同じにならないことだ。ところが、ウイルスは変異をまったく新しい次元にもっていった。

ウイルスは既知の生物の中でもっとも頻繁に変異をする。RNAウイルスなど一部のウイルスは高いエラー率を活かして、エラーによって生ずる基本機能の損失を効果的におぎなうような、より高いレベルの変異をするようになっていく。新しいウイルスは変異によって害されることも多いが、大量の子孫を作ることでそれを乗り越え、親よりも強い子どもが出てくるチャンスを増やす。それによって、ウイルスが宿主の免疫系をうまく避け、新薬に勝つ可能性は高くなるし、種の異なる宿主に飛び移る能力も獲得しやすくなるのだ。

中学校の生物の授業では、生命は有性と無性の有機体から成り立っていると教える〔有性生殖は両親の別々の遺伝子が混合されるため多様性を効率的に生み出すが、無性生殖はさほどでもないと説明される〕。だが、ウイルスなどの微生物が遺伝情報を交換する方法を知ると、その教科書の記述に疑問を抱かざるをえない。二種類の異なるウイルスが同じ宿主に感染するとき、同じ細胞に感染して、遺伝情報を交換できる舞台が整うことがある。そうした場合、遺伝子のある部分はひとつのウイルスから受け継ぎ、別の部分はもうひとつのウイルスから受け継いだ寄せ集めの娘ウイルスが生まれることがある。遺伝子再集合では、ウイルス間ですべての遺伝子が分節単位で交換される。遺伝子組み換えの場合は、ウイルス間で遺伝物質の一部が交換される。このふたつの遺伝子混合によって、まったく新しいウイルスがすみやかに作りだされるのだ。変異と同じで、新しい娘ウイルスはみずからを生きのびさせ、広めることに役立つ新しい設計図を持っている場合がある。

微生物に関する私たちの知識はまだ浅い。肉眼では見えない広大な世界は地球と人間にとって欠かせないものだが、それについて私たちはまだほとんど何も知らない。人間は地球にある動物や植物の大半をすでに発見しているが、微生物はいまだによく新種が見つかる。動植物及び土壌や水中にいる多様な微生物については研究が進められているが、まだ氷山の一角が見えているにすぎない。将来の研究によって数百万の標本が集められれば、生命に関する私たちの理解は根底から変わるだろう。なかでも、微生物に関する知識は新しい抗生物質の開発を促進し、新たなパンデミックを予測する助けになるはずだ。微生物の世界は〈新世界〉であり、地球でまだ知られていない生命の最後のフロンティアなのだ。

第二章　狩りをする類人猿

私は目に入ってくる汗をぬぐい、行く手をふさぐトゲだらけの枝を払いのけながら、野生のチンパンジーの甲高い鳴き声を求めて耳をすませていた。この五時間、チンパンジーを追跡して、研究チームの仲間とウガンダにあるキバレ森林を歩きまわっているのだ。三匹の大きなオスのチンパンジーが急に静かになったのは、やっかいなことが起きる前兆でしかない。そのような静けさはときに、ライバルのオスを殺そうと近隣テリトリーに襲撃をかける前触れとなる。あるいは、科学者を襲うつもりかもしれない。ありがたいことに、その日、チンパンジーが人間に戦争をしかける気配はなかった。私たちは、森林が少し切れた場所に出たとき、内緒話をするように顔を寄せあう三匹のチンパンジーを見つけた。彼らの頭上にあるイチジクの木々では、オナガザル科に属するアカコロブスの群れが、危険に気づくことなく果実を食べたり遊んだりしていた。二匹のチンパンジーがそれぞれ手近な木をそろそろと登るあいだに、リーダーらしき三匹目が、突然にキーキーと鳴きながら、サルの群れに向かって、別の木を登りはじめた。リーダーはサルの注意をそらすために陽動作戦をとったのだ。たちまち大騒ぎとなった。先を争って逃げたサルたちが、他の二匹のチンパンジーが待ちかまえているほうへ近づいてしまったからだ。そのうちの一匹がまだ幼いアカコロブスをつかむと、獲物を仲間と分けあうために地上に降りてきた。

チンパンジーたちがサルの生肉をむさぼるあいだ、さまざまな考えが私の頭を駆けめぐった。チームワーク、戦略、臨機応変さ。人類の近い親類のチンパンジーにはそのすべてが備わっている。実のところ、私たちがチンパンジーの研究をする理由はここにある。科学関係の文献では厳密さが求められるので、このような見解を専門的論文で述べることはできないが、真実はあきらかではないだろうか。つまり、三匹のチンパンジーは組織的攻撃をしかけるために戦略を立て、集団で行動したのだ。リーダーは騒々しく襲いかかることで、みずからがサルをつかまえるチャンスをつぶしたものの、自分の行動によって仲間が狩りに成功する公算が大きくなることを知っていた。だからこそ、戦略的な攻撃になりえたのだ。最後に、彼らはサルをつかまえたのが誰かにかかわらず、肉を分けあった。これはまさしく人間が毎日している行動だ。チンパンジーが獲物を引きちぎるのを見ていた私の心にもうひとつの考えが浮かんだ。それは、サルの血や内臓との接触が、私たち人間の肉食性の親類に、サルの持つ微生物と接触する理想的な機会を与えているということだった。

私たちの共通祖先

人間にもっとも系統が近い、生きている霊長類を研究することで、遺伝的にも社会的にも、またその他の面でも、私たち自身に関する理解を深めることができる。野生の霊長類研究から導きだされる人間に関する答えがどれほど不完全であっても、彼らがいてくれるのは幸運だ。というのも、化石記録のすぐれたものはとびとびにしか残されていないからだ。人間は自分たちが選ばれた種、つまり、動物王国の種族で唯一無二の存在であると考えたがるが、そのような主張をするには、第一級の証明をしなければならない。もしも人類だけが持つと考えられている性質を類人猿の親類が共有しているならば、その性質は結局、唯一無二ではないことになる。たとえば、人間が狩りをし、食べ物を分けあう能力を独自に進化させたのかどうかを知りたければ、チンパンジーやボノボに注目して、同じ行動をとるかどうかを見ればいい。彼らが同じ行動を見せるなら、「オッカムの剃刀」〔ある事柄を説明する複数の仮説のうち、より単純な仮説がよいとする考え方で、思考節約の法則ともいう〕に従うと、私たち霊長類が皆、こうした性質を共有しているのは、共通の血統だからという結論にいたる。つまり、系統がほぼ同じ種の中で、集団で狩りをする能力が二度ないし三度に分かれて進化したと考えるよりも、狩りをする能力は人類が類人猿と枝分かれする前に、すでに共通の祖先の中で発生していたと結論づけるほうがはるかに単純な説明となるのだ。* 人間が興味深い性質を持っているからといって、それが人間に特有の性質だとは言えない。多くの性質はまちがいなく、もっと前に起源があるのだ。

人間の持つ貴重な性質が、実のところ特有のものではなく、他の動物と共有する性質だという

＊ 研究者は化石を調べ、歯の摩耗具合や炭素同位体比を測定する方法で、これらの問題にとり組んではいるが、残念ながら完全な解明にはいたっていない。チンパンジーやボノボと同じく、約一八〇万年前より古い人類の祖先の主食は植物だったが、肉も食べていたのは確実だ。道具による傷のついた三〇〇万年前の動物の骨が発見されているし、歯のすり減り方から約二〇〇万年前にはかなり肉を食べていたことがわかっている

発見に対して、ほとんど本能的に反対する人がいる。当然ながら、科学の目的は私たちを気持ちよくする事実をあきらかにすることではなく、ありのままの事実をあきらかにすることだ。見方を変えれば、他の動物と共通する性質を持っていることで、私たちはさほど孤立感を覚えずにすむかもしれないし、地球上の他の生命との結びつきを強く感じられるのではないだろうか。

思考節約の法則は、人間の行動だけに当てはまるものではない。個々の器官や細胞の種類、感染症に関しても、私たちの親類を比較の対象にすることができる。それらは人間だけに見られるものか、それとも進化の系統樹の同じ枝に属する他の複数の種にも見られるものなのか？　人間とその親類を注意深く調べることで、少なくとも歴史の謎を区分けし、人間の持つどの要素が独特なもので、どれが違うのかを確定する手がかりになるはずだ。道具の使用や闘争が人間に特有の性質であるとする説は、チンパンジーが同じ行動をとることがわかって、すでに否定されている。人間に特有だと考えられている性質のうち、次にどれが消えるのかはわからない。

私たちにとって幸運なのは、観察の対象となる近い親類が生きていることだ。霊長類の同じ科（ヒト上科）に分類される類人猿には、ヒトのほかにチンパンジー、ボノボ、ゴリラ、オランウータン、そして類人猿の中ではもっとも研究が遅れているテナガザル（ギボン）がいる。過去一〇〇年間におこなわれた類人猿の骨の研究によって、すべての類人猿の歴史的な関係を示すおおまかな案内図ができている。ここ一〇年のあいだに得られた大量の遺伝子データのおかげで、その図に磨きがかけられ、類縁関係が明確になり、霊長類がどのように枝分かれしていったのかを図示できるようになった。それは遺伝子データを研究する遺伝学者によって、たいていは次ページの図のような進化系統樹の形で示される。

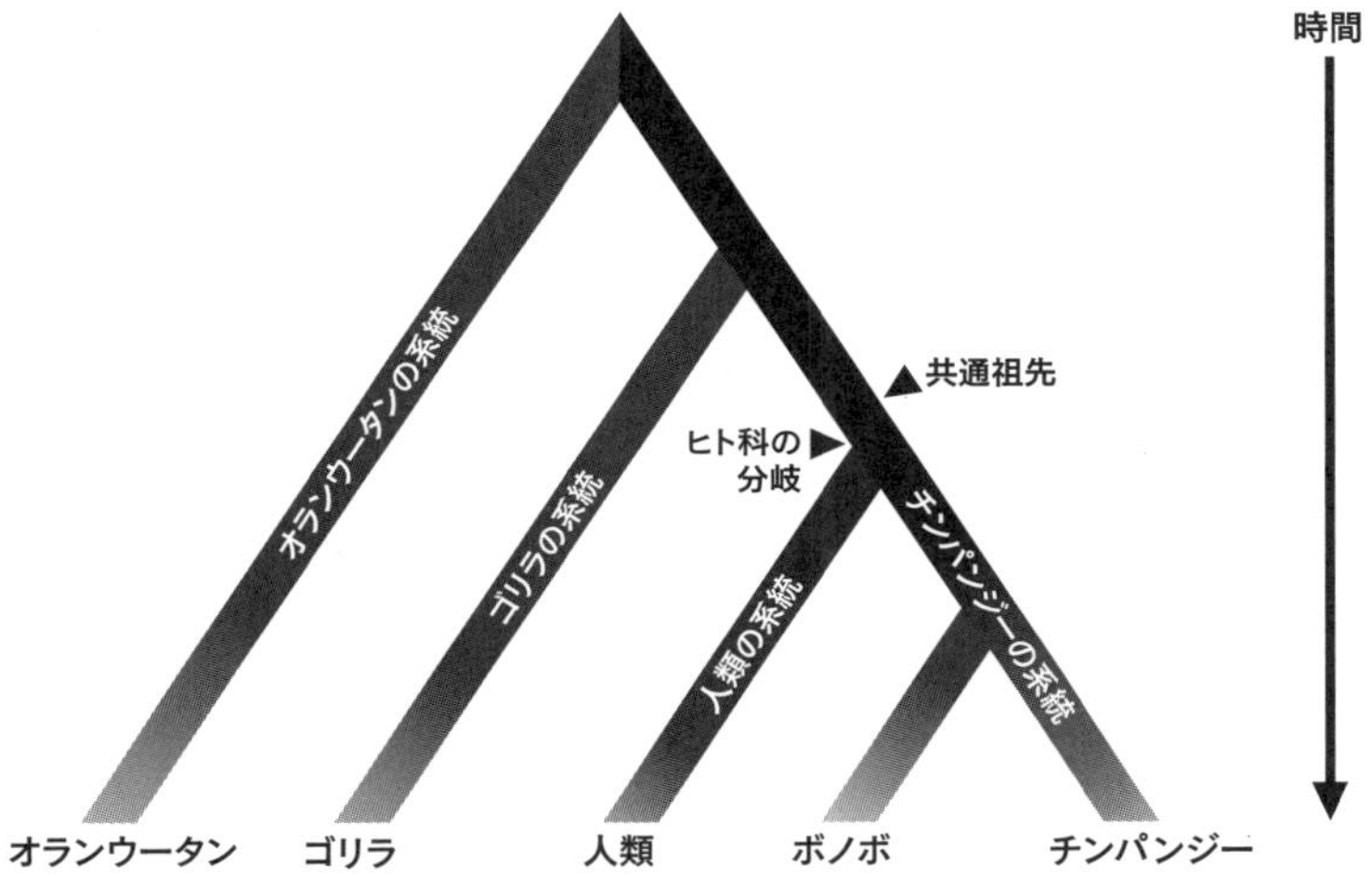

類人猿の進化を表す系統樹

遺伝子研究によって、人間にとってはふたつの種（チンパンジーとボノボ）がもっとも近い関係にあって重要なことがあきらかになった。その他の類人猿（ゴリラ、オランウータン、テナガザル）はもっと根本的な違いがあるため、ヒト／チンパンジー／ボノボ群の遠い親類になる。こうした関係性から、人間は「第三のチンパンジー」と見なすのがもっともふさわしいという考えが導きだされる。この考えはジャレド・ダイアモンドの同名の著書 *The Third Chimpanzee*（邦訳『人間はどこまでチンパンジーか？——人類進化の栄光と翳り』、新曜社）でくわしく述べられている。

かつて「ピグミー・チンパンジー」と呼ばれ、今では科学者からチンパンジーとはまったく別の種であると認められているボノボは、それでもチンパンジーに近い。ボノボは中央アフリカのコンゴ川の南側にだけ生息し、チンパンジーは北側にだけ生息している。両者は見た目はよく似ているが、大きな川で隔てられているうちにその行動と生理機能は大きく異なる方向へと進化した。最新の推算では、両者の系統は一〇〇万～二〇〇万年前に分かれたと考えられている。人類の系統がこれらの親類から分かれたのは約五〇〇万～七〇〇万年前なので、それからずいぶんあとのことになる。

こうした研究によって、私たちは類人猿の進化の過程で登場する重要な存在に注目するようになった。人類学者は有益な情報を提供してくれるその存在のことを「もっとも新しい共通祖先」と呼ぶが、私は簡潔に「共通祖先」と呼ぶことにする。およそ八〇〇万年前、中央アフリカに類

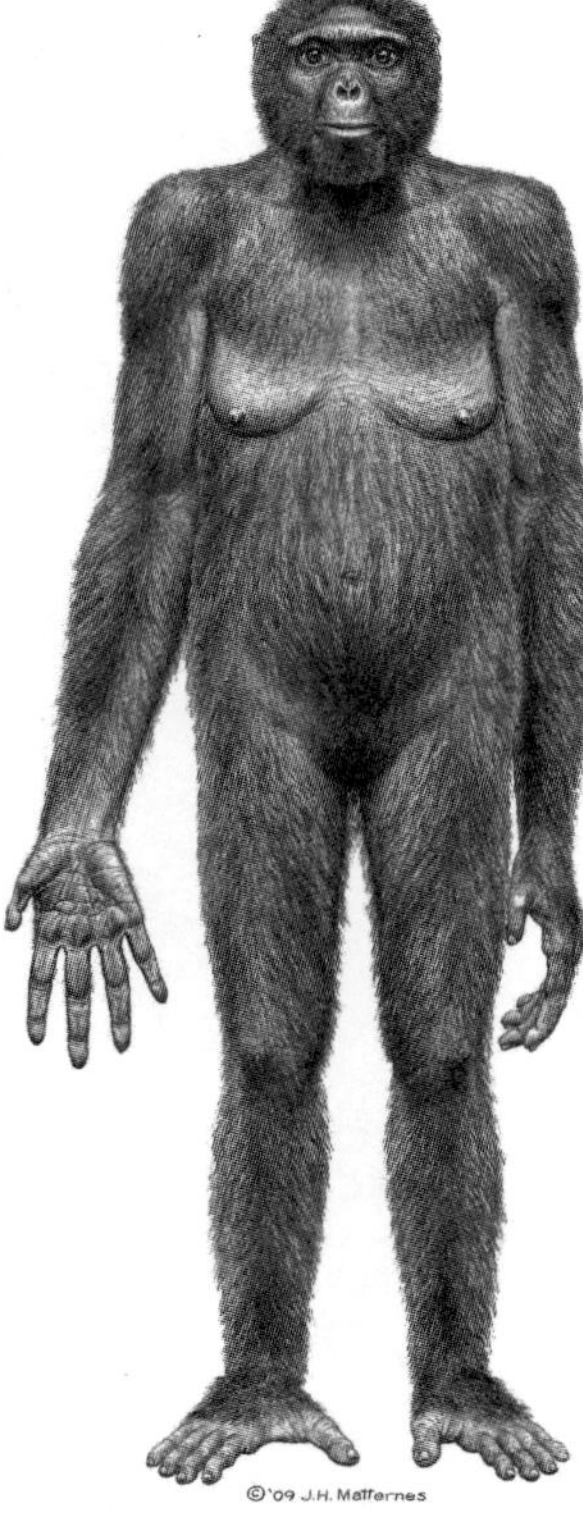

「アルディ」と名づけられた、アルディピテクス・ラミダス（ラミダス猿人）のメスの想像図。440万年前に生きていて、枝分かれしたあとの人類の系統に属する最古級の猿人

人猿のある種が生きていた。その子孫が進化して、人類やチンパンジー、ボノボへと分かれていくのだ。

それでは思考節約の法則と一般常識を用いて、その共通祖先をくわしく思い描いてみよう。その類人猿は長い体毛を持ち、チンパンジーやボノボと同じように、ほとんどの時間を木の上で過ごしていた。中央アフリカに生息し、おそらく主にイチジク科の熱帯性果実を食べていただろう。この類人猿を研究することができたならば、私たちにどのような未来が待っていたのか、どのような変化が起ころうとしていたのかという問いについて、重要な情報を与えてくれたに違いない。未来に起こる人間と感染症との関係に影響を与えるある性質が、この類人猿に新たに生まれていた。それは、狩りと肉食に対する衝動と能力である。

狩りをするチンパンジー

動物を狩る性質を人類とチンパンジーが共有していることは、しばらく前から知られている。それがあきらかになったのは一九六〇年代に、イギリスの霊長類学者ジェーン・グドールがタンザニアのゴンベ国立公園で、野生のチンパンジーが狩りをし、肉を食べる様子を記録したときだった。当時、彼女は野生のチンパンジーの行動を調べる草分け的な研究をしていた。グドールの研究とタンザニアのマハレ地区における日本チームによる一連の研究が世に出る前は、野生のチンパンジーの行動はほとんど知られていなかった。その狩猟行動が発見されると、人類学者は衝撃を受けた。彼らの多くが、狩りが始まったのは人間がチンパンジーと枝分かれしたあとで、狩りは人間がチンパンジーとは異なる進化をとげた表れだと信じていたからだ。

ゴンベとマハレでのくわしい研究や、それ以後におこなわれた野生のチンパンジーのコミュニティに関する六つの研究によって、肉がチンパンジーの食習慣に重要な役割を果たしていることがわかった。チンパンジーは場当たり的な狩りをするが、けっして偶発的なものではない。フォレスト・アンテロープ〔鹿に似た体型をしたウシ科の哺乳類〕や、他の類人猿（人間さえも）を狩るが、サルのうちで絶滅の恐れのある種を特に好む傾向にある。彼らの狩りは戦略的かつ協同的であるばかりでなく、とても効率的なのだ。

一九九〇年代に、霊長類学者のクレイグ・スタンフォードはアカコロブスの研究を始めたが、あまりにも多くの個体がチンパンジーに殺されるために、研究テーマを変える羽目になった。新たなテーマは、チンパンジーはなぜ、どのようにしてアカコロブスを狩るのかだ。チンパンジーがあまりにうまくアカコロブス狩りをやってのけるので、アカコロブスの社会構造は、チンパンジーの年間の狩りのパターンに左右されることをスタンフォードは発見した。もっとも効率よく狩りをする群れは、一年間にほぼ一トンものサル肉を手に入れた、と彼は推算している。その後、西アフリカでいくつかの群れを調べた研究では、チンパンジーが狩りに道具を使うことも報告されている。木の枝を槍のように加工して、木の幹の空（うろ）に隠れている獲物を殺すのだ。

そして、狩りはチンパンジーだけに限られた行動ではない。ボノボを対象にした同様の研究は、野生のボノボが生息する世界でただひとつの国であるコンゴ民主共和国（旧ザイール）で継続中の（人間による）戦争と、インフラの欠如により妨げられている。それでも近年の研究によってボノボの生態が詳述されるようになってきた。ここ一〇年ほどのあいだにおこなわれた調査によると、ボノボは近い親類のチンパンジー（や人間）と同じように、積極的に狩りをすることが確認されている。いくつかの群れは、チンパンジー研究で記録されたのと同程度の肉を消費していることがあきらかになっている。

人間やチンパンジー、ボノボとは対照的に、遠い親類のゴリラやオランウータン、テナガザルの研究では、肉食を示す証拠が意外なほど少なく、狩りを始めた年代を特定する証拠も見つかっていない。これらの類人猿の中には、たまに腐肉をあさるものがいるかもしれないが、きわめてまれなことのようだ。これまでの証拠をふまえると、狩りは人間がチンパンジーやボノボを含む系統から枝分かれする少し前に出現した行動だと考えられる。八〇〇万年前に生きていた私たちの共通祖先はおそらく、つかまえられるものは何でも狩っていたのだろうが、自分たちのすむ森にいるサルを狩っていたのはほぼ確実だ。

共通祖先が狩りを始めたことで、多くの利点がもたらされた。動物を食べることによる摂取カロリーの増加は、果実や植物の葉を主食としていた種に大きな影響を与えたに違いない。いつでもサルを狩れるために、たえず変動する食環境にありながらも、以前よりは安定的に食糧を確保できるようになったはずだ。それがひいては、将来において、多くの種類の食糧が手に入る地域への移動という道を開くことになった。この件については第三章でもう一度とりあげよう。狩りが人類の初期の祖先に利益をもたらしたことはまちがいないが、その一方で、致死性を持ちうる新種の微生物をとりこむ危険――その後、何百万年ものあいだ、彼らの子孫に大きな影響を及ぼすことになる危険を冒していたことも明白だった。

微生物濃縮

ひどく汚れ、血も流れる狩りという営みは、ひとつの種から別の種へと感染因子が移動するために必要な条件をすべて備えている。人類の祖先はおそらく、他の種と小競りあいを起こしたときに、小さな切り傷や引っかき傷、噛み傷を負っただろう。しかし、ひとつの種が別の種の持つ危険に無防備にさらされるという点では、狩りや獲物の解体に比べて、こうしたケガはささいなことだ。

あの日、キバレ森林でアカコロブスのごちそうをむさぼっていたチンパンジーは、種の境界をあいまいにする瞬間の、わかりやすい実例だった。彼らが新鮮な血や臓器をまき散らしながら、サルの肉を体内にとりこむ行為は、サルが持つ感染因子がチンパンジーに移るための理想的な環境を作りだしていた。血や唾液、糞便が彼らの体の開口部（目、鼻、口、体にできた傷口）に跳ねかかり、ウイルスが直接に彼らの体に入りこむ絶好の機会となる。しかも、チンパンジーは多様な動物を獲物にするので、新しい微生物にさらされる危険もそれだけ大きくなる。こうした状況は約八〇〇万年前に人類の祖先（共通祖先）に起こり、私たちがこの世界の微生物と接触する方法を永久に変えたのだった。

微生物が生態系を移動するさまは、基本的なことしかわかっていないものの、毒素に関する広範な研究から、微生物の動きをある程度推測できる。毒素は微生物と同じように、さまざまな段階の食物網［網目構造になった食物連鎖］をうまく通り抜ける能力を持っている。生態系の食物連鎖の過程で、体内にある有毒な化学物質の濃度が増大することを「生物濃縮」と呼ぶ。

妊娠した女性の多くは、妊娠中に特定の魚を食べることの危険性を知っている。この健康上の助言がされるようになったのは、化学物質が食物網を移動する仕組みが解明されて以降のことだ。海の複雑な食物網において、小さな甲殻類は大きな魚に食べられ、その魚はもっと大きな魚に食べられる。この連鎖は食物網の最上位に位置する捕食者、つまり、けっして餌食にはならない狩猟動物にたどりつくまで続く。甲殻類は体内に、環境からとりこんだ水銀などの毒素をある程度ためている。それを捕食する魚はみずからためている毒素に加えて、甲殻類の持つ毒素の多くをとりこむ。そして、その魚を捕食する魚はさらに多くの毒素を蓄積することになる。食物連鎖の上位に行けば行くほど、化学物質の濃度は高くなり、マグロのような最上位の捕食魚は、人間の胎児に害を及ぼしかねないほど高濃度の毒素を蓄積するのだ。

同じように、食物連鎖の上位にいる動物は普通、下位の動物よりも多様な微生物を体内に持っていると考えられる。彼らは魚が水銀を蓄積するように、「微生物濃縮」とでも考えられる過程を経て、微生物を蓄積する。人類の祖先は八〇〇万年前に狩りを始めたことで、同じ生息環境にすむ他の動物との接し方が変わった。それは、獲物となる動物との接触が増えただけでなく、獲物の持つ微生物との接触が増えることをも意味していた。

ＨＩＶの起源

エイズを引き起こすウイルスのＨＩＶ－１が発見されてから二〇年のうちに、このウイルスは想像を絶する規模の死者と患者を生んでいる。エイズのパンデミックは、世界中のすべての国の

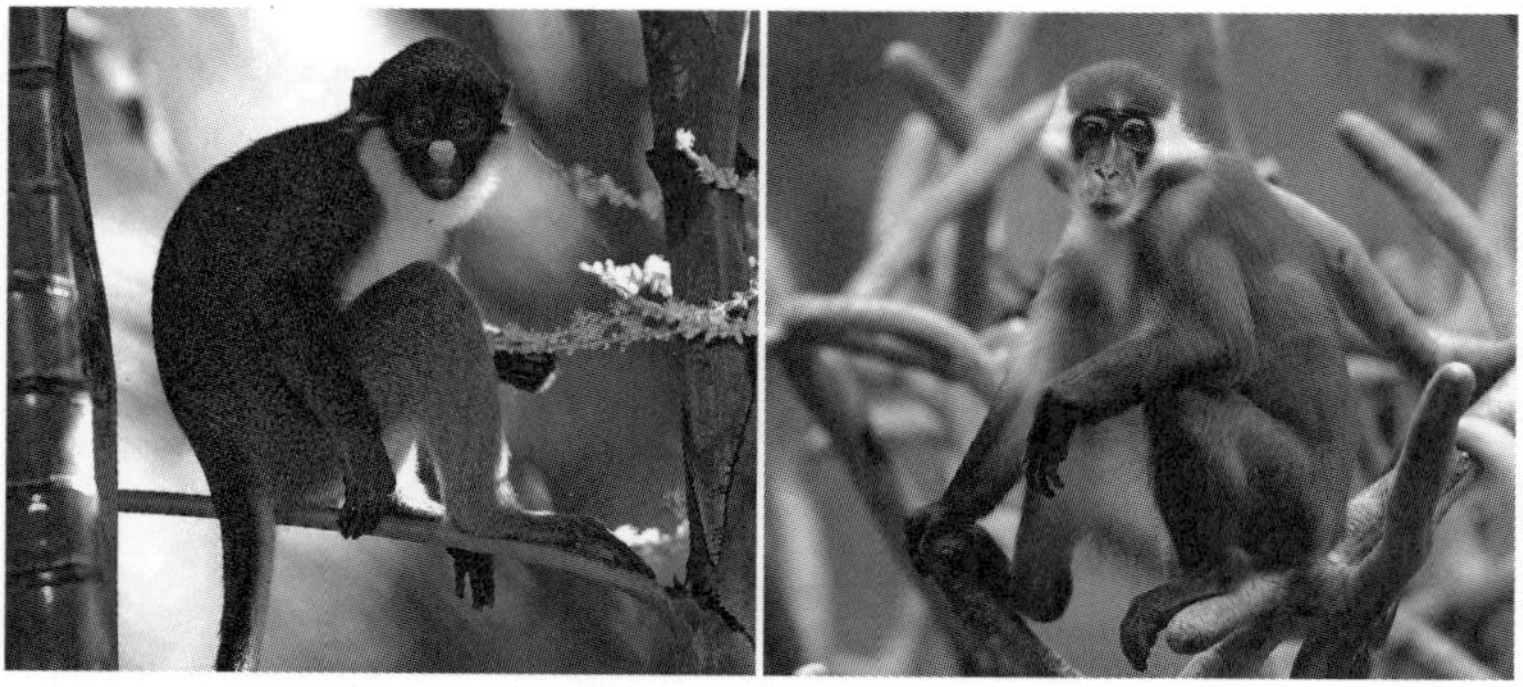

（左）オオハナジログエノン　（右）シロエリマンガベイ

人々を襲っている。ＨＩＶを抑制する抗ウイルス薬が開発された今日でさえも、エイズは拡散しつづけ、最新の統計では感染者は三三〇〇万人を超えている。現代社会にＨＩＶが蔓延した要因は、貧困やコンドームの不使用から、小児に割礼を施す文化的慣習にいたるまで広範囲に及ぶ。現在のエイズのパンデミックは経済や宗教にも関係してくるので、哲学者や社会運動家が意見を求められたり、議論をうながされたりする。だが、エイズは昔から蔓延していたわけではない。

ＨＩＶの歴史は比較的単純な生態的相互作用、つまり、中央アフリカでチンパンジーがサルを狩ったことが始まりだった。その発生は一般に一九八〇年代のどこかだと考えられているが、実際は今から約一〇〇年も前だし、物語の発端は、共通祖先が狩りを始めた約八〇〇万年前にまでさかのぼる。

もっと具体的に言うと、ＨＩＶの物語は中央アフリカに生息するシロエリマンガベイとオオハナジログエノンという二種類のサルから始まる。いずれのサルもエイズのパンデミックにおける犯人らしく見えないが、彼らがいなければ今日の大流行はけっして起こらなかった。シロエリマンガベイは白い頬と頭部にあざやかな赤い毛がはえている小型のサルだ。一〇匹程度の集団で行動する社会的な種で、果実を主食にしている。個体数の激減が懸念されており、絶滅危惧種のリストに入っている。オオハナジログエノンも小型で、旧世界ザルの中ではもっとも小さい種のひとつだ。一匹のオスと複数のメスからなる小集団で行動し、遭遇した捕食者に応じて異なる警告の合図を伝えることがわかっている。この二種類のサルに共通しているのは、ＳＩＶ（サル免疫不全ウイルス）に自然感染していることだ。それぞれに特有のＳＩＶの変種を持っている。おそらく彼らやその祖先は何百万年ものあいだ、このウイルスと共生してきたのだろう。そして、二種類のサルのもうひとつの共通点は、チンパンジーの好物になっていることだ。

ＳＩＶはレトロウイルスだ。地球上のほとんどの生命形態は、ＤＮＡに保存した遺伝コードをＲＮＡへと転写し、さらにそのＲＮＡからタンパク質を作りだして、体を形成している。ところが、ＳＩＶなどはそれとは逆に、ＲＮＡの持つ遺伝コードを逆転写酵素を使ってＲＮＡからＤＮＡに転写するので、レトロ（逆の）ウイルスと名づけられている。レトロウイルスは宿主のＤＮＡに組みこまれたのちに、みずからの生命サイクルを開始し、子孫を生みだす。

アフリカのサルの多くはＳＩＶに感染しており、シロエリマンガベイとオオハナジログエノンもそうだ。これらのウイルスが野生のサルに与える影響については、ほとんど研究されていないが、サルに実質的な害は与えないと推測されている。だが、このウイルスはサルから別の種に移るときに、致死性を持つ可能性があり、実際にそうなったのだった。

二〇〇三年、私の共同研究者であるビアトリス・ハーンとマーティン・ピーターズの研究チームが、チンパンジーのＳＩＶに関する進化の歴史を解明する研究成果を発表した。二人はＳＩＶの進化を示すチャートの作成にとり組み、一〇年にわたる根気強い作業のすえに、ついに完成させた。彼らは二〇〇三年に、チンパンジーのＳＩＶは、シロエリマンガベイとオオハナジログエノンがそれぞれに持つＳＩＶが部分的に集まってできたウイルスであることを証明した。ＳＩＶは遺伝子を組み換える、つまり、交換する能力を持っているので、この発見によって、このウイルスがチンパンジーの祖先を起源とするのではなく、あとになってチンパンジーに移ったことがあきらかになった。

短いあいだに、おそらくは同日のうちに二種類のサルを捕食して、これらのウイルスを獲得したチンパンジーをゼロ号患者（その種ではじめて新しいウイルスの宿主となった個体）として想像したくなる。あるいは、マンガベイのウイルスが先に種を越えていて、チンパンジーの体内で性交渉により感染する能力を持ち、性交渉によってゼロ号患者が他のチンパンジーからそのウイルスを移され、その後の捕食によってグエノンのウイルスにも感染したのかもしれない。または、両ウイルスは狩りによって別々のチンパンジーの中にとりこまれてから、しばらくのあいだ群れの中で広まっていて、やがて二種類のウイルスがゼロ号患者の中で混合したのかもしれない。種を越えた移動がどのような順番でおこなわれたとしても、ある時点でチンパンジーはグエノンとマンガベイの両方のウイルスに感染したのだ。そして、二種類のウイルスは、遺伝子の組み換えか再集合という形の遺伝物質の混合をして、元とは異なるまったく新しい寄せ集めのウイルスを作りだした。

このハイブリッド・ウイルスは、元のウイルスができない方法で増殖し、チンパンジーの生息域一帯に広がり、西はコートジボワールから、ジェーン・グドールが研究をした東アフリカまでに生息するチンパンジーを次々に感染させていった。このウイルスは、今ではチンパンジーにも害を及ぼすことが知られているが、[*]長いあいだ、チンパンジーの群れの中で生きつづけ、一九世紀終わりから二〇世紀はじめになって、チンパンジーから人間へと感染した。すべてはチンパンジーがサルを狩ったことから起こったのだった。

獲物の解体と微生物

多くの人（しかも、その数はますます増えている）にとって、食用の肉とは清潔な状態で包装されていて、そのまま冷蔵庫にしまうものだ。動物のと畜と解体は遠く離れた畜産場か食肉工場でおこなわれるので、私たちはそれを見ることもなければ、想像することもできない。数日前まで生きて、呼吸していた動物から流れる血や体液を見ることもない。動物の狩りと解体の作業を私たちは普段見たいとは思わないし、考えることさえしたくない。私たちはただステーキ肉がほしいだけなのだ。

私はコンゴ民主共和国やマレーシアの農村で、野生の鳥や獣を狩り、殺す人々を調べたことがある。そして、あの時期ほど、肉を食用にするまでの作業が身近に感じられたことはない。死ん

＊　ハーンとピーターズの研究チームは、ＳＩＶに感染したチンパンジーを長期にわたって観察した結果、人間と同様にチンパンジーもやがては発症することをあきらかにした

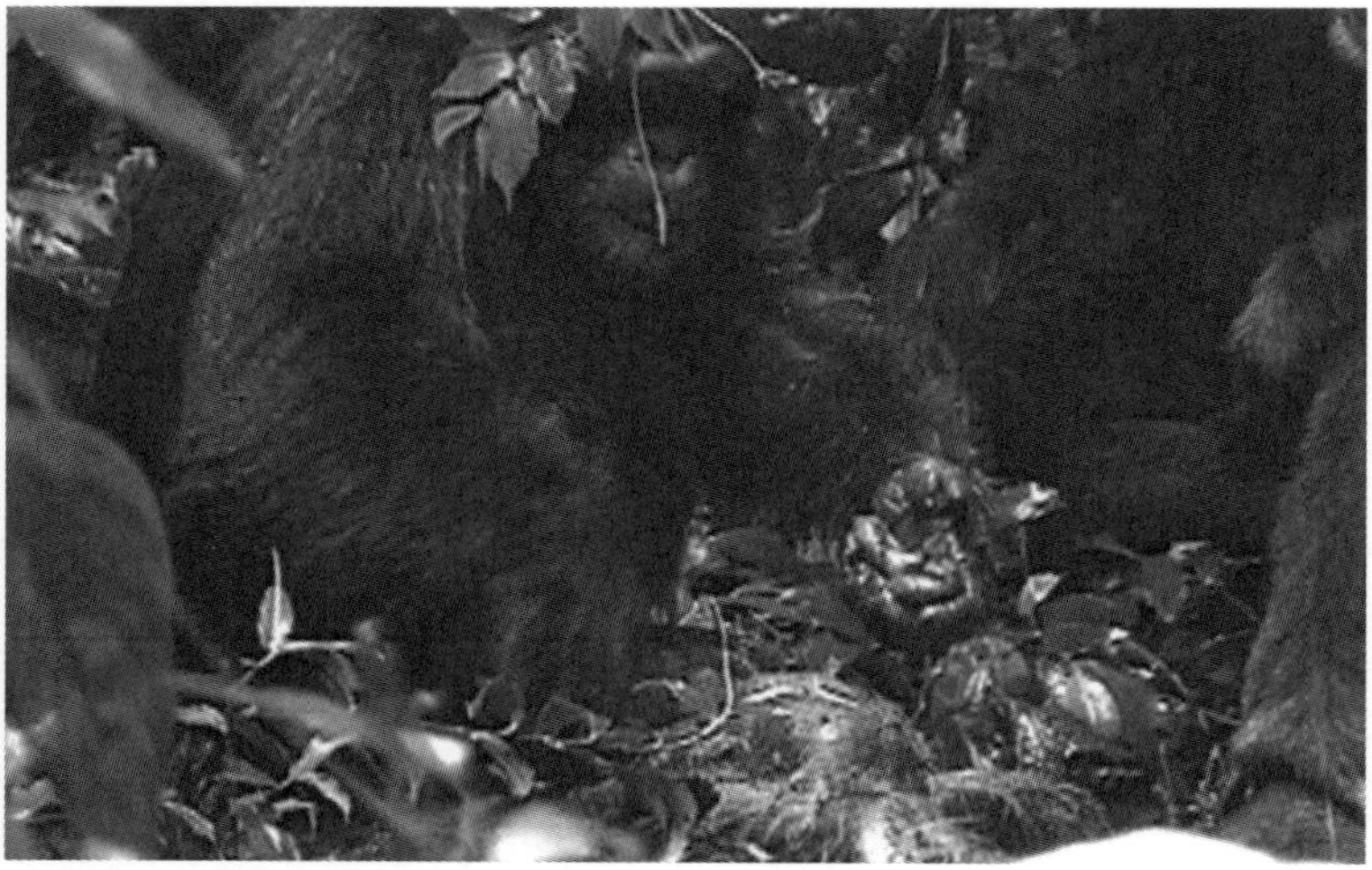

つかまえたアカコロブスを食べるチンパンジー

だ動物から毛や皮をとり除いたり、動物の動きを支えてきた骨から肉を切り離したりするのは労力を要する仕事だが、私たちはすでに処理されていることを当たり前だと思っている。極上の肉を手に入れるために、動物のどれだけの部位（たとえば肺や脾臓、軟骨組織）を処理しなければならないかを忘れている。小屋の土の床や、狩猟キャンプの地面に広げた木の葉の上で進行する解体処理で、動物のさまざまな部位を分ける血のついた手を見たり、肉の小片や骨が床に捨てられる音を聞いたりすると、私は今でも、動揺してしまう。そしてまた、この作業は微生物にとっても重要な出来事だということを思いださせてくれる。

私たちは性交や出産を、人間同士の密接な結びつきを示す出来事だと考える。たしかに、どちらも普通の交流では望めない形で個人と個人を結びつける出来事だ。しかし、微生物に関していうと、狩りと獲物の解体以上に密接な結びつきを意味するものはない。それはすなわち、ひとつの種と、別の種が持つ多種多様な組織のすべてとそこに宿る微生物とを結びつける出来事だからだ。

家庭の台所で肉を切ることと、八〇〇万年前に共通祖先がおこなっていた狩りや獲物の解体とはまったく別物だ。共通祖先の狩りはもはや存在しないが、私がキバレで目撃した、アカコロブスの肉を分けあっていたチンパンジーの行動にかなり似ていたのではないだろうか。リーダーのオスは片手で獲物を押さえつけ、もう一方の手と歯で内臓の皮を引きちぎりながら好物の臓器を探していた。そのチンパンジーが手で臓器をつかみ、その体毛が獲物の血でぬめぬめしているのを見ながら、私は、新しい微生物がひとつの種から別の種へと移るのに、これほど適した状況はないと思ったのを覚えている。

人間は今でも狩りをし、獲物を解体するが、そのやり方や食肉加工の方法は大昔と根本的に違う。人間やチンパンジーの初期の祖先は料理をしなかったし、獲物を解体する道具も持っていなかったし、歯も磨かなかった。感染経路がサルの折れた骨による傷か、または口の中にできた傷、腕の切り傷のどれであっても、獲物の持つ微生物は、狩りが出現する前にはなかった経路で狩猟動物に感染した。狩りは狩猟動物が自分たちの世界に存在する微生物と接触する経路を一変させた。それまで多くの微生物は同じ森にすむ動物の中で、どちらかというと隔離状態にあったのだ。狩りは、八〇〇万年前の人類の祖先にとって画期的な出来事であったのと同じくらい、微生物世界にとっても重要な出来事だった。

微生物レパートリー

生態系に属する動物を比較する方法はたくさんある。動物が消費する食べ物の多様性や、利用する生息環境の多様性、普通の年における生息地の範囲を表にすることができる。また、動物が持つ微生物の多様性——これを私は「微生物レパートリー」と呼ぶ——にもとづいて考察することもできる。それぞれの種は特有な微生物レパートリーを持っている。そこにはウイルス、細菌、寄生虫など、その種をすみかと呼ぶことのできる多様な微生物のすべてが含まれる。ひとつの個体が一度に、その種が持つ微生物レパートリーのすべてを備えていることはないだろうが、微生物レパートリーはその種が持つ微生物の多様性、つまり、その種を感染させる微生物の範囲を判定するための概念ツール〔日常的な言語ではとらえにくい対象をわかりやすく理解するために使う、抽象化した概念〕の役目を果たしてくれるのだ。

微生物レパートリーは種によって大きく異なる。しかも、微生物が種を越えて移る経路は狩りと獲物の解体だけではない。それらの行為をしない種であっても、常に他の種が持つ微生物にさらされている。吸血昆虫は微生物が動きまわる重要な経路となる。たとえば、蚊はいろいろな動物の血を吸うので、微生物が生態系の中を種から種へと移動するときにヒッチハイクさせてくれる、いわば自然界のトラックになっている。同様に、他の動物の排泄物との接触も、それが直接的なものであろうと水を介した間接的なものであろうと、微生物のネットワークにおいて重要な接触をもたらす。微生物はその接触によって、種の異なる、大きく隔たった世界にすむ宿主のあいだの境界を飛び越えることができるのだ。

宿主から次の宿主へと移動できる経路とは言っても、蚊や水は微生物にとって小道でしかない。

たとえば、蚊は注射器とは違い、独自の免疫系を持った機能的な生物で、その防御システムをすり抜けられる微生物は血液中のものに限られる。同じように、水は通常、消化管にすむ微生物を運ぶだけだ。それに比べて狩りと獲物の解体は、狩りをする種と、獲物のあらゆる組織にいる微生物とを直接に結びつける高速道路なのだ。

私たちの祖先が動物を狩って殺しはじめたとき、彼らはさまざまな獲物のすべての細胞内にいる微生物の大きなネットワークの中心にみずからを置くことになった。コウモリの脳にいるウイルス、齧歯類の肝臓にいる寄生虫、霊長類の皮膚にいる細菌など、さまざまな種の持つおびただしい数の微生物が突然、共通祖先に集中することになり、人類の祖先（ひいては、私たち自身）はそれまでより広い範囲の微生物を持つようになった。

狩りの始まりは、共通祖先とその子孫の微生物レパートリーに何百万年ものあいだ影響を及ぼすことになる。霊長類の共通祖先が枝分かれしたとき、狩りの能力を持つ複数の種（チンパンジー、ボノボ、ヒト）が出現した。これらの種は獲物の動物から微生物をとりこみ、独自に新種の微生物群を蓄積していった。ときに彼らの生息地がかちあうと、小競りあいが起こり、どちらの種にとっても重大な結果を招きかねない微生物の交換がなされたのだった。

人間は自分たちの健康にばかり目を向けているので、種を越えた感染が一方通行ではないことを忘れがちだ。私がそれを痛感させられたのは、ウガンダのキバレ森林でチンパンジーの研究をしていたときだった。ある日の午後、近くの村の住民が助けを求めて、私たちの調査キャンプにやってきた。村人たちはひどく動揺していて、チンパンジーが赤ん坊をつかみ、赤ん坊を守ろうとした兄に激しく嚙みついた、と話した。村人が赤ん坊を見ることは二度となく、おそらく食べられたのだろう。村に行くと、目撃者が男の子の話を裏づけた。少年の上腕部につけられたひどい嚙み傷は一生消えずに、この事件を思いださせるものになるだろう。

この出来事を機に、私はチンパンジーの捕食に関して、それまでより注意して考えるようになった。その後に私たちがおこなった分析から、あの出来事が特殊なものではないことがわかった。古くは一九六〇年代から、同種の事件が報告されていたのだ。日常的な行動ではないものの、チンパンジーは人間を狩っていた。その対象は普通、乳幼児で、母親が農園で働いているあいだ、森林のへり近くに置いておかれた赤ん坊だった。チンパンジーが人間を襲うことは不安をかきたてるが、意外なことではない。チンパンジーの側からすると、アカコロブスもフォレスト・アンテロープも人間の乳幼児も同じ狩りの対象と見なすのは理にかなっている。人間だって食のタブーを守るときもあるが、通常はご都合主義的に狩りをして、自分たちの生息環境にすむほとんどすべての動物を食べているではないか。近い親類の類人猿であれ、関係の遠いアンテロープであれ、そのすべてが活力源となるカロリーを摂取する絶好の機会なのであり、チンパンジーも人間もあらゆる動物を利用して生きているのだ。

チンパンジーがヒトを狩り、ヒトがチンパンジーを狩るという事実は、両者の微生物レパートリーに大きな意味を持つことになる。共通祖先が狩りを始めたあとに、関係は近いが、生息環境は遠く離れたこのふたつの種は、それぞれに狩りやその他の経路から、独自にさまざまな微生物をとりこみ、蓄積してきた。その後、彼らは危険なことに、互いの微生物をときたま交換するようになった。この微生物の交換が持つ意味については、これからの章で考えていこう。

人類の系統は他の種と枝分かれをしたのち、絶滅の危機を経験し、それから農業や動物の飼育により完全な復活を果たした。そのあとに起きた、世界中を移動できるようになった交通手段の発達と、輸血や臓器移植の普及などによって、人間の微生物レパートリーにとって類人猿の親類との交わりは、ときに驚くべき形で重要性を保ってきた。これから見ていくが、この密接な交わりは、チンパンジーやその他の類人猿が、人類のきわめて重要な疾病に関する謎を解く鍵となることで、今もなお続いている。近い親類である二種の霊長類――中央アフリカに生息し、多様な動物を狩るチンパンジーと、急速に生活圏を拡大し、地球規模の相互接続関係を作りあげた人類は、パンデミックのレシピにとって重要な組みあわせだったことがわかってきたのだ。

第二章　微生物の大規模なボトルネック

近くにあるのはわかっていても、とうていそうは思えない場所だった。私たちは、ウガンダはクイーン・エリザベス国立公園のどこまでも続くサバンナを何キロも車を走らせていた。これまでにただ一〇本ほどの木を見ただけで、それも探している種類の木ではなかった。見渡すかぎりの乾いた草原の中に、背が低く樹冠の広い木がぽつんぽつんと立っているだけだ。その景色のところどころにシマウマや、この地に固有のウガンダ・コーブ・アンテロープの小さな群れがいる。とても熱帯雨林があるような場所、つまりはチンパンジーが生息する土地には見えない。あまりに開けすぎているし、乾きすぎているし、とにかくサバンナばかりなのだ。だが、私たちが盛りあがった土手のてっぺんに来たときに、探していたものが見えた。黄色い草の海に緑色の巨大な割れ目が筋になって走っていた。キャンブラ峡谷だ。

ほかに例がないわけではないが、この峡谷は変わっている。一六〇キロほど離れた熱帯雨林から流れてくる川をはさんだ細長い土地で、あたりが乾いた土地なのに対して、水分の多いユニークな小気候（局所気候）を持っている。大昔に、熱帯雨林とそれに依存する動物がゆっくりと川沿いを下流に向かって移動してきた。それは数百万年も前に起きたことだが、今でもクイーン・エリザベス国立公園の乾いたサバンナのまん中に座って、チンパンジーに適した熱帯雨林が繁栄しているのを見ることができる。熱帯雨林がうねりながらサバンナを遠くまで走っているのが一望できるのだ。

この峡谷はユニークな接点を提供している。今の研究者にとっては、チンパンジーを追跡する

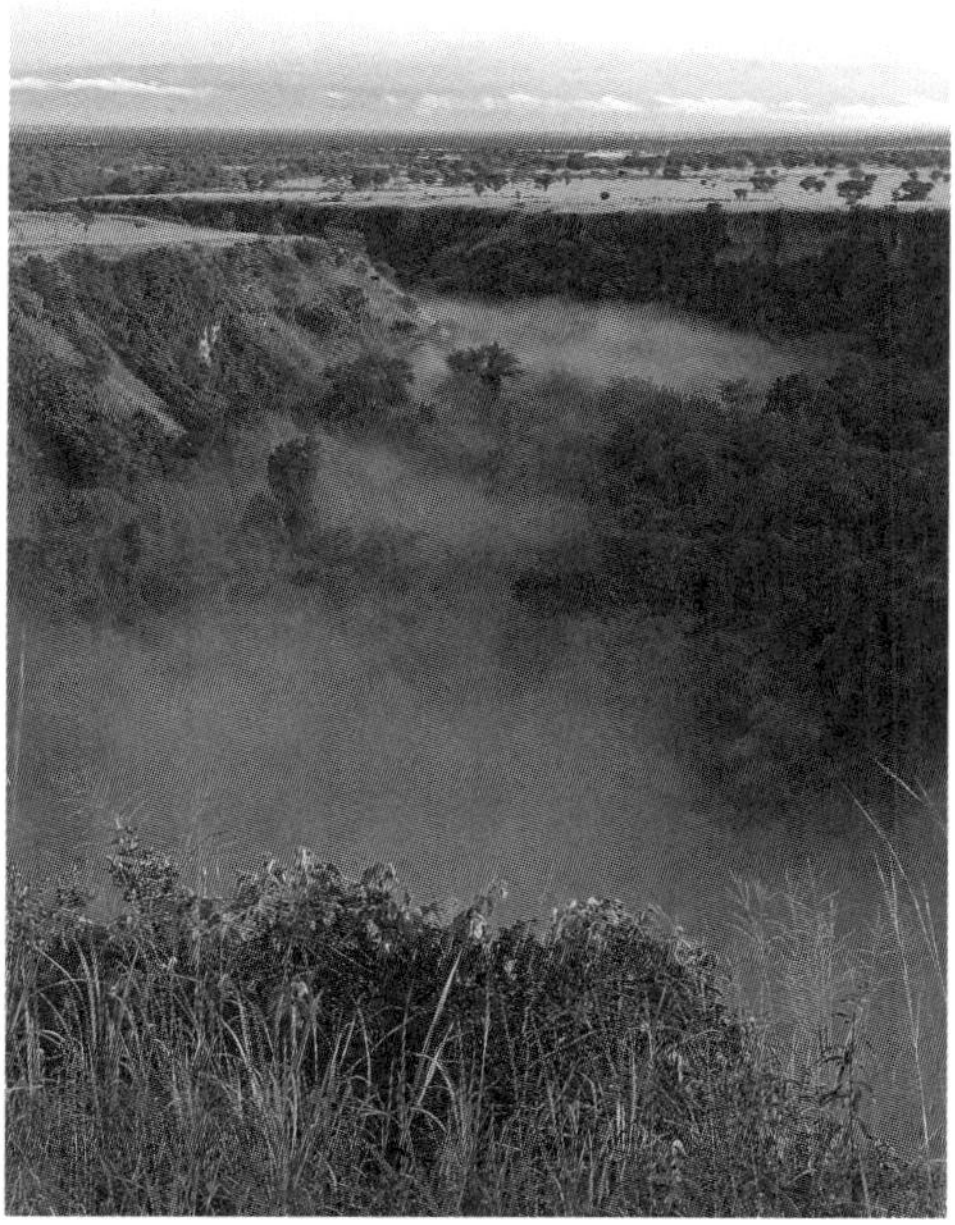

キャンブラ峡谷

のにとても簡単な方法を与えてくれる。さえぎるもののない峡谷沿いのサバンナを車で走り、チンパンジーの声を聞いたら、そこから峡谷に入って居所をつきとめればいいのだ。これに比べれば、森の中を徒歩で追いかけるのはとてもむずかしい。一方、チンパンジーにとってこの峡谷ははるかに貴重だ。一般にチンパンジーは森にすんでいるので、その生息地で草原と境を接する場所は少ないが、キャンブラのような峡谷は生息地に沿って何キロもサバンナが延びている。だから、ここのチンパンジーは熱帯雨林の同類よりもずっと簡単に草原を探検し、利用することができるし、実際に利用している。一部の個体はサバンナで何時間も過ごし、そこで動物を狩ることさえする。

人類と、チンパンジー／ボノボは共通祖先を持つが、ある時点で進化の枝分かれをした。その後、人類の祖先は人類に進化する道筋を進み、共通祖先の生活様式から大きく離れる多くの変化を経験してきた。キャンブラ峡谷のへりに座っていると、そうした変化の中でもっとも劇的なものについて考えずにはいられない。それは森をすみかとする動物から、草原で暮らし、そこを利用する能力を持つ動物への変化だ。この変化がどのように起きたのかはわからないところも多いが、あるとき、人類の祖先は森からサバンナに出るようになったのだ。この行動は彼らの未来と、彼らが持つ微生物レパートリーを決定的に変えた。

絶滅の危機と「微生物浄化」

現代の人間がチンパンジーとボノボについて少しでも考えることがあるならば、彼らは霊長類の系統樹で傍流の枝にいる種だと考える。興味深い動物であることは確かで、人類の歴史について多くを教えてくれるが、絶滅の瀬戸際をさまよっていて、人類に比肩しうる種でないことはあきらかだ。だがずっとそうだったわけではない、と聞くと皆さんはショックだろうか。数百万年前の地球を見ることができれば、つまり、ヒトとチンパンジー／ボノボが進化の枝分かれをした頃は、今とまったく違っていた。六〇〇万年前は類人猿の世界だったのだ。

現在、人類は約七〇億人いるのに対して、推計でチンパンジーは一〇万〜二〇万匹、ボノボは一万匹いるにすぎない。人類は地球上のあらゆるところに進出しているが、野生のチンパンジーとボノボは中央アフリカに閉じこめられている。人類が少数だった世界を思い描くには、想像力をフルに働かせなければならない。だが今から一万年前、人類が農業を始める前はたしかにそんな世界だったのだ。

チンパンジーとボノボは化石ではない。今も生きているチンパンジー、ボノボ、人類はどれも大昔と比べると変化を経験してきた。約六〇〇万年前に、人類の祖先がためらいながらも人類になる一歩を踏みだしたときに、その祖先は今の私たちよりもチンパンジーやボノボに近かったはずだ。当時の人類の祖先は全身を濃い体毛で覆われていたのはまずまちがいない。地上では四足歩行が普通だったが、大部分の時間を木の上で過ごしていた。彼らは第二章で見たような集団による戦略性の高い狩りをした。だが、肉を料理することはなかったし、木の枝を細工して作った簡単なものを除くと、道具を使っていなかった。そして、森を出ることはほとんどなかった。

人類の祖先が変化し、私たちが人類の特徴と考えているものをいくつか見せるようになったとき、世界は異なる場所になった。それまでも草原を利用することがないわけではなかっただろう。

今日でさえも、キャンブラ峡谷にすむチンパンジーのように森と草原の両方を利用するチンパンジーはいる。とはいえ、人類の祖先が草原を長く旅することはなかっただろう。当時、草原で過ごす者は変わり種だったのだ。

集団がきびしい競争を避けるために新しい地域へ進出するのはよくあることだ。人類の祖先がサバンナの住人となったのも、おそらく新しい土地を開発するのではなく、単純に競争相手が少ない場所を見つけるためだったのだろう。そのような移動はしばしば失敗に終わることも多く、人類の祖先がサバンナに移住したときにも、彼らは大きな不利を経験したはずだ。少なくとも最初は、草原で生活するには不向きのところもあり、人類の祖先はいくつもの試練を経験した結果、その数を大きく減らしたのではないだろうか。絶滅寸前になったとも考えられている。

過去の人口を推計することは、特に有史以前の時代を推計することはとてもむずかしい。だが専門家の研究では、人類の祖先の人口密度は極端に低いときがあり、現在のゴリラやチンパンジーよりも低くなり、少なくとも一度は絶滅の危機に瀕したという。人類の祖先は絶滅危惧種だったのかもしれない。いや、たしかにそうだったはずだ。私たちの遺伝子はその記録を残しており、現在の人類が持つ遺伝情報と、近い種である類人猿のそれを比べると、断片的な情報を何とか引き出すことができる。

それは驚くべき情報だった。母親から娘だけに引き継がれる遺伝情報である人類のミトコンドリア・ゲノムの分析と、ゲノムの中に規則正しく蓄積していく可動性遺伝因子〔ゲノム中、ゲノム間を移動修飾できるＤＮＡの単位。転位因子ともいう〕を調べた研究が、過去における人類の人口を知る手がかりを与えてくれたが、人口は予想よりもはるかに少なかったのだ。

農業をおこなう前の人類は小さな集団で暮らしていたと考えられているが、それは当然のことだ。霊長類としての人類を見ると、その進化の歴史の大半を森で過ごしている。森からサバンナへ移り住むという大きな出来事がいつ頃起きたのか正確にはわからないが、それは決まったテリトリーでの生活から遊動民の生活に移ることであり、そうした変化にともなうさまざまな新しい状況に対応することは精神的にきつかっただろう。たとえれば、現代人が火星に移住するくらいの話なのだ。サバンナでの暮らしに直面した私たちの祖先はある程度の犠牲を払ったはずだ。しかし、この人口減少の話では、人間にとっての影響よりも、微生物にとっての影響のほうがここでは重要だ。

人類の祖先が示したように、人口密度が低いと病原微生物の感染に大きな影響を与える。感染症は拡散しなければならないが、人口が少ないと拡散はむずかしい。科学用語で、人口が相当数減ることにより遺伝的多様性の低い集団ができることを「ボトルネック効果」と呼び、それが起きると種は持っている微生物の多様性を失うと考えられている。

病原微生物は急性と慢性というふたつのグループに分けることができ、どちらも感染可能な個体数が少ないと生き残れない。はしかやポリオウイルス、天然痘などの急性の病原微生物の場合、病気の期間は短く、感染者に死をもたらすか、将来の感染に備えた免疫を作らせる。あなたを殺すか、さもなければ、あなたを強くするのだ。急性病原微生物は比較的大きな人口を必要とする。そうでなければ、弱い人々の中で威力を発揮するだけで、あとには死か免疫が残るだけだからだ。

人口のボトルネック：遺伝的多様性のあった人口（上）は、絶滅寸前に追いこまれた出来事によって大いに数を減らし（中）、その結果、同質性を増した人口となる（下）

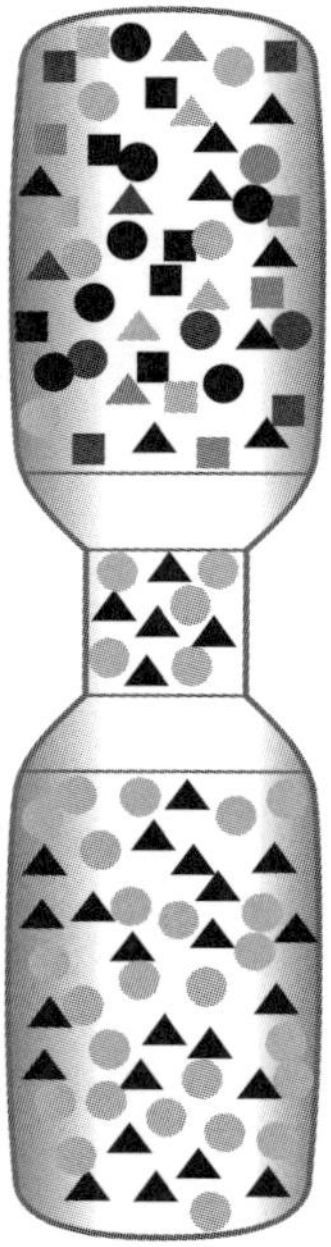

どちらの場合も病原微生物は死ぬ。感染する者が一人も残っていなければ、病原微生物にとってはジ・エンドなのだ。

一方、ＨＩＶやＣ型肝炎ウイルスなどの慢性病原微生物は、急性のそれとは違って長持ちする免疫を宿主にもたらさない。宿主の体内に長くとどまり、ときには生涯いすわることもある。だから、急性病原微生物よりも少ない人口のもとで生き残れる能力は高い。それでも大きな人口減少のときには、慢性病原微生物さえもかなりの率で死にたえる。ボトルネック効果のときに特定の遺伝子が失われた（人口が少ないので近親交配をした結果だ）のと同じように、人口が少ないときに慢性病原微生物も死ぬ確率が高くなったはずだ。ある人が死に、その人がある病原微生物を持つ最後の人間ならば、その病原微生物も死にたえることになる。

ボトルネック効果によって微生物レパートリーが減ることを、私は「微生物浄化」と呼んでいるが、人類の祖先の人口が大きく減ったときにそれが起きて、その結果、微生物の多様性の低い集団が生まれたようだ。浄化により数百万年も人類の祖先の中に存在していた微生物が消えていったし、狩りを始めて以降に蓄積されてきた微生物も消えていっただろう。私たちは通常、微生物を人類が受け継いだ遺産とは考えないが、多くの点で遺産にほかならないのだ。微生物は祖先から受け継がれてきたものだが、ときどき死滅する。そして、微生物浄化はとてもいいことのように思えるかもしれないが、それは諸刃の剣であることをこれから説明しよう。

微生物レパートリーの減少

チンパンジー／ボノボの系統と人類が枝分かれしたあと、あるとき人類の祖先に重要な変化が起きて、それが人類の持つ微生物レパートリーに重大な結果をもたらした。その変化とは、ミシュランの三つ星料理と言えないまでも、熱を使って食べ物を料理するようになったことだ。いつ人類の祖先が火の力を利用するようになったのかはわからない。おそらく最初は、暖をとるためと、捕食動物や競争相手から身を守るために火を使いはじめたのだろう。だが、それから食べ物を改良する重要な手段にするまでは早かったはずだ。ハーヴァード大学時代の私の師であるリチャード・ランガムは、料理とそれが及ぼした影響を丹念に調べて、*Catching Fire: How Cooking Made Us Human*（邦題『火の賜物――ヒトは料理で進化した』、ＮＴＴ出版）を著した。その中で、料理の起源を次のように分析している。

人類の祖先の多くが料理をするようになったとき、料理は食べ物をより扱いやすく、より口に合うようにする利点に加えて、微生物を殺すというすばらしい力を持っていた。一部の微生物は信じられないほどの高温でも生存できるが（温泉微生物の超好熱性細菌は水の沸点を超えても成長し、増殖できる）、動物に寄生している微生物の大半は、調理の際の高温では生きられない。微生物は通常、密に結合したタンパク質でできているが、調理で熱せられると、その結合が広がるので、消化酵素に容易にすばやく接近されて、その機能を破壊されてしまう。人類の祖先に大きな影響を与えたボトルネック効果と同じように、料理が生活習慣になることで、新しい微生物を人体にとりこむ機会が減り、その多様性を減らすことにつながったのだ。

人類が火を操ったという確実な最古の考古学的証拠は、イスラエル北部で見つかっている。八〇万年近く前のいろりの跡と焼けた石片だ。この発見の価値はひどく過小評価されている。アフリカでは一〇〇万年以上前の複数の遺跡で焼けた骨が見つかっていて、これも料理の痕跡かもしれないが、考古学上の証拠が欠けているために、まだ不確かだ。ランガムの分析では、料理の証拠はもっと前にさかのぼれるという。人類の古い祖先の骨を調べた古生物学者たちは、彼らが調理したものを食べていたことを示す生理学上の手がかりを得ているのだ。たとえば、一八〇万年前に生きていたホモエレクトス（原人）は、それまでの祖先よりも大きな体に小さな消化管と顎（あご）を持っていた。それは噛みやすく消化しやすい高エネルギーの食事、つまりは料理された食べ物をとっていたことを示唆している。

人類の祖先にいつ料理の夜明けが訪れたにせよ、そのときから料理は一気に普及したはずだ。現代では、ほとんどの食事が調理されたものだ。私は世界中のハンター（狩猟民）を調べているので、彼らの幅広いレパートリーの食事を実際に味わう機会に恵まれている。たとえば、カメルーンでは焼いたヤマアラシやニシキヘビ、コンゴ民主共和国ではイモムシのフライを食べた。一度などは、ボルネオはカダザン族の「フレンドリー」な協力者が、ジョークとして私に犬の肉のシチューを食べさせたことがあった（このユーモアはどうにも理解できなかった）。このように私には、アメリカで育ったときに食べていた牛やヒツジやニワトリの肉とはかけ離れたものを食べる機会があったが、どこで何を食べようと、はっきり言えることがひとつある。その食べ物が充分に調理されていれば、私が病気になる可能性は低いということだ。

人類の祖先が持つ微生物レパートリーを減らすことに貢献したのは、人口減少と料理というふたつの要素だけではない。人類の祖先が森からサバンナへと居住地を移したことは、植生と気候の変化を意味するだけでなく、接触したり、狩ったりする動物もまったく違ったことを意味する。そして、動物が違えば、それが持つ微生物も違うのだ。

微生物の多様性をもたらす生態的要因についてはまだほとんどわかっていないが、一定の役割を果たす重要な要素があることは確かだ。たとえば、熱帯雨林に支えられた動物、植物、菌類の多様性は、陸上の他の生態系よりもまさっている。だから、人類の祖先は熱帯雨林を出たときに、生物多様性の減った土地に入ったことになる。微生物の多様性も、感染する宿主の多様性とともに減少したことはまちがいないだろう。したがって、サバンナの草原という生息地は、動物も少なければ、それに感染する微生物の多様性も少ないので、人類の祖先が持つ微生物レパートリーも減ったはずなのだ。

サバンナにすむ動物の種類もまた、森にすむそれと大きく異なっていて、とりわけ類人猿や他の霊長類の多様性は極端に違った。単純に言うと、霊長類は森が好きだ。ジャングルの王はライオンではなく霊長類なのだ。ヒヒやサバンナモンキー（ミドリザル）など一部の霊長類はサバンナでとてもうまく暮らしているが、その多様性では森がサバンナにまさっている。人類の祖先に感染しやすい微生物について考えてみると、どの場所であろうと霊長類の多様性が重要な役割をけではなく、コウモリや齧歯類も対象にしている――霊長類がもっとも重要なのだ。演じている。人類の微生物レパートリーに貢献する種はほかにもいるが――私の研究は霊長類だ

何年か前に私は、微生物がある宿主から別の宿主に飛び移り、その体内に定着して増殖する機会はどのような要素によって増減するのかを考えはじめた。たとえば、コウモリやヘビは新しい微生物の供給源としてよく似ているように思える。だが、この考えには強い反対意見がある。研究室で培養する微生物を使った長年の研究で、近い関係にある動物は特定の感染因子に対して似た罹患(りかん)性を持つことが証明されている。そのため、人間がコウモリなどの哺乳類と共有できる微生物は、ヘビよりも多いはずだ。もし調達上の困難と倫理上の問題がなければ、人間のすべての感染症を研究するのにチンパンジーが理想的な実験台になる。なぜならチンパンジーは、生きている動物で人間にもっとも近い親戚であり、人間が感染する微生物について、ほとんど同じ罹患性を持っているからだ。時代とともに、研究所でチンパンジーを使って人間の微生物を調べることは減っているが、その主な理由は、実験台にすることへの正しい倫理的懸念であり、攻撃的な大型動物を閉じこめて管理することのむずかしさである。

種が近い動物同士は免疫系も生理機能も細胞の型や行動もよく似ているので、同じ感染因子のグループに弱いはずだ。ところが、私たちが「種」と言うときに、設けている分類学上の区分は自然のものではなく、人間の科学的システムにのっとって作られたものだ。種は異なっても、ふたつの宿主が充分に似た体と免疫系を持っていれば、たとえ博物館の学芸員が別々に分類しようとも、微生物はまったく気にせずに両者のあいだを移動するだろう。私はこの概念を、少し不格

好ながら「伝播ルールにもとづく分類」と名づけ、犬とオオカミをひとまとめにするように、チンパンジーと人間をひとまとめにしている。* この概念では、ふたつの種が近ければ近いほど、微生物は両者のあいだをうまく飛び移れる可能性が高くなる。

人間がかかる主な病気のほとんどはどこかの時点で動物に由来することを、私は二〇〇七年に研究仲間と『ネイチャー』誌に発表した論文で分析した。分析したなかで動物由来であることを簡単に追跡できるものはすべて、温血の脊椎動物から来ていること、それも主として（私がそもそも研究テーマにしていた）霊長類やコウモリ、齧歯類をはじめとする人間と同じ哺乳類から来ていることがわかった。脊椎動物全体に霊長類が占める割合は〇・五パーセントにすぎないが、人間の主な感染症の二〇パーセント近くが霊長類を起源としている。以下の各グループの生物が由来となった主な人間の感染症の数を、それらグループの種の数で割ると、人間の病気に対する各グループの貢献度を示す比率が得られる。その数字は衝撃的だった。類人猿は〇・二（二〇パーセント）、その他の人間以外の霊長類は〇・〇一七、霊長類以外の哺乳類は〇・〇〇三で、脊椎動物以外の動物になるとほとんどゼロだ。だから、人類の古い祖先が霊長類のたくさんいる熱帯雨林を離れて、霊長類の生物多様性が低いサバンナでより多くの時間を過ごしたということは、関連する微生物の多様性も低い地域に移動したことを意味していたのだ。

＊　遺伝子の類似性で見ると、犬とオオカミが似ているのと同じくらい、人間とチンパンジーは似ている。多くの人にとって、犬とオオカミはほとんど同じだが、人間とチンパンジーは全然違うと思えるので、ショックかもしれない。これは、私たちが種と種における実際の遺伝子上の相似よりも、人間に似ているものとの違いに敏感だからだ

人類の祖先が体内に持つ微生物レパートリーを減らした理由は複数ある。サバンナで過ごす時間が増えると、微生物を宿している種との接触が減ったし、接触する種も人間とは遠い系統が多くなった。料理をするようになって、肉食の安全性が高まり、それまで狩りと獲物の解体、生肉を食べるときに体内に入りこんでいた微生物の多くに感染しなくなった。そして、人口のボトルネック効果によりすでに持っていた微生物の多様性がさらに絞りこまれた。結局のところ、人間へと進化する過程で、親類が持っていた微生物の多様性を減らしていったのだ。それでもまだ私たちの祖先の体内には多くの微生物が残っていたはずだが、進化の枝分かれをした類人猿が持つ種類に比べれば、はるかに少なくなっていた。

人類の祖先が微生物浄化をしているときに、親類の類人猿は新しい微生物を獲得し、蓄えていったし、類人猿は人類の系統が失ってしまったであろう微生物も保持していた。人類から見れば、類人猿の系統は私たちが失った微生物の保管庫となっている。いわば、〈微生物版ノアの方舟〉であり、そこには人類の血筋から消えたであろう微生物も保管されているのだ。類人猿*の大きな保管庫は多くの世紀を経たあとで、人口を増やしている人類と衝突し、人類にとって重要ないくつかの病気を発生させることになった。

類人猿とマラリア

今日、人間を苦しめているもっとも破壊的な感染症はマラリアだろう。** 蚊を媒介にして広まり、毎年、二〇〇万人もの命を奪っている。マラリアから強い影響を受けてきた人類は、遺伝子の中に鎌形赤血球性貧血という形でその遺産を刻んでいる。それは遺伝子病で、その遺伝子を持つ保因者（キャリア）〔病気の遺伝子や病原体を保持しているが発症していない人〕はマラリアにはかからないが、子孫の約二五パーセントが、体を衰弱させるこの病気を発症する。それでもマラリアから守られることはとても重要だったので、自然選択はこの遺伝子を残したのだ。この病気に苦しむ人はほとんどがマラリアのもっともはびこる地域、中央アフリカ西部の出身だ。

私は個人としても専門家としてもマラリアに関心を持っている。マラリアがはびこる東南アジアや中央アフリカで研究をしているときに、私は三度も感染したのだ。最後の感染では死にかけた。最初の二回はマラリアが多発する地域で感染した。まず、ひどい首の痛み（寝違えたときに似ている）が出て、それから高熱と大量の発汗という典型的な症状がすべて出た。二回とも現地の医師のもとを訪れ、すばやく診察を受けて診断と処置をしてもらった。痛みなどの症状はひどかったけれど、まあまあ早いうちに解決した。

三度目の感染はまったく信じられなかった。そのとき私がいたのは熱帯地方ではなく、ボルチモアだったからだ。ジョンズ・ホプキンス大学で研究するためにカメルーンから帰国してしばら

＊　残念ながら、私たちは親類である類人猿の微生物レパートリーを一様に把握しているわけではない。たとえば、ボノボはわずかな個体数がコンゴ民主共和国にいるだけだし、この二〇年は戦争のためにその生息地へ近づけないことが多い。だから、ボノボの微生物レパートリーについては、チンパンジーに比べて理解が進んでいない。これらの魅力的な類人猿の研究が進めば、人間の感染症の起源についてさらなる重要な手がかりが得られるはずだ

＊＊　人間が感染するマラリアの原因となる寄生虫は何種類もいて、それぞれ進化の歴史が異なる。だが、本書で私が「マラリア原虫」と言うときは、「熱帯熱マラリア原虫」を指す。人間が感染するマラリアは、ほとんどがこれだからだ

くたっていたし、しかも、ひどい腹痛という、それまでとまったく違う症状が出た。ボルチモアでは友人の経営する朝食付きの宿（B&B）に泊まっていたが、部屋が寒くてかなわない、と友人に文句を言っていたので、きっと熱も出ていたのだろう。それまでと違う症状だったことと、アフリカを出てからすでに何週間も過ぎていたことから、自分がマラリアにかかったとは思わなかった。その後、バスルームでやけどしそうなほど熱いお湯の入ったバスタブに身を沈め、なかばもうろうとした状態であふれ出るお湯を見ながら、自分には今すぐ手当てが必要だと悟った。入院した私は数日後に回復したが、世界中で常に数百万人を病気にしているマラリアの影響力の大きさを思い知らされた。

研究者として私がマラリアに関心を持ちはじめたのはずっと昔のことだった。博士課程の学生のときに、ボルネオのオランウータンのマラリアを研究していて、アトランタにあるCDCでマラリアの進化に関する世界的権威の面々と一年間一緒に研究する幸運に恵まれたのだ。そこでは、霊長類のマラリア寄生虫に関する研究では世界的権威であるビル・コリンズと、マラリアの起源について語りあうというぜいたくな午後を過ごした。私たちの会話の中心テーマのひとつは野生の類人猿の重要性だった。

当時、野生の類人猿が、独特のマラリア寄生虫をいくつか持っていることが知られていた。そのうちのひとつであるチンパンジー・マラリア原虫が、特に興味をひいた。学名の「Plasmodium reichenowi」は、高名なドイツの寄生虫学者エドゥアルト・ライヘノー（Reichenow）の名をとってつけられた。ライヘノーは中央アフリカでチンパンジーとゴリラの寄生虫を最初に特定した。彼や同時代の研究者は、野生の類人猿が持ついくつもの独特な寄生虫を見つけたが、ライヘノーにとってそれらは「お宝」となり、顕微鏡の観察によって、人類が感染する熱帯熱マラリア原虫と近い関係にあることを確認した。私がＣＤＣにいた一九九〇年代に、分子技術によりこれらの寄生虫を簡単にくわしく調べられるようになったので、人類に感染する寄生虫との違いを正確につかむことができ、顕微鏡が解きあかしたよりもはるかに詳細に進化の歴史を分析することができた。しかし、残念なことに、ライヘノーの時代の寄生虫の標本はひとつを除いてすべて失われてしまっていた。

唯一残ったチンパンジー・マラリア原虫の標本を使った最初の研究で、それは霊長類が持つ多くのマラリアの中で、人間に感染する強毒性の熱帯熱マラリア原虫にもっとも近い関係にあることがわかった。しかし、ひとつの標本だけでは寄生虫の起源については何も語ることができない。考えられる説はいくつかあった。はるか昔に、類人猿と人類の共通祖先がひとつの寄生虫を持っていて、それが数百万年のあいだにゆっくりと進化して、チンパンジー・マラリア原虫と熱帯熱マラリア原虫の系統に分かれた、という説は当時一部で支持されていた。あるいは、それよりは新しい時代のどこかで、人類の寄生虫が野生の類人猿に移ったのかもしれない。第三の可能性は、類人猿に寄生していた熱帯熱マラリア原虫が人類に移ったことだが、膨大な人口を有する人類のあいだでその原虫が大いに増殖しているのに対して、類人猿が持つ既知の寄生虫の多様性は数十しかないことから、この説は当時ほとんどの研究者から否定されていた。

ビルと私は、マラリア原虫の進化の歴史に迫るには、野生の類人猿から寄生虫のサンプルをとる、できれば大量のサンプルをとる必要があると考えた。博士課程の学生でまだ若く、野心があった私は、そうしたサンプルを集めることがどれほどむずかしいか知らないまま、自分がやりますとビルに約束し、その計画を練りはじめた。

そのときは知らなかったが、私はこのすぐあとに博士課程修了後の師となるドン・バークからカメルーンでの研究に招集されることになる。そして、そこに五年近く滞在して、感染症の長期モニタリング拠点を築くことになるとは、やはり当時の私にわかるはずもなかった。それでも最終的に、私はビルとの約束を守って、野生の類人猿が持つ寄生虫のサンプルを集めることができた。カメルーンの自然保護区と協力して、孤児のチンパンジーのための保護施設を作るときに調査をおこない、私たちが考えていたほど類人猿のマラリア原虫はめずらしくないことを発見したのだった。それから私は何人かの研究者と共同研究を始めた。コートジボワールで同様の研究をしていたフェビアン・レインダーツ、分子寄生虫学者のスティーヴ・リッチ、高名な進化生物学者のフランシスコ・アヤラとともに、マラリアの起源を解明するための重要な一歩を踏みだしたのだった。

協力しあうことで、すでに集められていた熱帯熱マラリア原虫のサンプル数百体と、西アフリカ中のチンパンジーから新たに採取した八つのチンパンジー・マラリア原虫のサンプルとで遺伝子の違いを比べることができた。その比較結果には私たち全員が驚いた。ヒトに感染する熱帯熱マラリア原虫数百体の持つ多様性が、私たちが苦労して見つけてきたひとにぎりのチンパンジー・マラリア原虫の多様性に比べて見劣りしたのだ。この発見に関するもっとも心ひかれる説明は、熱帯熱マラリア原虫はもともと類人猿が持っていて、人類とチンパンジーが枝分かれをしたあとで、相手をまちがえた蚊に刺されることで人間に感染したという説明だった。そして、実際に人間のマラリア原虫は野生の類人猿に由来することがわかった。私たちの研究のあと、多くの研究者が野生の類人猿の持つ寄生虫をどんどん集めてきて、それを証明したのだった。

私の研究仲間であるビアトリス・ハーンとマーティン・ピーターズ（ＳＩＶの進化を調べた二人だ）の研究により、野生の類人猿が感染するマラリア寄生虫は、私たちの研究が示したものよりもさらに多様性に富んでいることがわかった。また、類人猿の持つマラリア寄生虫で、人間が感染する熱帯熱マラリア原虫にもっとも近いのはチンパンジーではなく野生のゴリラのそれだということもわかった。これらの寄生虫がどのように野生の類人猿の中で存続してきたのか、またチンパンジーとゴリラのあいだをどうやって行き来したのかは謎のままで、将来の研究を待ちたい。いずれにせよ、人間の熱帯熱マラリア原虫は野生の類人猿から移されたもので、その逆でないことは確かとなった。

マラリア寄生虫が野生の類人猿から人類に感染したことを、人類の進化という観点から見ると、とても納得できる。つまり、こういうことだ。人類の祖先の体内では、住む場所の変化や料理の開始、ボトルネック効果により微生物の浄化がおこなわれ、微生物の名簿から多くの名前が消されていき、かつて持っていた多様性を失った。そして、貧弱になった微生物レパートリーで長い年月を過ごしたので、人体が感染症と闘うために生来持っていた多くのメカニズムに関する選択圧〔自然選択をうながす圧力〕も減り、人類は病気と闘う防御戦術の一部を奪われた。

その後、人類の人口が増えはじめると、数百万年前に失ったものも含めて、野生の類人猿の病気がふたたび人類に感染する可能性が出てきた。戻ってきた感染症は、人類によく適合する新型の病気として活動する。類人猿から現代の人類に飛び移った微生物はマラリア原虫だけではなく、

ＨＩＶなどでも実によく似た話が展開している。人類の祖先が微生物レパートリーの多様性を失い、そのために遺伝子による防御力が低下した結果、人類の微生物浄化のあいだも微生物の大きな保管庫を維持していた類人猿の微生物に、人類は感染しやすくなったのだ。つまり、人類が種として変化しつづけるあいだ、ステージの別の場所ではウイルスの嵐を起こす準備が進んでいたのだった。

第四章　ウイルスを攪拌する

牡蠣はおいしかったが、その店ではもっと印象的なことがあった。私はパリにある小さなビストロで新鮮な生牡蠣ののった皿を前に座り、海の幸をゆっくりと堪能した。だが、その日でもっとも強い記憶は、ビストロにいたほかのお客のことだった。私のとなりのテーブルには申し分なくエレガントなフランス人女性が座っていた。バッグ、スカート、靴下すべてが似合っていて、まあ正直に言えば、完璧というほどではないが、充分に注意をひいた。彼女の連れは右側に座っていたミニチュアプードルだった。椅子に座り、テーブルに置かれたボウルから水を飲んでいた。おそらくチキンであろう、犬の食事の一部は皿の脇にこぼれていて、飼い主のパンくずと混ざりあっていた。

犬は世界中で多くの人間の生活に重要な役割を果たしている。そのときの私はアジアとアフリカで一カ月に及ぶ研究旅行をしたあと、アメリカに帰る途中でちょっとだけパリに立ち寄ったところだった。時差ボケのせいかもしれないが、そのビストロにおける記憶は現実離れしている。

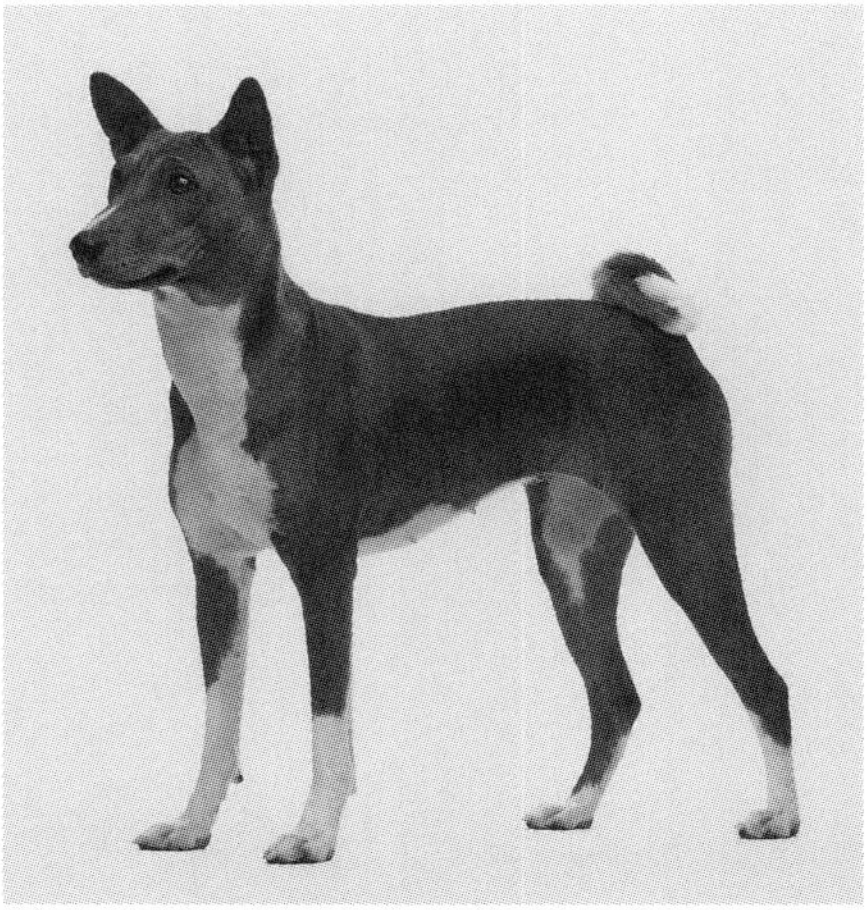
メスのバセンジー犬

調査で訪れたボルネオの一地域では犬を食べる習慣があり、私も少なくとも一度は知らされないままその肉を食べさせられた。また、マレー半島のイスラム圏では、宗教的理由から信心深い人は犬に触ることとすらしない。そして、中央アフリカでは地元のハンターがバセンジーという種類の吠えない小型犬と組んで狩りをしているのを見た。バセンジーは飼われているわけではなく、エサをもらう代わりに、ハンターと一緒に森の中に入り、狩りの手伝いをする。アメリカでは、犬を家族の一員として扱う人が多く、高いお金を払って医者に診せるし、死ねば嘆き悲しむ。サンフランシスコにあるわが家の近くの浜辺に一時間も座っていれば、犬の口にキスをする飼い主を目にするはずだ。パリで見た、犬と食事を分けあう女性は、人間と犬が強く結びついていることを裏づけるひとつの光景にすぎない。

動植物の飼育・栽培

人間にとって犬は、パートナーとしても、仕事を手伝う動物や夕食のお供としても、あるいは食料としても、密接な関係にあることは当然と言えば当然だ。犬は人間の歴史で特別な役割を果たしてきた。もしも人類の進化における「大成功」リストを作るならば、狩りと料理は確実に採用されるだろう。言語と二足歩行もリスト入りする。だが、人類の進化の歴史における決定的な出来事は、動植物の飼育・栽培であり、人類の祖先が飼い慣らした動物の長いリストの先頭に来るのが犬なのだ。

動植物を飼育・栽培する能力は、今の私たちが人間らしさとして考えるものの多くの土台になっている。飼育・栽培をしない世界を想像するには、現在、世界で狩猟採集によって生活しているわずか数十の民族と一緒に過ごさなければならない。中央アフリカに住むピグミーと総称される民族であるバカ族やバコリ族(私は何年間か彼らの調査をした)、南米のアチェ族などだ。彼らにはパンも米もチーズもない。農業もしないので、世界でおこなわれている収穫と種まきの成功を祈念する聖地巡礼やお祭り――イスラム教のラマダン(断食)やキリスト教の復活祭、感謝祭などの祝日――もすべてなくなる。羊毛も木綿もなく、樹皮や草から作った織物か、つかまえた動物の皮があるだけだ。

狩猟採集民は複雑な歴史を持ち、彼らの多くがどこかの時点でなんらかの農業を営んだものの、ふたたび食料を探す生活に戻っている。そんな彼らは、動植物の飼育・栽培が広まる前に私たちの祖先がしていた暮らしについて、興味深い手がかりを与えてくれる。* 狩猟採集民には、小規模

＊　四万年前の私たちの祖先には、身を守ったり、労働を手伝ったりする動物はいなかったが、現在の狩猟採集民はすべて犬を飼っている

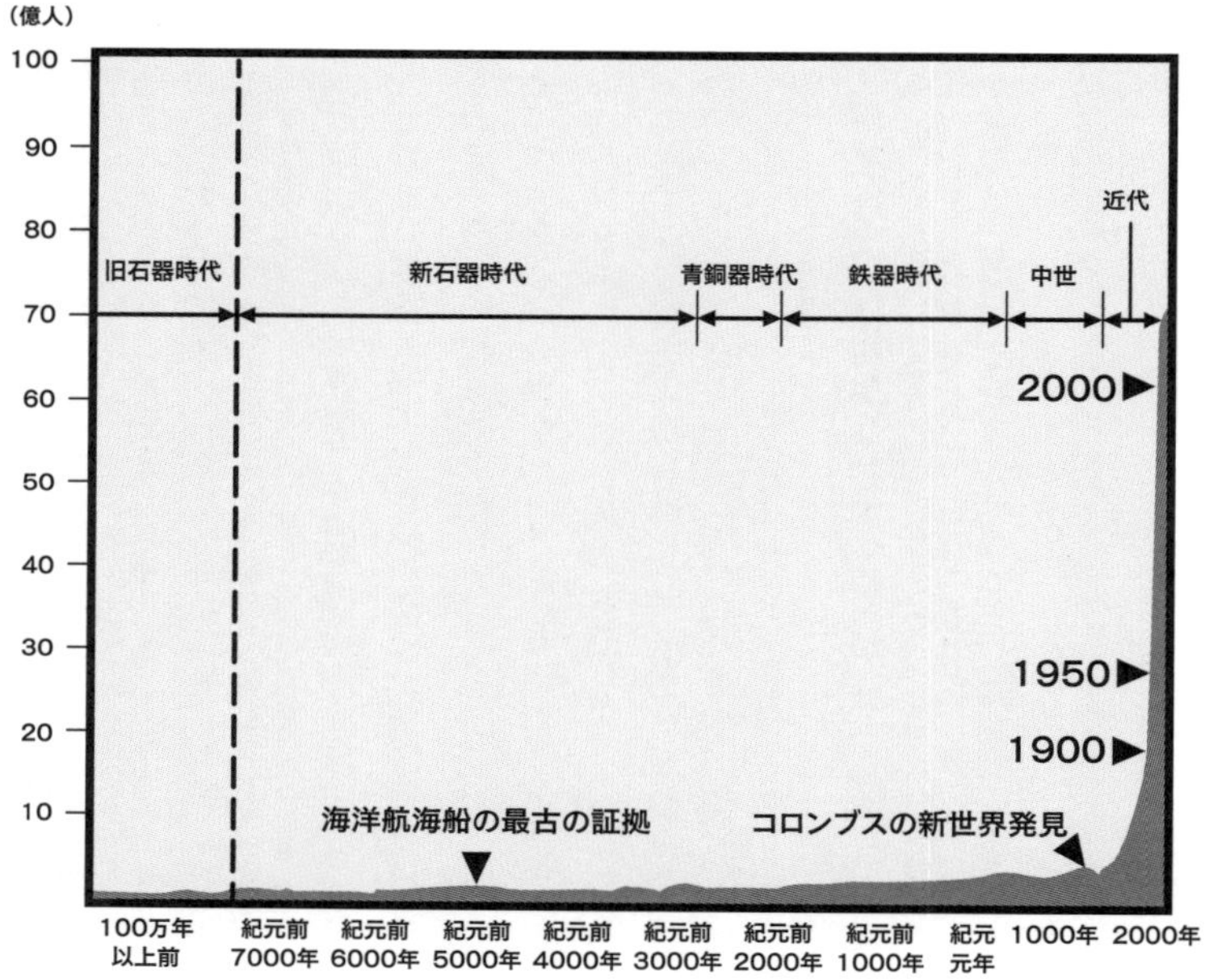

人口の推移

な集団と遊動生活という共通の特色がある。これから見ていくが、この特色は彼らが微生物レパートリーを低いレベルで維持することに大きく影響している。

人間が最初に飼育・栽培にとり組んだのは、オオカミを現在の犬という動物に変えることだった。考古学とＤＮＡの証拠は、中東と東アジアで三万年前からタイリクオオカミ（ハイイロオオカミ）を飼い慣らすことが始まり、番犬や作業犬にしたり、食肉や毛皮にしたりしたことを示している。犬の飼育がどのように始まったのかはまだはっきりしない。ひとつの説は、人間がとった獲物をあさろうとオオカミが人間についてくるようになり、やがて人間に依存しはじめ、それが飼い慣らされることにつながった、というものだ。どのように始まったにせよ、一万四〇〇〇年前には、犬は人間の生活と文化に欠かせない役目を果たすようになっていた。イスラエルには、人間と犬が一緒に埋葬されている遺跡もある。初期の犬は、現在、前述した中央アフリカのバセンジーに似ていたと考えられている。

犬の飼育は先駆けで、一万二〇〇〇年前頃にはまだほかの飼育・栽培はおこなわれていない。そこから一万年前にかけて、〈飼育・栽培革命〉が熱心に始められ、ヒツジを飼い、ライ麦を育てるようになり、さらにほかの動植物が飼育・栽培されはじめた。

飼育・栽培革命が持つ意義は重大で、それによって人類は一気に進歩した。それ以前の人類の人口は、自然の環境から得られる食料によって制限されていた。野生動物が移動すれば、狩りに頼っていた人類の祖先もまた移動を余儀なくされた。野生の果物や食べられる植物がなる土地でも、収穫の季節に合わせて移動しなければならなかった。ごく一部の例外はあるものの、自然環境には大人数を養う能力がなかったのだ。* その結果、人類の人口は少なく、おそらく五〇人から一〇〇人を超えない集団単位で移動していた。

飼育・栽培が本格的に始まったのは一万年から五〇〇〇年前で、これがすべてを変えた。飼育・栽培する動植物を組みあわせて、一年中必要なカロリーをとれるようになったのだ。狩猟採集民

＊　注目に値するひとつの例外は、海の生き物に支えられている人々だった。魚を釣るか海洋哺乳類をつかまえて生活している集団は、飼育・栽培をしなくても比較的大人数で定住生活を送る場合もあった。その生活を長期にわたって維持するのはむずかしいだろうが、海洋系にある大量の動物性タンパク質は、のちの飼育・栽培が提供する高カロリー源とよく似ていた

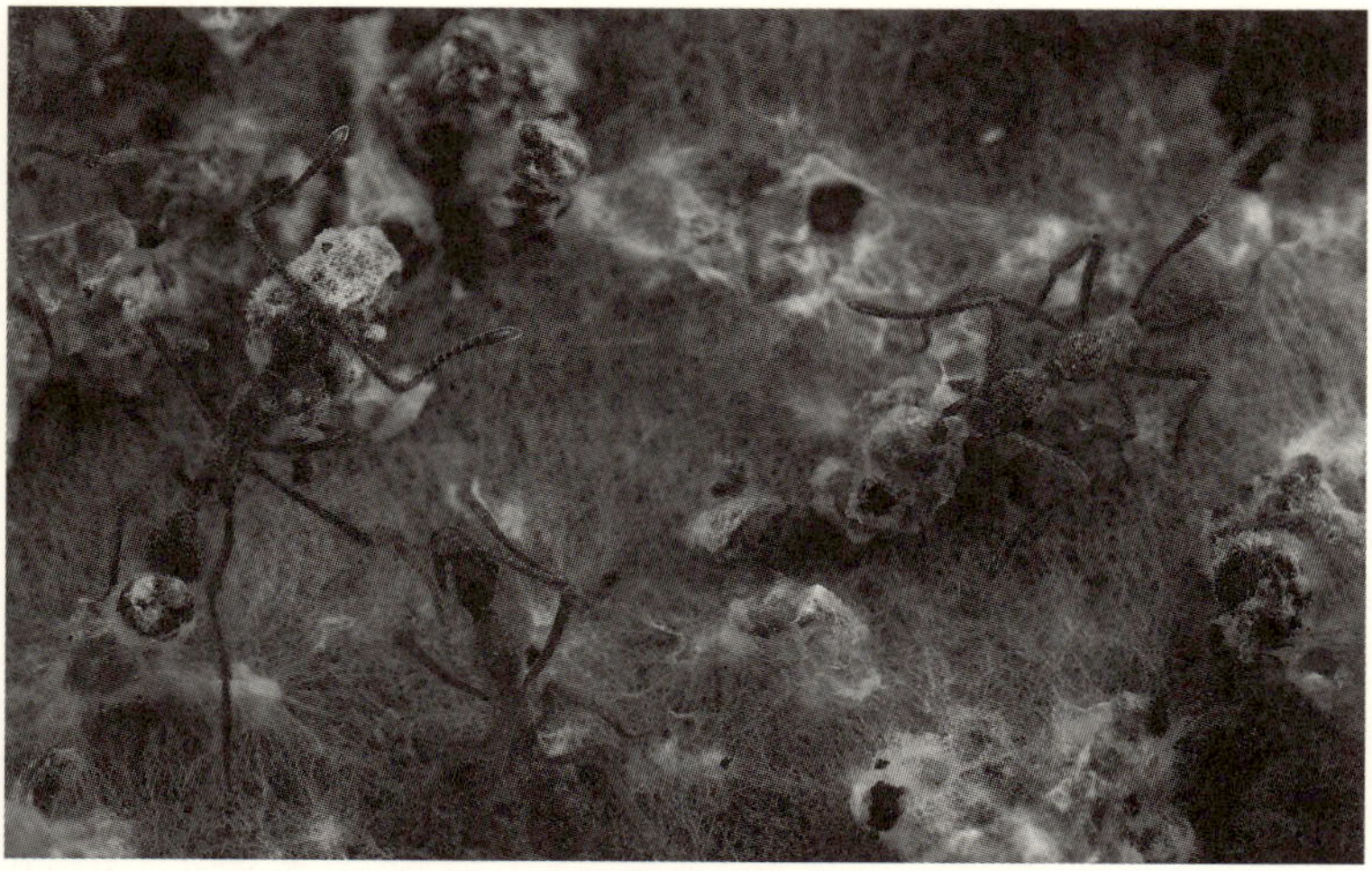

中央アメリカのベリーズで観察された、菌を栽培するハキリアリ

はもちろんのこと、農業（すなわち、植物の栽培）をせずに、飼育だけをする集団は飼育動物のエサを見つけるために常に移動する必要があったが、農業は人間が一カ所にとどまることを可能にした。定住し、食料も余るほど供給できるようになったことで人口を増やす能力が大きく上がり、それが最初の町や都市の誕生をもたらした。人口増加と定住生活、家畜の増加が、人間と微生物の関係を変えるのに中心的な役割を果たしたのだ。だが野生を手なずけたのは人間だけではなかった。

栽培するアリ

通念とは違っているが、飼育・栽培能力は人間だけが持つものではない。生き物の世界でもっとも驚く例は霊長類やイルカ、象ではない。いかなる種類の脊椎動物でもなく、アリなのだ。アリは愚かな昆虫からはかけ離れていて、ユニークで複雑なコロニーの一部を構成している。アリを理解するには一匹一匹の集まりとしてではなく、集団のアリからなる超個体*だと考えるのがいいだろう。

ハキリアリのコロニーは、南北アメリカの熱帯地方のほとんどで見ることができる。とても力持ちのアリとして、世界中の子どもに知られている。ジャングルでハキリアリは自分の体の何倍もある緑の葉を持ち、行列を作って巣まで運ぶ。だがその力よりも興味深いのは、栽培の技術を持っていることだ。このアリは持ち帰った巨大な葉を食べるのではなく、噛んで肥料にし、コロニーの菜園を維持している。ハキリアリの中のハキリアリ属とトガリハキリアリ属は菌類を基本とした作物を栽培して、数百万年もそれだけを食べて生きてきた。つまり、彼らは農民なのだ。

菌類の栽培によりハキリアリはこの星でもっとも成功した種のひとつとなっている。地下のコロニーは大きいもので直径一五メートル、深さ五メートルにもなり、八〇〇万匹以上のアリがすむ。巨大コロニーは定住型で、同じ場所に二〇年も存続することもある。

このアリには多くの科学者が注目し、その中にキャメロン・カリーというカナダの研究者がい

＊　アリの世界はハチと同じで、ひと組の父と女王アリの母から生まれたメスの働きアリが大きなコロニーを作っている。父親とほかのすべてのオスは無精卵から生まれるが、それはつまり、子孫を残すための遺伝情報が半分欠けていること、専門的に言えば「ハプロイド（半数体）」であることを意味する。ハプロイドの父親は娘たちそれぞれに同じ遺伝情報を与えるので、人間などの姉妹は遺伝情報の五〇パーセントを共有するのに対して、ひとつのコロニーの働きアリは遺伝情報の七五パーセントを共有する。つまり、遺伝情報を五〇パーセント共有する人間などの姉妹と、一〇〇パーセント共有するひとつの体の中の細胞とのあいだに、メスの働きアリは位置するのだ。コロニーのアリたちは、独立した個体が協力しあう集団と見るよりは、コロニーやハチの巣などのひとつの大きな有機体を構成する物理的に分かれた細胞と見るのが適切だろう

た。カリー博士は分子ツールを使って、ハキリアリと彼らが育てている菌類、巣にあるそのほかの生き物を遺伝子解析した。その結果、アリと菌類のあいだには進化的つながりがあることがわかった。コロニーと作物は数千万年も共生してきて、人間の農民と農作物の関係よりもはるかに成熟した関係を築いているのだ。

農民と同じように、ハキリアリにも作物をダメにする特殊な寄生菌類などの有害生物がいる。カリー博士の研究によって、アリと作物の長い共生関係だけではなく、寄生菌類も最初からコロニーに参加していたことがあきらかになった。このアリのすばらしいシステムがさらにひと工夫している点は、農民と同様に殺虫剤を使うことだ。殺虫剤と同じ化学成分を出す細菌を培養していて、それで寄生菌類を抑えている。人間はアリを害虫だと考えがちだが、ハキリアリも「害虫」に悩まされているのだ。

人間が他の種を飼育・栽培するようになったのは、ハキリアリのように数百万年前ではなく、たかだか数千年前だ。このアリと同じように、人間も密度の高い耕作は寄生虫を呼ぶことを知った。ハキリアリが育てる菌類が、アリによる栽培以前の数千万年前から有害な寄生菌類を持っていたことはほぼまちがいない。しかし、ハキリアリがその菌類をためて肥料を与えたことで通常の環境以上の数の個体が一緒に育つようになった。栽培は個体数の集中を呼び、個体数の集中は菌類やウイルスなどの寄生生物がもたらすリスクを大きくするのだ。

ハキリアリはもっぱら菌類を育てるだけだが、人間は農業と牧畜をまったく新しいレベルに引き上げてきた。進化のうえでは一瞬と言える数千年という期間に、人間はひとつかふたつの種を育てるのではなく、幅広い種の動植物を育てるようになった。

今の私たちは当たり前だと思っているが、人間が育てている動植物は実に多様だ。私たちの日常を見てみよう。私たちはシーツ（綿）と毛布（ヒツジ）のあいだで目をさます。革靴（牛）を履き、カシミアのセーター（ヤギ）を着る。朝食には卵（ニワトリ）とベーコン（豚）を食べる。ペット（犬、ネコ）にさよならを言い、仕事に出かける。昼食ではサラダ（レタス、セロリ、ビート、キュウリ、ひよこ豆、ひまわりの種）にドレッシング（オリーブオイル）をかける。おやつにはフルーツサラダ（パイナップル、桃、サクランボ、パッションフルーツ）やミックスナッツ（カシューナッツ、アーモンド、ピーナッツなどの豆類）を食べるかもしれない。夕食にはカプレーゼサラダ（トマト、水牛の乳で作ったモッツァレラチーズ）と、すべて栽培か養殖されたエンドウ豆とスモークサーモンとバジルの入ったパスタ（小麦）を食べる。このように日常生活で、関係する飼育動物が三種類以下で栽培植物が一二種類以下の日があるとすれば、それは多くの人にとってめずらしい一日と言えるだろう。人間は飼育・栽培の名人なのだ。

野生のものを食べることは、言い換えれば、地球にある他のすべての有機体をカロリー源にすることは、今ではほとんどの人間にとって風変わりなぜいたくに映る。わが友人のノエルとジョヴァンニは、イタリアはレッジョ近くの丘の斜面に広がる村に住んでいるが、近くの森から野生のアスパラガスをとってきて、おいしいパテを作る。だが野生の野菜は、今や原則でなく例外だ。世界のほとんどの地域で、天然のサーモンは養殖物よりもはるかに高価だ。わが友人のミミとクリスは毎年、マサチューセッツ州の山小屋で野生のシカを狩って、その肉を食べるが、それは正規のカロリー源としてではなく、「自然に帰る」挑戦を楽しんでいるのだ。

主な栄養源を野生のものから飼育・栽培されたものへと移すことは、耕されていない土地で供給の不安定な食料に頼らなくてもいいことを意味する。また、食料を集めることに労力を集中しなくてもよくなる。一部の者だけが食べ物を育てることに従事して、残りの者はほかの目的に費やす時間、たとえばウイルス学を追究する時間などが持てるのだ。私たちは飼育と栽培により日々の食料を探すことから解放された。本書の目的に戻ると、それは人間と、人間の世界にいる微生物との関係を劇的に変えたのだった。

家畜と人間の微生物交換

私は世界中でフィールドワークをしているが、研究仲間とともにハンターをくわしく調べ、彼らが野生の動物を狩って、調理して、食べるときに新しい微生物に感染しないかを監視している。調査対象はハンターだけでなく、地方の村では、飼育されている犬やヤギ、豚などの家畜も調べる。野生であれ飼育であれ、動物はそれぞれに微生物レパートリーを持っているので、飼育場や家の中や群れでも、動物が集まれば微生物は繁殖するのだ。

家畜はさまざまな方法で、新しい微生物を人間に移している。家畜は飼い慣らされる前からそれぞれに微生物レパートリーを持っていたので、人間と最初に近しく接触したときに、人間と微生物を交換した。私の研究仲間のジャレド・ダイアモンドは、人類の歴史における微生物の交換と、それがもたらした結果についてくわしい証拠を集めて、そのすぐれた著書*Guns,Germs, and Steal*（邦訳『銃、病原菌、鉄』、草思社）の中で解きあかした。その中でジャレドは、温暖な土地の人間は、そこで飼う家畜からより多様な微生物を感染させられたことをあきらかにした。たとえば、人間がかかるはしかの由来は牛ペストで、牛のウイルスが人間に移ったものだ。飼育する動物のウイルスがずっと人間を苦しめているのだ。

人間は、パートナーや守ってくれるものや食料として家畜と親密にかかわってきた。このかかわりが極端になる場合もある。パプアニューギニアではいくつかの少数民族の女性は豚に自分の母乳を与え、この貴重な動物が生きていけるようにする。このレベルの親密なつながりは微生物の移動にはっきりとした影響を与える。

もともと家畜が持っていた微生物の多くは、人間が最初にそれぞれの動物を飼い慣らそうとしたときか、そのすぐあとに人間に感染した。家畜の微生物をもらうことは、一万年から五〇〇〇年前に飼育革命がピークを迎えるときに、人間の祖先の持つ微生物レパートリーを強化する重要な役割を果たした。だが、その役割は時間とともに変わっていった。たとえば犬の場合、犬の持つ微生物の大半はすでに人類に移っている。人間の持つ微生物レパートリーは犬や他の家畜の微生物レパートリーと混ざりあってきた。母乳を与えないまでも、私たちは家畜と遊んだり、暖をとるために寄りそって寝たりする。家畜とは、野生動物よりもはるかに親密な結びつきを持っているのだ。

飼い慣らされる前の犬が持っていた微生物で、人間に感染する能力を持っていたものはすでにほとんどが人間に感染しているし、人間の持つ微生物で犬の体内で生存できるものも犬に移っている。人間と犬の境界をうまく越えられなかった微生物は、その能力がなかったか、ときおりひとつかふたつの個体に感染するだけで、感染力がなかったのだろう。感染力は、微生物が真の影響を与えるためには欠かせない特徴だ。

数千年に及ぶかかわりあいで、人間と家畜の持つ微生物は一種の均衡状態に達している。だからといって、もはや家畜が人間の微生物レパートリーに貢献しなくなったわけではない。事実はまったく逆だ。家畜は今でも新しい微生物を人間に与えつづけている。だが、その微生物は家畜ではなく、家畜が接触する野生動物に由来する。家畜は橋渡し役となり、野生動物が持つ新しい微生物が人間へ飛び移る手伝いをしているのだ。

家畜が微生物の橋渡しとなる例はたくさんある。その中でもっとも詳細に記録されたケースはニパーウイルスだろう。その出現については、私の研究仲間であるピーター・ダスザックとヒューム・フィールドたちがくわしく調べてきた。彼らは数年に及びニパーウイルスを追跡調査して、それが人間と家畜の飼育場という複雑な世界をどのように渡り歩いてきたのかを細部まであきらかにした。

このウイルスは最初にマレーシアで発見され、発見された村の名前をとってニパーウイルスと名づけられた。強毒で、一九九九年にマレーシアとシンガポールでは二五七名が感染し、一〇〇名が死ぬというとても高い死亡率を残した。さらに、生き残った者も半数以上が脳に深刻なダメージを負った。

このウイルスの起源に関する最初の手がかりは、感染者のパターンにあった。その大部分が養豚場で働いている人だったのだ。研究者は最初、これは蚊に由来しアジアの熱帯地方に広く存在する日本脳炎ウイルスではないかと疑った。だが日本脳炎とは症状が違うし、こちらのほうが重いので、未知の病原微生物に違いないと考えた。

ニパーウイルス感染症は一般的なウイルス感染症と同じように、まず発熱、食欲減退、吐き気という症状が出て、インフルエンザに似た経過をたどる。だが三、四日が過ぎると、神経系に深刻な症状が出る。ウイルスの影響は人により異なり、麻痺と昏睡を経験する人もいれば、幻覚を見る人もいる。最初に記録された患者の一人は、自分が寝ている病院のベッドのまわりを何匹もの豚が走りまわる幻覚を見たという。

ＭＲＩによる診断では、患者は脳のところどころに深刻なダメージを負っていて、通常、感染者は脳が損傷を受けはじめてから数日で死ぬ。一九九九年のマレーシアとシンガポールでは、感染者から他の人間への感染はないようだったが、その数年後にバングラディシュで起きたケースでは、このウイルスが少なくとも一定の状況下では、人から人への感染力を持つことが判明した。


新しいウイルスが発見されると、その保有宿主を特定する、つまり、そのウイルスを持っている動物をつきとめようという努力がしばしば精力的になされる。しかし、保有宿主という概念は有益だが限界がある。科学者はよく厳格に種を区分けする。人間は動物の世界を科、属、種などときちんと分けているが、それは人間の単なる慣例にすぎないことを忘れがちだ。分類学者はオナガザル科のコロブスとヒヒ、チンパンジー、ゴリラ、人間の違いを明確に指摘できるが、それはあくまでも人間が分類するための特徴であり、微生物にとってはまったく意味がない。ウイルスから見れば、異なる種の細胞でも適合するレセプター（受容体）を持っていて、感染できる適当な機会を与えてくれる生態系的つながりがあれば、ヒヒに毛皮があろうと、人間が二足歩行を

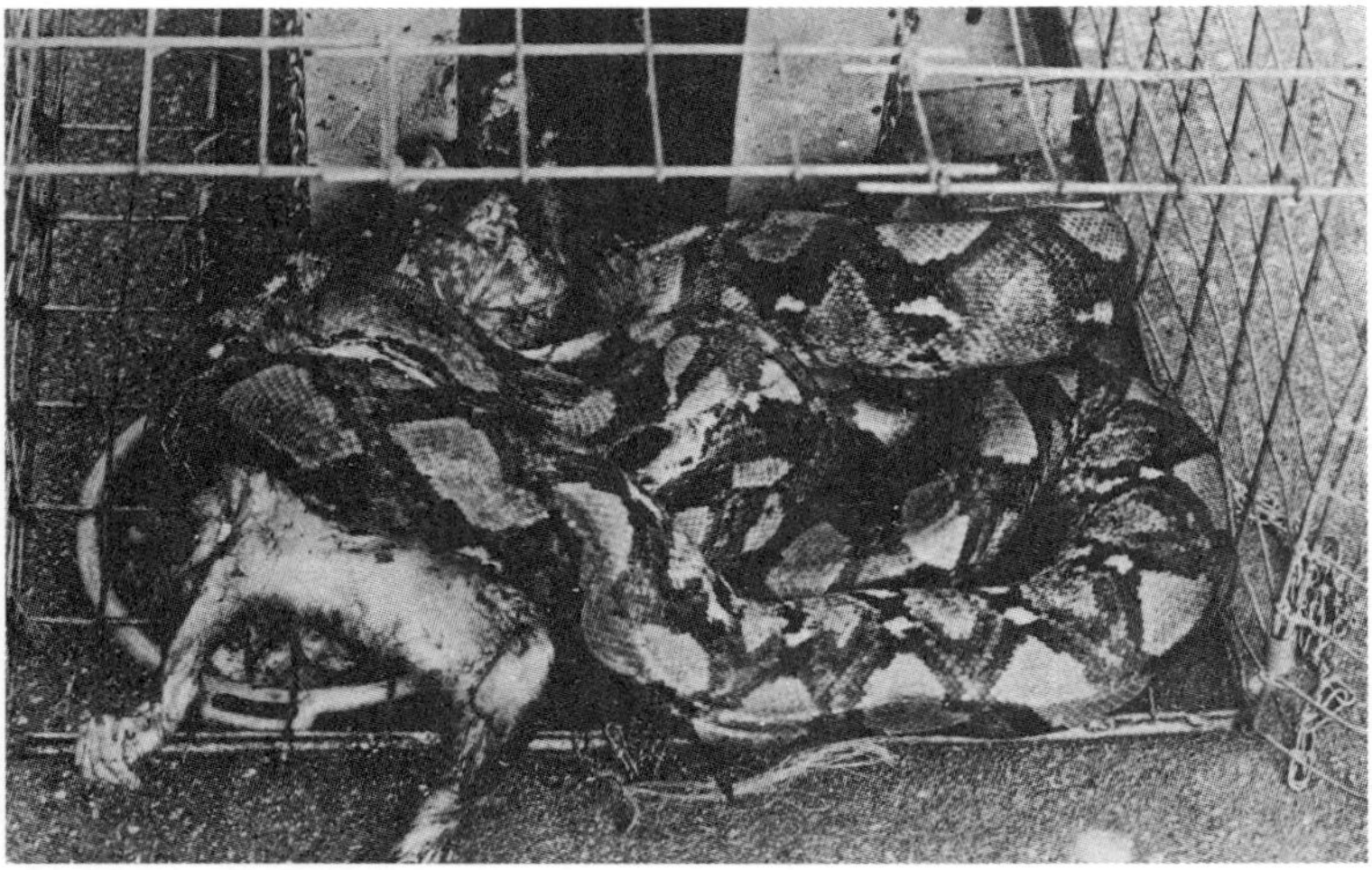

デング熱ウイルス研究で撮られた写真

していようとまったく関係ないのだ。

　ウイルスの中には同時に複数の種にまたがる宿主の中で永久に存続できるものがある。デング熱は足と関節に耐えがたい痛みを起こすことから、かつては「ブレイクボーン・フィーバー（骨折熱）」と呼ばれたウイルス性感染症で、主に都市部で発生する。だが、そのウイルスは熱帯雨林に生息する野生の霊長類も持っていて、「野生動物感染性デング熱ウイルス」*と呼ばれる。このウイルスは種を区別することなく、幅広い霊長類の種に同時に感染する。宿主領域が広いのだ。

　私は博士課程の学生のときに、無味乾燥で専門的な科学論文を数多く読んだが、記憶に残ったのはほんのひとにぎりだった。よく覚えている中のひとつが、野生動物感染性デング熱ウイルスの宿主領域を調べる実験だ。

　その研究では、今は非倫理的だと見られるひと昔前の方法を用いていた。研究者は何種類もの霊長類を一匹ずつ檻に入れて、デング熱を媒介する蚊がいそうな木の樹冠にロープで引っ張り上げた。そして、蚊に刺された霊長類からウイルスのサンプルを集めて、各霊長類の感染可能性を調べるのだ。実験はおおむね成功したが、サルがいた檻の中身は腹を大きくふくらませた巨大なニシキヘビに変わっていた。ニシキヘビは檻にすべりこんで、恐れおののくとらわれのサルを食べたのだった。満腹のヘビが犯した計算違いは、腹がふくらみすぎて檻のすきまを通れなくなっていたことで、そのためエサにしたサルと同じようにとらわれの身になった。ヘビがウイルスに感染することはなかったはずだ。なぜなら、爬虫類と哺乳類の両方に感染するウイルスはほとんどないからだ。だが、そのヘビの写真は無味乾燥な科学専門誌で忘れられない記憶になった。

野生動物感染性デング熱ウイルスは複数の種に感染する能力を持っており、それが理由で、霊長類のひとつの種だけでは人口密度が低すぎてウイルスを存続させられない地域でも、生存しているようだ。ひとつの動物から他の動物へ移るために蚊を使うという仕組みによって、ウイルスはとぎれることなく移動できるからだ。

＊　野生動物感染性デング熱ウイルスが人間のアウトブレイクを引き起こすかについては、専門家のあいだで意見が分かれている。残念なことに、そのウイルスを森林の環境から切り離すことがとてもむずかしいので、比較しにくいからだ

飼育・栽培革命とアウトブレイク

デング熱ウイルスにとって、ひとつの保有宿主に限るという考えは意味をなさないが、一九九九年にニパーウイルスが発見されたときに、そのことはまだわかっていなかった。科学者はニパーの保有宿主はどの動物か、ひとつか複数か、家畜か野生かを考えた。人間に感染する前にウイルスを持っていた動物がわかれば、対処法がたてやすくなる。保有宿主を知れば、私たちは単純に農業の仕方を変えたり、行動様式を変えたりして、ウイルスの交換につながる決定的な接触を避け、人間に感染するその能力を効果的に断ち切ることもできるのだ。

ある微生物がある動物の中で生きていけるかどうかを知ることは、人間の公衆衛生戦略に関する考え方を変える。微生物は人間と動物のあいだを両方向に動くことができるので、ニパーウイルスのように人間にとって新たな微生物が動物に由来する一方で、人間の中で生きられるようになった微生物がふたたび動物に戻る可能性もある。人間に感染する微生物を動物も保有できるならば、人間の世界でその微生物をコントロールする努力はムダになりかねない。つまり、特定の地域で人間に感染する致死的な微生物を退治しても、それが動物の中で生きていれば、ふたたび人間に感染するかもしれないからだ。だから、人間に感染する病原微生物を根絶やしにするには、それが人間以外の生き物の中で生きられるかどうかを知る必要がある。

一九九九年にニパーウイルスが発見されると、科学者はすぐにその保有宿主を探す作業に集中した。数年に及ぶ研究の結果、野生動物と家畜と植物の入り組んだ関係があきらかになった。それが強調していたのは、動物の飼育によって微生物が人間に移る経路が開拓されるという複雑な事態だった。

ニパーウイルスが侵入したマレーシアの養豚場は小さな規模ではなかった。数千匹の豚がぎっしりと詰めこまれた施設で、ウイルスが広まる環境は整っていた。養豚農家は豚からの収入を最大にするだけでなく、まわりの土地からも収入を得るべく努力していた。マレーシア南部でおこなわれていたのは豚を飼育する施設の内外にマンゴーの木を植えて、第二の収入源にすることだった。

農家が売りものとして作るおいしいマンゴーはオオコウモリをひき寄せる。「フライング・フォックス」という呼び名にふさわしい巨大なオオコウモリは、ニパーウイルスの予想もしていなかった保有宿主で、野生動物と家畜を結びつけていた。当時は知られていなかったが、意外なことにオオコウモリはマンゴーを食べ、そのとき、木の下にある豚小屋には、食べかすやオオコウモリの小便が落ちるのだ。何でも食べる豚はニパーウイルスを持つコウモリの唾液や小便のついたマンゴーを食べる。ひとたびウイルスが豚に感染すると、密集した集団の中で一気に広まり、豚はよそへ移されることもあるので、新たに移った豚小屋を汚染したり、ときに世話をする人間に移ったりもするのだ。*

人間による飼育・栽培が始まってから数千年たって、人間の世界に登場したニパーウイルスは、

＊　バングラディシュの国際下痢性疾病研究センターにおける近年の研究では、ニパーウイルスは豚を経由しないでも人間に感染することがわかった。この国ではナツメヤシの樹液が住民のごちそうになっている地域がある。木に刻み目をつけて、夜のあいだに樹液を採取し、朝に新鮮なそれを飲むのだ。だが、夜のうちにコウモリが飛んできて、ビンにたまった樹液をなめるので、樹液がニパーウイルスに汚染されることがあるという

飼育・栽培が人間と微生物の関係に強い影響を与えることを示している。飼育・栽培革命により人間が定住し、その人口を増やせば増やすほど、革命以前の祖先にはけっしてなかったアウトブレイクに対する脆弱性が出てきた。農業がおこなわれる前の移動型の小集団では、動物からコミュニティに入ってきた新しい微生物はしばしばそこで猛威をふるい、ある程度の個人を殺し、残りの者に免疫を作らせた。そして、この時点で、小さなコミュニティではもはや新しい宿主が見つけられなくなり、ウイルスは死んだ。

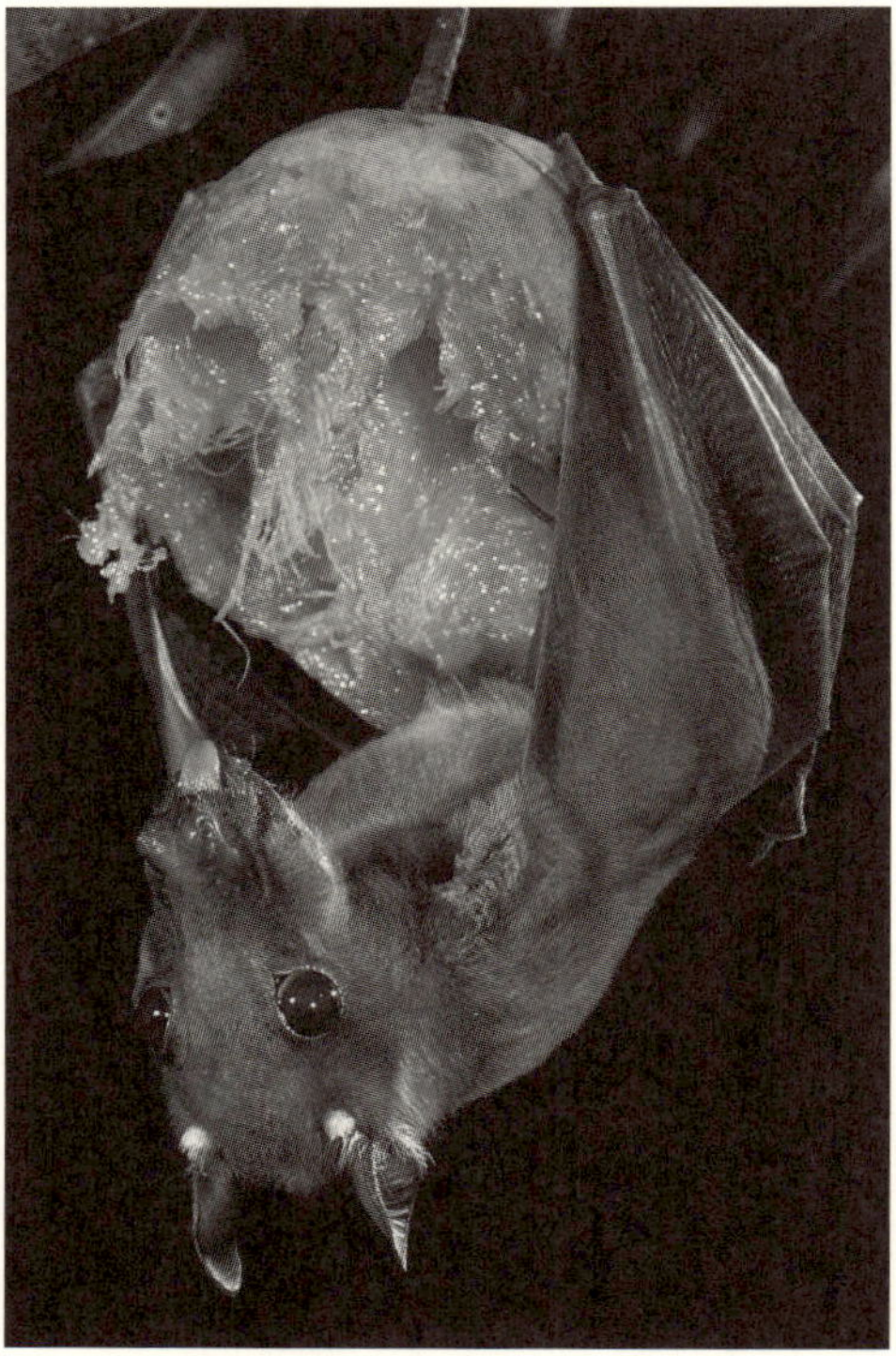

.マンゴーを食べるワールベルクケンショウコウモリ

農地を中心として村や町が作られたとき、それらは孤立しないように作られた。コミュニティはまず小道で、次に道路で結ばれた。人間にとって町は個々に機能を果たす存在だが、微生物からは、すべての町の集合がひとつの大きなコミュニティに見える。多くの町が相互に結ばれて、コミュニティが発達したことは、人類の歴史上はじめて、急性ウイルスが人類の中で永久に存続できる機会を与えることになった。

B型肝炎などの慢性ウイルスは宿主の中で永久に生き、長きにわたり子孫を伝えつづけられるので、かならずしも宿主の数が多くなくても生きていける。これらのウイルスはまず戦い、それから次に戦う日まで隠れるという長期的戦略をとって、ごく小さなコミュニティで生きつづけられる。それに対して、はしかなどの急性ウイルスは長期間、宿主の中にとどまれないので、常に新たな宿主を必要とする。急性ウイルスが集団の中で急速に伝播するとき、感染者の一部を殺して、残りの者に免疫を作らせるので、ウイルスが長く生きるために必要な感染候補者がいなくなることもよくある。

そのため、人類の祖先が飼育・栽培を始める前に、あちこちへと移動する狩猟採集生活を送っていた頃は、急性ウイルスは他の種にも感染できる能力がなければ長くは生きられなかった。他の種にも感染する例では、霊長類学者の草分けであるジェーン・グドールが調べていた集団も含めて、チンパンジーの集団をポリオが襲うことがある。ポリオウイルスが生きつづけるには通常、今の人類のような大規模な人数を必要とする。それでも、一九六六年にグドール博士たちは調査対象にしていた野生のチンパンジーが手足の弛緩や麻痺など、人間のポリオによく似た病気になる例を目撃した。そのアウトブレイクはタンザニアのチンパンジーのコミュニティに大きな被害を与え、多くの命を奪った。

チンパンジー・ポリオの原因となったウイルスは、人間のポリオウイルスと同じものだった。同じときにアウトブレイクを経験していた近くの人間から飛び移ったのだ。グドールたちはチンパンジーにワクチンを投与し、それはまちがいなくコミュニティの被害を抑えた。だが、そもそもチンパンジーは、動植物の飼育・栽培を始める前の人類の祖先と一緒で、そのようなウイルスが存続できるほどの集団規模を持っていない——最近の推算では、ウイルスの存続には二五万以上の個体数が必要とされる。小さなコミュニティでは、ウイルスは急速に広まり、ある程度の害を与え、死ななかった個体には免疫を作り、消えていくのだ。

しかし、人類の祖先が農地を持ち、動物を飼い、相互に結びついた町が出現すると、ポリオのようなウイルスは人間に感染するだけでなく、人間という種の中で生きつづける能力を獲得した。町の数が増え、相互の結びつきがよくなるにつれて、接触する人数も増えたからだ。微生物からすると、町と町が物理的に離れていても、両者のあいだを充分な数の人が行き来すればまったく問題ない。数百の町、そして数千の町が効率よく結びつくと、それは微生物にとってひとつの大都市となる。ついには相互に結びつく人の数はとても大きくなって、ウイルスは永続的に生きられるようになる。出生や移動によって町に新たな人間が入り、それが頻繁に起こるかぎり、そこには微生物が感染を試みることのできる新しい人間がいるのだ。

微生物に関して、動植物の飼育・栽培は人類の祖先に三つの影響を与えた。飼育・栽培により微生物は少ない種類の動物と密に接触でき、動物から人類へと感染できるようになった。同時に、家畜は野生動物との確実性のある常設の架け橋となり、野生動物の微生物を人類に感染させる機会を増やした。最後に、おそらくもっとも重要なことだが、飼育・栽培により人類は大規模な定住型コミュニティを築けるようになり、それにあわせて、かつては一過性のものだった微生物も長く存続できるようになったのだ。そして、この三つの成功とともに、人間は新しい微生物の世界に身を置くことになった。次の章で見ていくが、その世界が最初のパンデミックをもたらすのである。

第二部

大きな嵐

第五章　最初のパンデミック

二〇〇二年七月上旬、テネシー州フランクリン郡で一三歳のジェレミー・ワトキンス少年は、釣りを一日楽しんだ帰り道に弱ったコウモリを拾った。家族は手を触れなかったし、彼の継父は賢明にも、ジェレミーが見せた直後にそのコウモリを放させた。

こんなふうに野生動物と接触する出来事は毎日、世界中で起きている。たいていの場合、悪い結果にはならない。だが、この特殊なコウモリとジェレミーの出会いはまったく別だった。

ジェレミーの事例を記録した米国疾病予防管理センター（ＣＤＣ）の臨床報告書には、その後の経過が手際よくまとめられていた。八月二一日、少年は頭痛と首の痛みを訴えた。一日か二日後に右腕は麻痺し、それから微熱を発した。心配なのは、ものが二重に見える複視と、吐き気をともなう意識の混濁が出たことだ。三日後、地元の病院の緊急治療室に運ばれたが、「肉離れ」と誤診されて帰宅させられた。翌日、少年は三八度九分の熱を出して、緊急治療室に戻った。症状は同じだったが、首が痛み、ろれつが回らず、呑みこむのに苦労していた。

この段階でジェレミーは、地元の小児病院に移送された。八月二六日には、息をすることもできなくなり意識混濁に陥っていた。また、大量のよだれを流すようになった。好戦的と言えるほど興奮していたので、鎮静剤を投与され、生命維持装置をつけられた。精神状態は急速に悪化し、翌朝にはまったく応答しなくなった。八月三一日、ジェレミーは脳死宣告を受け、生命維持装置をはずされたあとに死んだ。コウモリから移された狂犬病が原因だった。

ジェレミーの家族は、コウモリが狂犬病ウイルスを持てることも、ましてやそれを人間に移せることも知らなかった。コウモリに嚙まれたと少年から聞いた記憶もなかった。だが、ジェレミーは釣りからの帰り道に嚙まれていたに違いない。家族は、狂犬病の潜伏期間は普通、三週間から七週間であることを知らなかったのだろう。少年がコウモリに触れてから発症するまでは、約六週間だった。ジェレミーを死に追いやったウイルスをくわしく調べたところ、テネシー州によくいる、ともにヒナコウモリ科のシルバーヘアードコウモリとヒガシアブラコウモリに見られるさまざまな種類の狂犬病ウイルスのひとつだと判明した。

狂犬病にかかるとひどい死に方をする。死の数日前には感染者をゾンビ同然の状態にし、その家族を打ちのめす。感染者のほぼ全員を殺す数少ないウイルスのひとつだ。フランクリン郡の緊急治療室の医者が、肉離れと診断してジェレミーを家に帰したのは悲劇だったが、実のところ、その時点ではすでに手遅れだった。コウモリに嚙まれたあとにすばやい暴露後予防をしなければ、少年は死ぬ定めにあったのだ。

視点を変えてみると、狂犬病ウイルスはきわめて危険な脅威というだけではなく、自然が見せ

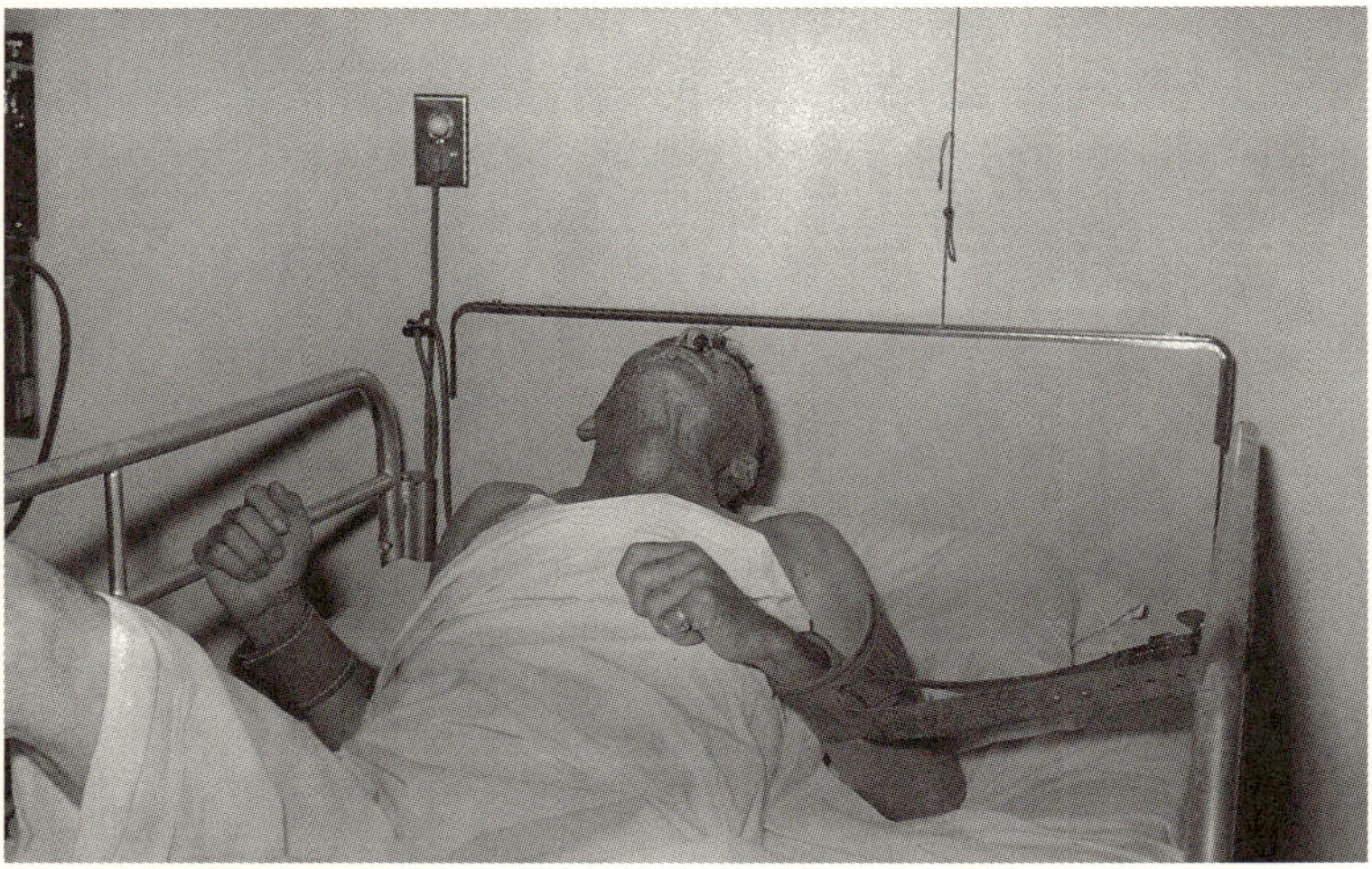
病院で拘束される狂犬病患者

る驚異の技だ。銃弾のような形をしたこのウイルスは、長さがわずか一八〇ナノメートル、直径は七五ナノメートルしかない。それを積み重ねて人間の髪一本の太さにするには一〇〇〇個以上が必要となる。そのゲノムは、わずか五つのタンパク質に関する一万二〇〇〇ビットの遺伝子情報という、ほとんどないに等しい量だ。このように小さく単純な構造だが、信じられないほど強力なのだ。

狂犬病ウイルスはきわめて高度な仕事をする。細胞への侵入、遺伝子の放出、新しいウイルスの作成と拡散といったウイルスの標準的な働きに加えて、独特なずるがしこい行動をとる。細胞に侵入した時点から優先して神経経路を通り、中枢神経系へと進んでいく。そして、好んで唾液の中にたまる。中枢神経系に侵入した狂犬病ウイルスの粒子は、宿主の行動を変える。攻撃的にさせ、呑みこみづらくさせ、ひどく水を恐れさせるのだ。それらが組みあわさって狂犬病ウイルスは、文字どおり口からウイルスの泡を吹く攻撃的な宿主を生みだす。飲んだり呑みこんだりする能力を失った宿主は、嚙みついてウイルスを拡散するチャンスを増やす。宿主が嚙みつくことによって次の個体に移る能力が与えられるのだ。

きわめて致死的で恐ろしい狂犬病だが、国際社会としてはそれほど怖がる必要はない。強毒なウイルスが常にパンデミックをもたらすわけではないからだ。狂犬病によって、全世界で年間五万五〇〇〇人以上の人が死んでいる。それゆえに、狂犬病は公衆衛生上の本格的な対策がとられるが、一方で、パンデミックの脅威にはなっていない。なぜなら、ＣＤＣをはじめとする公的な保健機関が狂犬病を追跡しはじめてから、人から人へ感染した症例はひとつもないからだ。ジェレミー少年の死と同じで、狂犬病による死は個々の動物から人間に感染することによって起こるだけなので、パンデミックから見ると、「正しい」資質を持っていないのだ。

パンデミックとは何か

では、パンデミックとはいったいなんだろうか？　定義に際しては、いくつかの問題がある。そもそも、「pandemic」という言葉は、ギリシャ語で「すべて」を意味する「pan」と、「人々」を意味する「demos」が由来だ。だが現実には、「すべての人々」に感染する微生物は想像できず、ウイルスにとってはハードルが高すぎる定義と言えよう。なぜなら、人間でも他の動物でも、各個体は異なる遺伝的罹患性を持っているので、ある種の遺伝的免疫が働いて、感染しない個体が出てくる可能性があるからだ。そして、すべての個体に感染するのは、移動能力上不可能に近い。

人間にもっともよく感染するウイルスで私たちが知っているのは、ヒトパピローマウイルス（ＨＰＶ）だが、それもすべての人を悩ますものではない。[*] ＨＰＶは現在、アメリカで一四歳から六〇歳までの女性の三〇パーセントが感染している。非常に高い割合だ。世界にはもっと割合の高い地域があるかもしれない。驚くべきことに、男女を問わず地球上でセックスに積極的な人のほとんどが、人生のどこかでＨＰＶに感染する。ＨＰＶは二〇〇以上の異なる株からなり、そのすべてが皮膚または生殖器の粘膜に感染する。いったん人体に入りこむと、数年あるいは数十年にわたって活動しつづけるのが一般的だ。幸いなことに、大多数の株は私たちには問題とならない。少ないながら病気を引き起こす株は、一般にガンの原因となる。なかでも重要なのは子宮頸ガンだ。[**] 幸いにも、ＨＰＶの大半は人から人に感染してもほとんど害がない。

人間をすみかとするウイルスで私たちが知るものは全体のごくわずかだ。だから、ＨＰＶよりも多くの人間に感染しているものがあるかもしれない。人間に感染するすべてのウイルスをあきらかにする研究はまだ始まったばかりだ。この一〇年強の研究によって、人間のあいだで広まり、多くの者に感染しているが、病気の原因にはなっていない未知のウイルスが複数あきらかとなった。そのひとつのＴＴウイルス（ＴＴＶ）は、最初の感染者と認められた日本人男性のイニシャル「Ｔ・Ｔ」から名づけられた。ＴＴＶに関する研究はまだほとんどおこなわれていないが、広く普及している地域があるようだ。私の共同研究者の一人で、スコットランド人の優秀なウイルス学者であるピーター・シモンズの研究報告によると、その罹患率は、スコットランド人の献血者の一・九パーセントから、アフリカはガンビアの住人の八三パーセントまでと、きわめて大きな開きがあった。幸いにも、ＴＴＶは有害ではないようだ。

GBウイルス（GBV）も最近、多くの人の体内にあることが確認されたが、まだほとんど解明されていない。GBVは、外科医のG・バーカーから名づけられた。当時、彼の肝炎はこのウイルスが原因だと誤って考えられていたからだ。[***] 私自身の研究から、TTVとGBVがどれだけ一般的かはわかっている。サンプルからウイルスを検出するために求められるとても慎重なアプローチを使い、たびたびこのふたつのウイルスを観察する羽目となり、その都度、ガッカリさせられているからだ。この両者は、私たちが真に求めている危険な微生物を探す作業をじゃましているのだ。

TTVとGBVがどれほど一般的であっても、すべての人間に感染することはない。だから、「パンデミック」の語源であるギリシャ語の意味「すべての人々」に適合するウイルスは存在しない。WHOはパンデミックを六段階に分類している。少数の人への感染が見られるフェーズ1から、感染が世界中に広まったフェーズ6までだ。

WHOは、二〇〇九年に発生したH1N1をパンデミックだと認定したことで広く非難された

＊　ウイルスの一種である内因性ウイルスは、厳密に言うと私たちに「感染」するのではなく、私たちの遺伝物質の中にすんでいる。中にはHPVよりも広く流行している内因性ウイルスもあるが、本書で私たちが一番に関心を持つ自由生活性のウイルス、すなわち外因性（外来性）ウイルスとは基本的に異なる。魅力的な内因性ウイルスについては、第七章でもう一度触れよう

＊＊　HPVなどのウイルスは、世界においてガンの発症例を増やし、ウイルスを原因とするガンの予防は従来とは異なるアプローチを求められる。くわしくは第一一章で話そう

＊＊＊　GBウイルスについても第一一章で改めてとりあげる。それは無害なだけでなく、状況によっては体によいことをするという研究がある

が、私は正しかったと考える。二〇〇九年のはじめはごく少数の人にしか感染していなかったH1N1が、同年末には全世界のあらゆる地域の人に感染していたからだ。これがパンデミックでないなら、何が当てはまるというのだ。広まっている微生物をパンデミックと分類するかどうかは、その毒性とは関係ない。パンデミックとは、微生物が広まる能力の指標であり、強毒性とは無関係なのだ。だから、第一章で述べたように、仮にH1N1感染者の死亡率が五〇パーセント（極端に言えば一パーセント）を下まわるとしても、感染力が強ければ、H1N1が数百万人の犠牲者を出したり、大規模な脅威となったりすることもあるのだ。

私の見解としては、パンデミックが起きていても気づかない可能性すらある。たとえばもし、TTVやGBVのように症状をもたらさないウイルスが人体に入りこんで世界中に広まっても、それを知ることはできないだろう。病気を発見するための現在のシステムは、ほとんど明確な症状を引き起こすものしか検知しないので、すぐに体に害を及ぼさないウイルスは見のがされやすいからだ。

もちろん、「すぐに害を及ぼさない」と「永久に害を及ぼさない」とは違う。たとえば、HIVのようなウイルスが今日、人間の体内に侵入して世界中に広まっても、何年も発見されないだろう。なぜなら、感染後しばらくしないと重い症状が出ないからだ。HIVはすぐに拡散するが、初期症状は比較的軽く、重い症状のエイズが現れるのは数年後なのだ。新しいパンデミックを発見するための現在の方法は、症状の観察に頼っているので、静かに広まるウイルスはそのレーダーをすり抜けやすく、警報を出せるときにはすでに破壊的なレベルにまで広まっていることもありうる。

次に現れるＨＩＶのような感染症を見のがせば、公衆衛生上の災厄と言える失敗となる。一方で、ＴＴＶやＧＢＶのようにまったく無害であるとしても、新種のウイルスが人々のあいだをすばやく移動しているのならば、観察する必要がある。第一章で見たように、ウイルスは変化し、変異するし、他のウイルスと遺伝子再集合するか、遺伝子を組み換えて致死的な新型ウイルスを生みだすこともあるからだ。もしも人間の体内に新種のウイルスがあって、世界中に広まっているのならば、私たちはそのことを知っておかなければならない。良性ウイルスが広まることと、強毒ウイルスが広まることとを分ける境界線は、もしかしたら細いのかもしれないのだ。

種の壁を越える感染因子

私たちの目的に照らして、ここではパンデミックを、「全大陸（もちろん南極大陸は除く）の人間に広まった新種の感染因子」と定義したい。すると、こんな反論をする人がいるかもしれない。それなら、理論上は大陸ごとに数人の感染者、世界全体で一〇人強もいるだけでパンデミックになるじゃないか、と。たしかにそのとおりだが、微生物が非常に広範囲に拡散しながら感染者がごくわずかというのはまずないし、たとえ一二人にしか感染していないとしても、それは私たち全員にとってまぎれもなく大きなリスクなのだ。

私たちの目的にとっては、新種の感染因子が広まって実際にパンデミックになるときを正確に定めることは、それが生まれる仕組みを理解することほど重要ではない。私がパンデミックに関する研究を始めたときに知りたかったことは、人間以外の生物にしか感染していなかったものが、

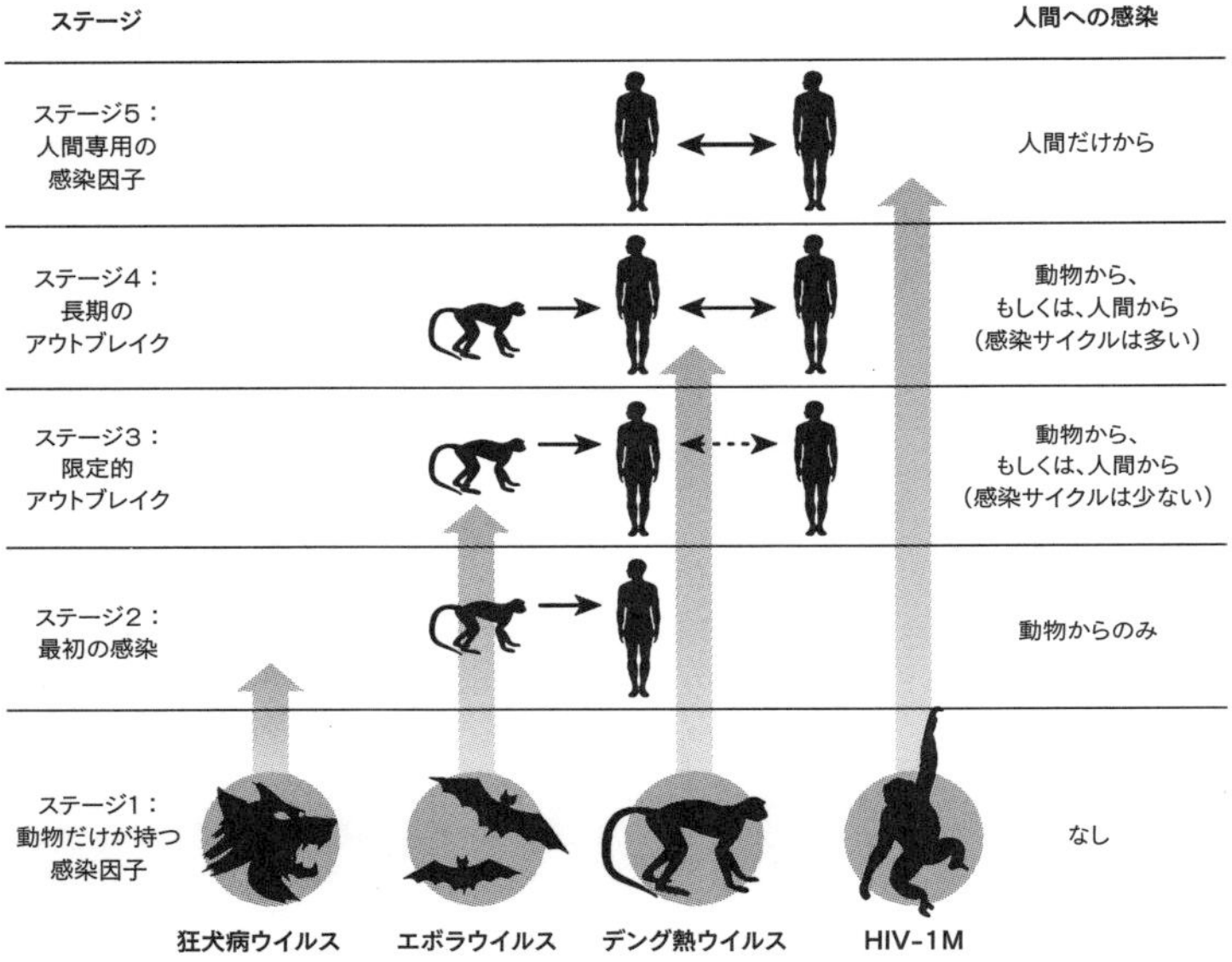

動物の持つ微生物が人間だけの病因となるまでに進化するときに経る５つのステージ

各大陸でどのようにして人間に感染し、拡散するようになるかだった。

二〇〇七年に私は、すでに紹介した博学の生物学者で地理学者のジャレド・ダイアモンドと、熱帯医学の専門家であるクレア・パノシアンの二人と共同で、感染因子に関する五段階の分類体系を生みだした。動物の体内にのみ生息する感染因子が、どのように世界中の人間に広まるかを理解するためだ。この体系は、動物にのみ感染する因子（カテゴリー1）から人間にだけ感染する因子（カテゴリー5）へとステージを経て移行する。

ロサンゼルスのジャレドの自宅で午後、何度も長時間にわたってライティングセッションをおこない、このプロセスについて考えをめぐらせた。昼休みは書く手を止め、思考実験を使ってどのようにウイルスが種のあいだを飛び越えるかをブレインストーミングした。そして、私たちはひとつの精緻なアイデアを思いついた。それは、ジャレドのとても愛されている老いたウサギのペット、バクスターと、そのウサギがかかった想像上の病気、恐ろしいバクスター痘を軸に展開するものだ。私たちの想像上の世界でさえ、人間の感染症はほとんどが動物に由来する。

現在、牧場やその近くで生活している人の数はわずかだ。いまだに狩猟採集民として、野生の動植物に頼って生きている人の数はさらに少ない。私たちは、ビルと道路で埋めつくされた世界で暮らしている。そこで支配的であり、かつ目立つ生物は、基本的には人間だ。しかし、全大陸で七〇億人が生活しているにもかかわらず、人間は地球における生物多様性のきわめて限られた部分を占めるにすぎない。

第一章で論じたように、地球上の生物多様性のほとんどは目に見えない世界に存在している。細菌、古細菌、ウイルスだ。人間は数も多く、世界の隅々にまで住んでいるが、多様性ではまったく見劣りする。それは、人間の持つ微生物にさえ当てはまる。哺乳動物の持つ多様な微生物のほとんどが、人間以外の哺乳類の体内にいるのだ。動物には他の種よりも微生物レパートリーが豊かなものがいる。たとえばオオコウモリは保有宿主としての悪名が高い。大集団で生活することが多く、高い移動能力を持つ「旅行者」で、複数の地域と高いレベルの生物多様性を結びつける。群生するオオコウモリは平均すると、たとえば単独で生活することが多いフタユビナマケモノよりも生物多様性は高い。

どれだけ少なめに見積もっても、地球上には五〇〇〇種以上の哺乳類がいると考えられていて、それから、ひとつの種だけの人間が存在する。他の哺乳類から人間に感染することが可能な微生物の多様性のほうが、すでに人間に感染している微生物の多様性よりも常に高いことはまちがいない。だから私たちは、感染因子が移るプロセスをピラミッドとして概念化し、もっとも多様性がある微生物をカテゴリー1に分類したのだ。

人間に新たなパンデミックを引き起こしかねない微生物は、そのほとんどが動物の体内に存在する。家畜が脅威であるのは確かだが、前述したように、家畜の持つ微生物はすでにほとんど全部が人間に飛び移っていて、人間の微生物レパートリーに入っている。現在の家畜が与える脅威は、野生動物の微生物が人間へと移るときの橋渡し役となることだ。さらに、生きている家畜の数は非常に多いが、家畜が哺乳類の多様性に占める割合は小さい。家畜化した哺乳類の種類が全体のほんのわずかな割合だからだ。はっきりしているのは、新しいパンデミックが起きるときには、かならず野生動物がかかわっていることだ。

カテゴリー2　ヘルペスウイルス

一九九〇年代にマレーシアで博士号取得のための研究をしていたときに私は、優秀な寄生虫学者のジャネット・コックスとバルビール・シンとの共同研究に時間を費やした。ジャネットとバルビールは、研究室の濾紙（一見、普通紙のような厚い白色紙）の小片につけた乾いた血液からマラリア原虫を発見する独創的手法を考えだした。これによって、遠隔地でのスクリーニングやサンプルの採集が簡単になった。というのも、血液は簡単に乾くし、室温で保存できるので、電気がない地域でサンプルを冷凍保存する手間を不要にするからだ。二人は私にこの手法を教えてくれた。そして、彼らのかわいい子どもであるジャスとセリーナ（今では二人とも大学生だ！）と一緒に、マレーシアのすばらしいケランタン州を案内してくれた。

ケランタン州はタイとの国境に面した小さな州で、現在の近代的で好景気のマレーシアではあまり見られなくなった伝統をいまだに守っている。そこでは、マレーシアの伝統衣装を着ている人が多い。公式の休日は木曜日と金曜日で、州内の大半でアルコールを飲むことが禁じられている（少なくとも表向きは）。私が訪れた東南アジア諸国は、今やせわしげで活気にあふれているが、ケランタン州の生活ペースはそのどこよりもゆったりしている。

ケランタン州で目にした魅力的な光景に、私たち三人がとりわけ科学的興味をひかれたものがある。それはココナッツをもぐサルだ。マレーシア北部とタイ南部のココナッツ栽培農家の一部では、独特な習慣としてブタオザルとともに農作業をおこなう。そのサルは東南アジアに生息するマカク属〔ニホンザルやアカゲザルの仲間〕の一種で、ヤシの木に登りココナッツをもぐように訓練されている。よく訓練されたブタオザルは、一時間に五〇個をもぐことができる。とても有能な農園労働者なのだ。

ある晩、ジャネットとバルビールの家で夕食を食べたあとに、バルビールは彼が耳にした、ひどく深刻な神経病にかかった男性の話をした。その症状から、原因はウイルスなどの感染因子だろうと考えられた。この男性は、ココナッツをもぐサルと農作業をしていた。

ブタオザルと飼育する人間との長期間にわたる親密な関係は、私がジャレド及びクレアと作った分類体系のカテゴリー1と2を研究する理想的な機会だった。私たちは、サルの持つ微生物を研究し、その中で種を越えて人間に移ったものがないか観察することができた。調査対象の中で特に興味深かったのは、強毒のヘルペスBウイルスだった。

「ヘルペス」と聞くと、あまり怖く感じないかもしれないが、ヘルペスBウイルスは、人間に感染するウイルスの中で致死率がとても高い。驚くべきことに、このウイルスはマカク属のサルの体内ではほとんど良性なのだ。ココナッツをもぐサルにとって、ヘルペスBウイルスは人間にとっての単純ヘルペスと同じように、小さな病変を起こすだけで、噛むことや性交などの濃厚な接触により広まる。サルにとっては不快だろうが、命の危険はない。だが、ひとたびこのウイルスが人間に感染すると、重い神経症状を引き起こし、かならず命を奪う。その感染について、欧米では霊長類を扱う者の被害が記録されている。たとえば、アトランタのヤーキス国立霊長類研究所で働いていた若い女性の悲劇がある。その女性は、捕獲されていたサルのつばが目に入って感染したのだ。当時は、ケランタン州のココナッツ農家で発生していた感染症については、まだ記録されてなかったので、毎日、サルとともにいても、ほとんど防衛手段はとられていなかった。

ジャネットとバルビールと私にとっては、ケランタン州でブタオザルとそれを扱う人間を調べることは、このウイルスが人間に移るのを監視し、パンデミックが発生しうるプロセスの第一段階を目の当たりにするための興味深い方法となった。それでも、ジェレミー・ワトキンス少年の狂犬病のケースと同じで、ヘルペスBウイルスがカテゴリー2を超えるとは思っていなかった。そのウイルスが種を越えて人間に移ることはあっても、人間のあいだで拡散する能力は持たないだろう。感染して死ぬ者はいても、その感染者が家族などの他人へとウイルスを移すことはないのだ。だから、ヘルペスBウイルスではパンデミックは発生しない。種類の異なるウイルスでなければ、パンデミックは起こせないのだ。

カテゴリー3　エボラウイルス

人間と動物が接触する場所では、たえず微生物が移動している。何百万もの人が、毎日動物の微生物にさらされている。まれに感染症が死をもたらすが、それよりもはるかに多いのは、ペットの犬やネコからの細菌などによる一過性で良性な感染だ。これらのウイルスがカテゴリー2を越えても、微生物からすると、行き止まりに突き当たる場合が圧倒的に多い。一人の人間に感染して、そこで終わるのだ。

だが、ただならぬことが起こり、それが人類にとってきわめて重大な出来事になるケースも発生しうる。それは種の壁を越えた微生物が、人から人へ感染する能力を身につけることだ。その微生物はカテゴリー3に移行し、パンデミックになっていく。

二〇〇七年八月下旬、コンゴ民主共和国西カサイ州で正体不明の病気が発生したという情報が、公衆衛生を担当する組織に届きはじめた。アウトブレイクの中心はルエボという町だった。二〇世紀初期に蒸気船がルアルア川を航行する入り口となった、歴史的に重要な町だ。症例報告には、心配な症状が列挙されていた――発熱、ひどい頭痛、嘔吐、ひどい腹痛、出血をともなう下痢、重度の脱水症状。最初に確認された症例は六月八日、二人の村の有力者の葬儀後だった。わかっているのは、最初の感染者全員がその埋葬を手伝っていたことだ。

症状と埋葬とのつながりによって、コンゴ民主共和国の保健機関はエボラ出血熱の可能性を考え、その線で対応することにした。それはエボラウイルスによって引き起こされ、感染者の血液と体液に直接触れることによって広まる感染症だ。コンゴ対策チームのリーダーはジャン＝ジャック・ムエンベだった。キンシャサの国立生物医学研究所（ＩＮＲＢ）の教授兼所長で、その明るい笑顔と穏やかな物腰からは、彼が世界中の誰よりもウイルス性出血熱を扱う経験が長いという事実は想像しにくい。[*] 私がムエンベとコンゴ中央部のへんぴな土地で一緒に働いていたとき、夕食にゆでた地虫の料理をガツガツと食べる私を見て、彼が笑いだしたのは、いい思い出となっている。

ムエンベは、エリック・ルロワをはじめとする長年の協力者に応援を求めた。エリックは一流のウイルス学者で、もっとも有害なウイルスも研究できる、中央アフリカで唯一のバイオセーフティレベル4の最高度安全実験施設を運営している。ルロワ、ムエンベ、そしてＣＤＣや国境なき医師団などの組織の研究者は、ルエボのアウトブレイクを封じこめるために活動した。ウイルス遺伝子のごく一部の塩基配列を調べ、正体が予想どおりエボラウイルスであることをつきとめた。

エボラ出血熱はコンゴ民主共和国だけでなく、世界中を恐怖で震えあがらせる。エボラウイルスは急速かつ劇的に人間を死に追いやり、しかも拡散する。正確な数はけっして判明しないだろうが、二〇〇七年のルエボでのアウトブレイクでは、約四〇〇人が感染したと考えられる。動物からたった一個のウイルスが最初に犠牲となった人間に飛び移り、それから他の人間へと広がっていったのだ。感染者の約三分の二が死んだ。

エボラ出血熱が世の注目を集める理由のひとつは、その強毒なウイルスについてほとんど何もわかっていないところにある。実際、エボラウイルスは依然として謎のままだ。わかっているのは、ときどき人間に感染することだ。複数の動物種から人間に感染することもわかっている。数種のコウモリがエボラウイルスを持つのをルロワたちがつきとめたことで、それらのコウモリが保有宿主らしいと特定するのに役立った。多くの研究によって、エボラウイルスがゴリラやチンパンジー、そしてフォレスト・アンテロープの一部の種に感染することも確認されている。現時点でこのウイルスは、パンデミックにいたる途中のカテゴリー3の微生物になっている。感染して人間に拡散することができるが、持続する伝播力は乏しい。つまり、広まっても局地的アウトブレイクを起こすだけなのだ。

ルロワたちと私は、二〇〇七年にルエボのアウトブレイクを起こしたウイルスをくわしく調べた。また、一年後の二〇〇八年一二月に、コンゴ民主共和国のまったく同じ地域で発生した、前年よりは小規模なアウトブレイクのウイルスについても調べた。そして、ふたつはほぼ同じもので、もっとも致死的なエボラウイルスのグループであるザイール株に属するまったく新しい種類であることを発見した。

ルエボのアウトブレイクが新しい変異型ウイルスによる点は重要だった。動物から人間に飛び移れるウイルスの遺伝子プールの深さが、私たちの想像を超えていることを意味するからだ。今の私たちは、その新種のエボラウイルスが人間に感染する能力があったことを知っている。おそ

＊　ラッサやエボラなどのウイルス性出血熱は重い症状を示す。共通した症状は、体の一部の腫れ、毛細血管の破裂、大量の出血、低血圧、そしてショック症状を示しやすいことだ

らく、野生のオオコウモリを狩り、解体した人間に感染したのだろう。このことは、エボラウイルスの能力のすべてを私たちが把握していない可能性を意味していた。今ではエボラウイルスをカテゴリー3に分類しているが、人間に感染できる未知の変異型のエボラがまだほかにもあることを、私たちの研究結果は示している。動物のあいだで広まっている変異した未知のエボラウイルスが、既知のものよりも強い感染力を持つ可能性があるのだ。

このエボラウイルスはパンデミックを起こす有効な資質を持っているのだろうか？　私たちのピラミッド型の分類体系の上部に移ることができるだろうか？　今までのエボラ出血熱のアウトブレイクはすべてパンデミックになるのに失敗した。拡散はするが、幸運なことに人間には限られた広がりしか見せないのだ。

日常的な接触や空気感染により広まるインフルエンザとは異なり、エボラ出血熱のアウトブレイクを研究した結果、その症例の大多数は、重病の人間の血液や体液にじかに接触したことで感染している。つまり、一般的な感染者は、感染犠牲者の埋葬の準備をした人や、感染者の看病をした人なのだ。感染力が限定的なためにウイルスが広がりつづけるのはむずかしい。

パンデミックになるための微生物の競争において、エボラウイルスにはもうひとつ欠点がある。それがもたらすひどい症状が非常に独特であることだ。他の病気にはない劇的な症状を見せるために、エボラウイルスに感染したことを比較的早く特定でき、感染者を隔離することができる。重症の人間がウイルスを広めるので、感染者の隔離は拡散を防止するうえで有効だ。この方法は、エボラ出血熱のアウトブレイクを鎮めるためにＣＤＣや国境なき医師団などの組織が使っている。現地に乗りこみ、感染者を隔離し、彼らの血液と体液に接触させないようにする。これまで発生したエボラ出血熱には効果的な戦略だ。だが、この種の戦略は、もっと巧妙なウイルスを相手にしては失敗することが多い。

カテゴリー4　サル痘ウイルス

一九九六年と翌年に、まったく別のアウトブレイクがコンゴ民主共和国で発生した。それは一年にわたって続き、概算にはばらつきがあるが、感染者は五〇〇人以上に及んだ可能性が高い。エボラ出血熱と同じで、この症例は発熱、痛み、そして倦怠感から始まった。数日後、エボラのように出血するのではなく、膿疱（のうほう）が全身に生じた。顔から発疹することが多かった。症状は、人類をもっとも苦しめてきた天然痘に似ていた。だが、天然痘は二〇年ほど前に根絶されていたので、それはありえなかった。

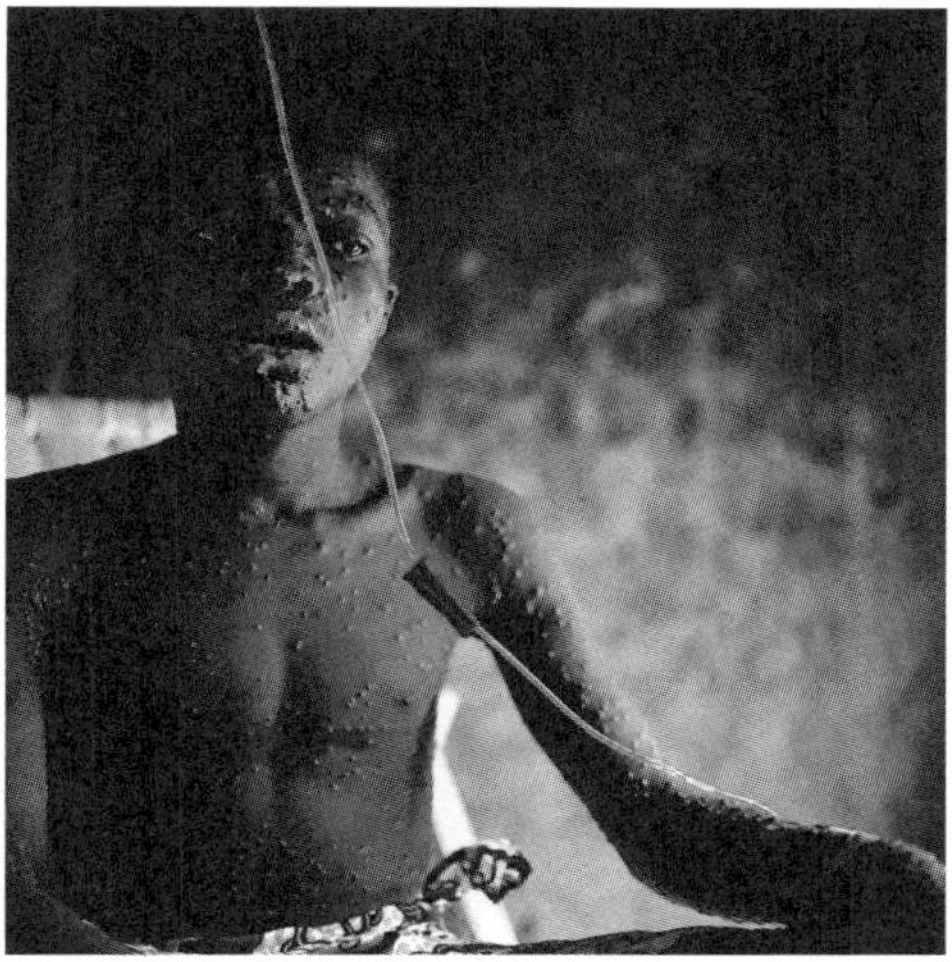
サル痘に感染した若者

このアウトブレイクの原因は、天然痘と同じオルソポックスウイルス属のサル痘（モンキーポックス）ウイルスだった。おそらくサル痘は長いあいだ、人間に感染してきたのだろうが、はじめて確認されたのは、天然痘の撲滅にとり組んでいた一九七〇年だった。それまでのサル痘の症例は、すべて天然痘と誤診されていたと思われる。サル痘の最終的な保有宿主はいまだに不明だが、名前と違ってサルではなく、リスなどの齧歯類の動物というのはほぼ確実だ。このウイルスは人間以外の霊長類に感染し、たまに発生する人間の事例は、感染したサルに接触したことが原因だったため、「サル痘」とまちがって呼ばれるようになったのだ。

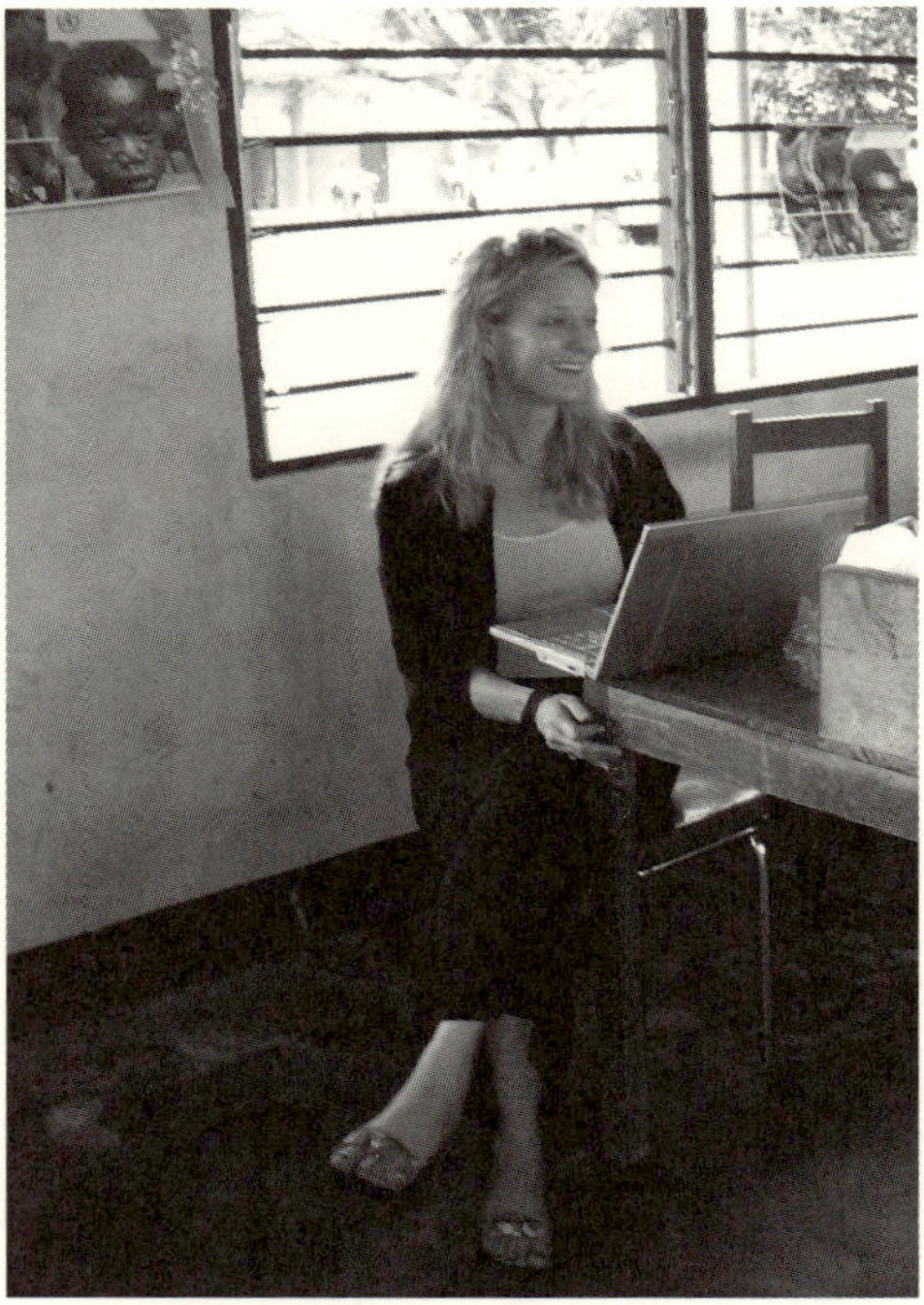

コンゴ民主共和国でのアン・リモイン博士

サル痘に関して私は、ＵＣＬＡの疫学者のアン・リモインと、アンの研究仲間であるジャン＝ジャック・ムエンベをはじめとしたコンゴ民主共和国の研究者とともに二〇〇五年から研究している。アンはこの一〇年間の多くの時間を費やして、サル痘のような新種の病気を厳重に監視するために、世界でもっともへんぴな土地で、物資調達上最悪の状況にも負けずにがんばっている。熱意あふれる女性で、コンゴ民主共和国中央部の田舎町で、オフロードバイクの鏡を見てアイラインを引きなおす彼女を見たことがある。

二〇〇七年に私たちは、サル痘はアウトブレイクではないという結論を出した。アンたちの長期にわたる研究の結果は、サル痘はおそらく人間のかかる風土病、つまり一部の地域にずっと存在する特有の病気だと考えるべきだと示していた。アンたちは、サル痘のアウトブレイクに関して、現在起きている場所で調査をするという従来の方法をとらず、過去に起きた地域に研究拠点を置いた。継続的な監視によって、サル痘の症例は一年中発生していることがあきらかになった。そして、症例数は増えていた。

要するに、どれだけ熱心に観察していたかという問題にすぎなかったのだ。私もこの地域を訪れているあいだに、サル痘の症例をかならず目にする。感染症例の一部は動物との接触が原因だが、多くは人から人への感染だった。新しい種の宿主に完全移行しはじめるウイルスの特徴だ。

このような恐ろしいサル痘の事例が気づかれることなく世界に存在できることを、皆さんは不思議に思われるかもしれない。その答えは、私たちが調査をしたのがきわめてへんぴな地域だったからだ。そこに行くためには、小型飛行機をチャーターするか、雨季のあいだだけ航行可能なコンゴ川の支流を三週間かけて船で移動しなければならない。自然は美しいが、環境はきびしい。

道路はほとんどなく、ほとんどの村は踏み分け道でつながっているだけだ。調査の際は頑丈なオフロードバイクを使って、ときには一〇時間もかけて症例が発生した場所に向かう。ニワトリや豚をよけて進むだけでもひと仕事だ。

私たちのコンゴ人研究仲間のすばらしい献身と能力にもかかわらず、国から公衆衛生に与えられるわずかな予算で、フランスの四倍もある国土をカバーしようという考えはばかげている。だが、新型ウイルスの出現という点では、コンゴ民主共和国は世界でもっとも重要な場所のひとつだ。たしかに言えるのは、相互に接続された世界では、これらのウイルスを監視するために必要なインフラに投資しなければ、多くの感染症の餌食となる運命が待ちかまえているということだ。

サル痘ウイルスがカテゴリー4の感染因子に入るだけの能力があるかどうかは、今はまだわからない。カテゴリー4に達する微生物は、もっぱら人間の中で生きる一方で、同時に動物の保有宿主の中でも生きつづけられるものだ。カテゴリー4には、第四章で見たデング熱ウイルスがある。それは人間のあいだで生きつづけるが、森でも蚊を媒介として人間以外の霊長類のあいだで生きている。

カテゴリー4の感染因子は、人間専用の微生物になるための旅の最終段階に入っていて、公衆衛生にとって重大な脅威だ。もしも、科学者がデング熱ワクチンの生成に成功したときは、多くの人を助けることになるだろう。だが、予防接種だけではデング熱を根絶することはできない。たとえ世界中の人が予防接種を受けたとしても、アジアやアフリカの森林にすむサルのあいだでウイルスが生きているという事実は、それがふたたび人間へ侵入する可能性があることを意味しているからだ。

サル痘はいまだにカテゴリー3に入れられているが、その分類はかならず変わるだろう。二〇〇七年に研究を始めて以来、コンゴ民主共和国でのサル痘の症例数は増えつづけている。増加する理由の一部は、一九七九年に天然痘を撲滅したあとに、その予防接種をしなくなったことで説明できる。予防接種をしていないので免疫がない、つまり、感染しやすい子どもが増えると、感染事例は着実に増えるのだ。そして、感染事例が増える分だけ、新種のサル痘ウイルスが飛び移るか変異するチャンスも増える。その中に、感染力を強めたサル痘が生まれると、次のレベルに進む恐れがある。だから私たちは、このウイルスを監視しているのだ。

カテゴリー5

人間だけが感染するカテゴリー5の因子への道を進んで、成功した微生物がほんのわずかながらいる。それらは、現代の疾病管理の中心テーマとなっている。HIVや結核菌、マラリア原虫などは、人間にだけ存在すると考えられている。[*] だが、人間だけに感染すると判断するのはむずかしいことが多い。野生動物の病気に関する総合的なデータがなければ、人間専用と推定される

---

* マラリア原虫は蚊を介して人から人へと感染するのに、いまだに「人間にだけ感染する因子」と考えられている。これは、マラリア原虫には蚊以外の保因動物が知られておらず、蚊と人間の両方がいなければ、そのライフサイクルが続けられないからだ。もしもマラリア原虫が別の哺乳類に感染することがわかったら、そのときはカテゴリー4へ格下げされるだろう

感染因子を、実は野生動物も持っていて、それが人間に侵入する可能性があるのかどうかわからないからだ。そして、野生動物の持つ微生物の多様性に関して、私たちの理解はいまだに幼年期にある。つまり、ほとんど知らないのだ。

ヒトパピローマウイルスや単純ヘルペスウイルスなどは、何百万年も前から私たちの体内にあり、今では人間にのみ存在することはほぼまちがいない。一方、ＨＩＶははっきりしない。一〇〇年ほど前にＨＩＶの種をまいたウイルスは、その後もチンパンジーの中で生存しているかもしれないのだ。ＨＩＶによく似たウイルスがチンパンジーの体内で見つかっているが、私たちは野生のチンパンジーすべてからサンプルをとっているわけではないので、もっと似たウイルスがあるかもしれない。同様に、近年の研究では、アフリカの類人猿の一部が多様なマラリア原虫を持つことがわかったので、森に生息する類人猿が人間に感染するマラリア原虫を保持している可能性はある。

保有宿主の問題は重要だ。一九七九年に天然痘が一掃されたときは盛大にお祝いをした。人間から大きな苦しみの種をとり除いたことは、公衆衛生史上、最大の業績だろう。だが、天然痘の起源についてはいまだにわからないことが多い。

天然痘が最初に出現したのは飼育・栽培革命中だっただろう。ラクダは既知のウイルスの中では天然痘ウイルスにもっとも近いラクダ痘ウイルスを持っているので、天然痘の由来とされている。だが、天然痘に似たウイルスのほとんどは齧歯類が持っているので、ラクダは齧歯類から人間への橋渡し役にすぎない可能性もある。もしそうなら、北アフリカ、中東、中央アジアの齧歯類が持つ天然痘に似たウイルスが、今すぐに危機的状況をもたらすことも考えられる。それが人間に感染して、広まるかもしれないのだ。そのウイルスはサル痘にとてもよく似ているので、大部分はサル痘とまちがえられて、見のがされるだろう。

私たちの目的から見ると、天然痘は絶対にカテゴリー5に入れるべきものだった。人間の中だけに存在し、生きつづけられるウイルスだからだ。そして、私たちは天然痘の撲滅を超人的な努力で成功させたことを誇りに思っていい。

たしかに、天然痘はパンデミックになる「正しい」資質を持っていた。人間に感染するウイルス病では、天然痘による死者がもっとも多いだろう。飼育・栽培革命のあとに人間の数とラクダなどの家畜の数が増えたことが、そのウイルスが人間の中で確固たる足場を築くお膳立てとなったのだ。

人類の最初のパンデミックが何だったのか、あきらかになることはないかもしれない。だが、天然痘はその有力候補だ。天然痘は、その起源として考えられているラクダから旧世界全体に拡散したが、新世界の先住民には広まっていなかった。約五〇〇年前に大航海時代が始まり、旧世界と新世界が出会ったとき、天然痘ウイルスは飛び移る機会を得て、感染しやすい何百万人もの南北アメリカ大陸の住民を死に追いやった。このように大陸を飛び移ったことで、天然痘は最初のパンデミックの最有力候補として位置づけられている。

一八世紀の中頃までに、天然痘は世界中に拡散しただけでなく、一部の島国を除いてどの場所にも定着し、人を殺した。一八世紀のヨーロッパでは、一年間で約四〇万人が犠牲になったと推計されている。ヨーロッパ以外の死亡率はもっと高かっただろう。

旅行し、探検し、征服したがる人間の傾向は、新世界が発見されてから五〇〇年のあいだに劇的に強まった。そして、新世界の発見と、天然痘のパンデミックの発生は時期が重なる。世界に広がった交通網は、人間と動物を結びつけ、新型ウイルスの出現を加速させた。地球は相互接続されたひとつの世界になったが、それは感染症に弱い世界なのだ。

第八章　ひとつの世界

一九九八年、オーストラリアと中央アメリカで別々に研究をしていた科学者たちは、研究対象の森でカエルが大量に死んでいると発表した。びっくりするほどの数だった。しばらく前から、地球における両生類の個体数は減少していた。だが、このときのカエルの大量死は未開の土地で発生した。つまり、人間が住む都市から発生する有毒な副生成物や人間の作りだした環境への脅威にさらされにくい場所だ。フィールドワークをする生物学者と旅行者はともに、森の地面に散乱するカエルの死骸を目にした。普通、死んだ動物は腐肉を食べる動物によってすぐに食べられてしまうので、こうしたことはめずらしかった。腐食動物がお腹いっぱいになるまで食べても、まだ大量に残ったのだ。これは氷山の一角にすぎなかった。過去に例を見ないほどの規模で両生類の大虐殺が進行していたのだ。

死ぬまぎわのカエルは一様に心配な症状を見せた。動きは鈍く、皮膚ははがれ落ちていたし、ひっくり返ると起きあがる力を失っていることが多かった。最初の発表から数カ月間でいくつか

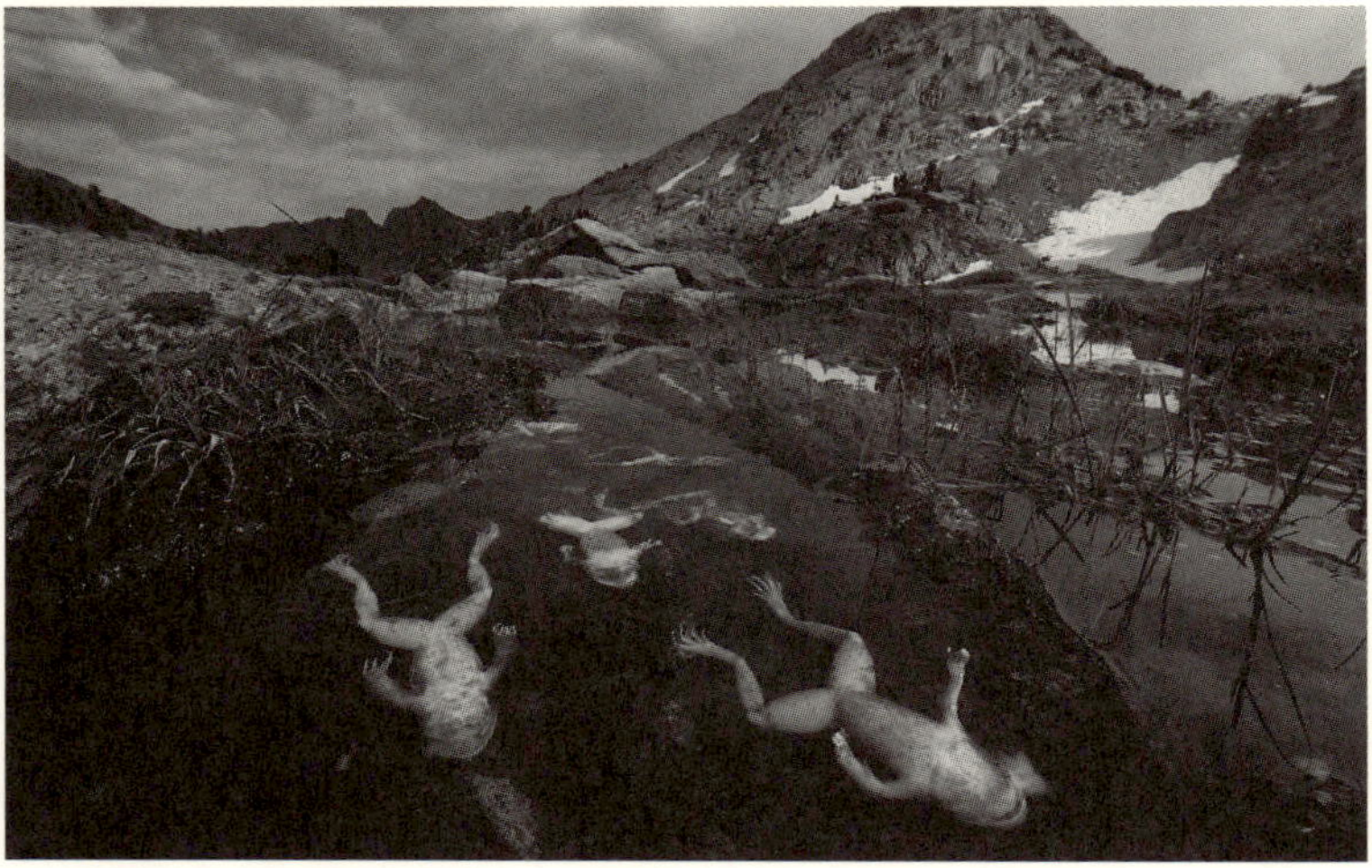

カエルツボカビによって大量死したカエル

の原因が考えられた——汚染、紫外線、カエルのあいだで発生した病気。だが、死ぬまでに特定のパターンを示しているので、感染症が最有力候補だった。動物の死がひとつの場所から次の場所へと波のように広がるさまは、微生物の拡散を示唆していた。感染病原体が中央アメリカとオーストラリアでカエルの世界を席巻していたのだ。

この謎は一九九八年七月に解明された。科学者の国際チームが、カエルの病気の原因について報告をしたのだ。国際チームは、大量死したカエルの大多数がカエルツボカビ、一般的にはツボカビとして知られている菌類に感染していた証拠を見つけた。そのカビはそれまで昆虫か腐敗した植物にしか発見されなかったが、今回、死んだカエルの多くから見つかった。そして、死んだカエルからツボカビをこすり取り、研究室の健康なオタマジャクシに感染させると、死にいたる症状が出た。

非難されるべきはツボカビだったのだ。

一九九八年のこの報告以来、カエルが生息するすべての大陸で、このツボカビが存在することがわかった。海抜ゼロメートルで生存できるし、標高六〇〇〇メートルまでならカエルに大きな被害を与えられるツボカビは殺し屋だ。ラテンアメリカだけでも、まだら模様が際立って美しい一一三種のヒキガエルのうちの三〇種を絶滅に追いこんでいる。地球の生物多様性から、この三〇種は永遠に消されたのだ。

移動する人類

今では、ツボカビの拡散と破壊に関する記録はかなり残されているが、依然として不明な点も多い。両生類の個体数の大幅な減少は、ツボカビの出現以前から起きているので、ツボカビが地球上のカエルの数を減らしているのは確かだが、それだけではない。ほかの大きな原因として、この一〇〇年間で地球上に人間の足跡が増えていくにつれてカエルの生息地が着実に減っていることがある。

ツボカビの起源がどこで、どのように拡散したかはほとんどわかっていない。保管されている南アフリカの標本を調べたところ、少なくとも一九三〇年代からアフリカのカエルに感染していたことがわかっている。他の大陸よりも数十年も早いことから、アフリカが起源だと思われる。その後、きわめて効率的に拡散するのだが、どうやってこんなにもすばやくに世界中に広まったのだろうか？

ひとつの可能性はカエルが輸出されたことだ。南アフリカのツボカビに関する証拠を早くに発見した研究者は、感染したカエルの一部の種は、人間の妊娠検査で広く使われていたと指摘している。妊娠した女性の尿を研究所の技術者が注射すると、アフリカツメガエルは排卵する。かなり面倒なやり方だが、現在、一般に用いられている妊娠検査の初期の型と言える。一九三〇年代はじめに、妊娠検査に利用できることがわかると、多くのカエルがその用途で海外に輸出された。おそらく、その中にツボカビに感染していたカエルがいたのだろう。

だが、ツボカビが世界中に広まった原因はアフリカツメガエルだけではないだろう。ツボカビはライフサイクルのある段階で活発に水の中へ拡散するので、それも原因になったと思われる。人間の移動もひと役買っていたことはほぼまちがいない。責任の一端は、カビのついた人間の靴やブーツにもある。世界中のカエルの死を望むこの小さなカビは、私たちを利用したのだ。

ツボカビによって絶滅させられたカエルは地球上の野生生物にとって悲しい損失だ。ツボカビを最初に特定した研究者の一人であるリー・バーガーは二〇〇七年に発表した論文で、保守的な科学専門誌に載せるものとしてはめずらしい芝居がかった表現を使って、次のように記している。「(ツボカビが)カエルに与えた影響は、病気による脊椎動物の多様性の損失の中でも、歴史上もっとも壮絶だ」

ツボカビのしたことは、両生類にとどまらず他の生物にもかかわる大きな現象を知るための重要な手がかりとなる。この数百年にわたって人間は、完全に相互接続された世界を構築してきた。それは、ひとつの場所に生息するカエルが、それまで生息していなかった場所に輸送されたり、ブーツを履いた人がある日、オーストラリアのぬかるみに踏み入ったかと思うと、翌日には同じブーツでアマゾンの川に入ったりする世界なのだ。とても動きやすいこの世界は、ツボカビなどの感染因子が世界を舞台に活動する機会を与えている。もはや地球には、孤立した小集団が他の生命と接触することなく何世紀にもわたって生きていける場所などないのだ。私たちは今、微生物がひとつに結ばれた星に生きている。良くも悪くも、〈ひとつの世界〉なのだ。

では、どのようにしてひとつの世界になったのだろうか？　この星にすむ生物としての人間は、その歴史の大部分で、ごく限られた移動能力しか持たなかった。短い距離であれば自分で動ける生物は多い。細菌などの単細胞生物は鞭毛（べんもう）という小さなムチのような尻尾を使って移動する。極小なわりに効率がよいものの、鞭毛はその主を遠くへ運ぶことはできない。植物と菌類は、種子か胞子を風に運んでもらうという受動的な移動能力を持つ。また、移動を助けてくれる動物を誘い入れる方法も持っている。果物や、ツボカビなどの菌類の胞子が存在することはこれで説明できる。それでも、地球上の生命の中で、一生で定期的に数キロ以上移動する生命はほんのわずかだ。

動かない生命が多いなかで、驚きの例外はココヤシの木だ。ココヤシの種（ココナッツ）は、他の多くの漂流種子と同じように浮力と耐水性を進化させて、海流に乗って長距離を移動することができる。動物の中では、一部のコウモリと鳥が飛行の名手だ。その最たる例はカモメ科のキョクアジサシかもしれない。おそらく人間を除くと、もっとも移動能力のある種だろう。一年のうちに、生まれた北極の地から南極へと飛び、そして戻ってくるという大移動を毎年くり返すのだ。有名な一羽のキョクアジサシは、一九八二年の夏に、イギリスのファーン諸島で生まれてほどなく標識をつけられた。そして、同年の一〇月に、オーストラリアのメルボルンで確認された。生まれてからわずか数カ月で、一万九〇〇〇キロも移動していたのだ。キョクアジサシは二〇年以上も生き、最長で一生のうちに約二四〇万キロも移動すると考えられている。それは、商業航空機のパイロットがアメリカ連邦航空局（ＦＡＡ）の認める飛行時間の上限を飛んだとしても、約五年かかる距離だ。

翼があるにもかかわらず、ほとんどのコウモリと鳥は生まれた場所からごく近い地域で生きる。キョクアジサシのように普段からかなりの距離を移動するように進化したのはごく一部の種だけだ。鳥でもコウモリでも人間でも、移動能力が高く、とりわけ大きな集団で生活する種は、微生物の維持と拡散にとって特に重要だ。霊長類の中で、数日間の移動はもちろんのこと、一生のあいだにみずからの力で長距離を移動する能力を持つのは人間だけだ。だからといって、他の霊長類がただじっとしているわけではない。ほとんどの霊長類は食物を探して毎日、移動するし、若い霊長類はつがいになる前にあちこち動きまわる。だが、霊長類でも鳥類でも、長い距離を速く移動できる能力で人間に匹敵する種は地球上（もちろん海は除く）にいない。今では月へまで旅行しようかという人間の移動能力は特別で、地球の生命史でも前例がない。そして、その能力はいくつかの重大な結果をもたらしている。

ウォーレス線を越えた旅

人類が二本の足を使って世界中を移動しはじめたのは、数百万年も前のことだ。動きまわる能力に関して、人類が類人猿の親類よりまさっているのは二足歩行のおかげだ。そして、第三章で論じたように、二足歩行は周囲の環境に存在する微生物との交わりに影響を与えた。だが、地球上を驚嘆すべき方法でうまく移動する能力は、船を使うことから始まった。

考古学上、最古の舟の明白な証拠は、およそ一万年前にさかのぼる。オランダとフランスで発見された舟（丸太を結びつけて作られていたので、「いかだ」と呼ぶほうがいいかもしれない）は、おそらく主に淡水で使われていたようだ。海洋船の証拠は、イギリスとクウェートの考古学者のグループによってはじめてもたらされた。彼らは二〇〇二年に、まちがいなく海で使われていた七〇〇〇年前の舟を発見したと発表した。それはクウェートのスビヤにある新石器時代の遺跡から見つかった。石造りの建物跡にしまわれていた舟は原形をとどめていなかったが、アシとタールでできていた。注目すべきは、舟の破片のタールにフジツボがついていたことで、それが海で使われていた確かな証拠となったのだった。

遺伝学と地理学を用いると、最初の海洋船はもっと古くから使われていたと考えられる。その最良の例が、オーストラリアとパプアニューギニアの先住民だろう。オーストラランア〔オーストラリア、ニュージーランドとその周辺諸島の総称〕の先住民と世界中の他の人々の遺伝子を比較すると、オーストラリア先住民の祖先は少なくとも五万年前に大陸に渡ってきていたと結論づけられる。

この頃、地球は氷河期のピークで相対的に寒かった。大量の水が氷に閉じこめられ、海面が下がったので、現在の島も多くが陸続きになっていた。インドネシア諸島の多くも、いわゆる「陸橋」〔地殻変動や海面低下のために大陸や島がつながり、動植物が移動できるようになった細長い陸地〕でつながっていた。

氷河期に陸橋が現れたが、初期の移住者はオーストラリアまでずっと歩いていったわけではな

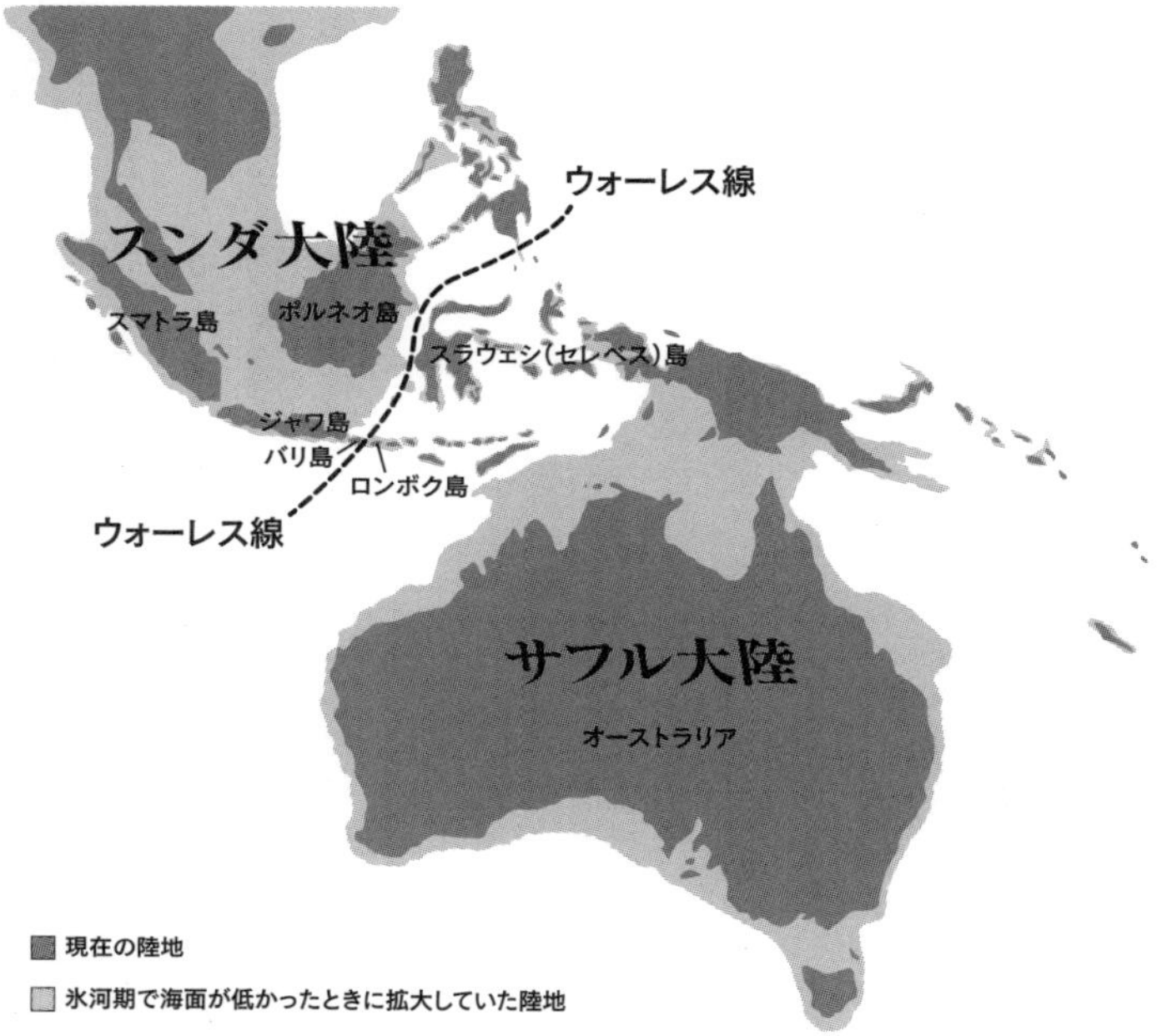

ウォーレス線
スンダ大陸
スマトラ島
ボルネオ島
スラウェシ(セレベス)島
ジャワ島
バリ島
ロンボク島
ウォーレス線
サフル大陸
オーストラリア
現在の陸地
氷河期で海面が低かったときに拡大していた陸地

かつてその線の両側で、島々は陸橋によってつながっていた

い。特に、現在のインドネシアのバリ島とロンボク島のあいだの水深の深い海峡は全長が約三五キロあり、渡るのには舟が必要だったはずだ。だから、オーストラリア先住民の祖先は、少なくともなんらかの海上移動手段を用いていたと推測できる。

オーストラリアに渡ってきた初期の人々についてはほとんどわかっていない。ただ、移動したのは人間が動物を家畜化する前なので、動物を連れていなかったことはまちがいない。それでも、その移動は、彼らと微生物とのかかわりに影響を与えた。はじめてバリ島からロンボク島に渡ったとき、彼らは見たことのない動物に遭遇したからだ。

バリ島とロンボク島間の海峡はウォーレス線上にある。〈ウォーレス線〉とは有名な地理学上の境界線のことで、一九世紀イギリスの生物学者であるアルフレッド・ラッセル・ウォーレスにちなんで名づけられた。ウォーレスは、チャールズ・ダーウィンと同時期に自然選択を発見した。* バリ島とロンボク島間の距離は、インドネシア諸島の数百の島々を隔てる他の水路とそれほど違わないものの、このふたつの島では動物の個体群が大きく違っていることにウォーレスは着目した。また、現在とは違って、彼の時代には、氷河期の水位の正確なモデルはなかったが、この生物学的境界線が存在するのは、バリ島とロンボク島は陸橋で一度もつながらなかったからだ、と推測した。現在では真実だと知られていることだ。

人間と同じで、他の動物も陸橋を利用した。だが、舟を持っていた初期の移住者とは異なり、長距離を飛ぶことができない動物たちの大部分は、この深い水に隔てられたどちらかの側にとどまった。アジアからオーストラリアへとはじめて向かった冒険者たちは、バリ島からロンボク島への三五キロの船旅をした。とても短い旅だったが、霊長類にとってきわめて大きな飛躍となった。ウォーレス線を越えたときに冒険者たちは、それまでサルや類人猿がいなかった世界に入り、まったく新しい微生物にも遭遇したのだ。

＊　ウォーレスは興味深い人生を送った。同時代を生きたダーウィンのように快適な船で移動して研究するのではなく、標本を売って資金を稼ぎ、お金をかけない探検旅行をした。インドネシア諸島におけるウォーレスの発見に関する読みやすく、かつくわしい説明と、科学者としての彼の経歴については、デイヴィッド・クォメンの著書 *The Song of the Dodo*（邦訳『ドードーの歌――美しい世界の島々からの警鐘』、河出書房新社）に記されている

この移住者たちは、オーストラランアの動物とそれらが持つ微生物、つまり、それまで霊長類と会ったことのない感染因子から新しい病気をもらったのだろう。だが、これらの因子が与えた人間への影響は、総じて限定的だったようだ。というのも、少数の移住者では多くの因子を維持できなかったはずだからだ。

最初にウォーレス線を越えた旅はどのようなものだったのか正確にはわからない。小さな集団が新しい土地に移住して、その後、完全に切り離されたのかもしれない。それよりもありうるのが、私たちが月の移住計画で考えているように、最初は新しい土地に短期間だけ進出し、その後、当座の拠点作りをしたことだ。新しい土地への移住がどのようにおこなわれたかは、微生物が動いた方向を大きく左右したはずだ。そして、最初にオーストラランアに住みついた人間は、自分たちが元いたバリ島の人々となんらかのつながりを持っていたのはまずまちがいないが、そのつながりがやがて減っていったのだろう。だが、つながりが切れる前に、オーストラランアに生息していて、人間の中で長く生きられる潜在的可能性を持った感染因子が、はじめてアジアの人間に感染したことも充分に考えられる。

海路と通路

オーストラランアへの最初の移住から四万年ほどのあいだに、人間は頻繁に舟を使って未知の土地に行くようになった。時代があとになれば、その旅の様子や、遠く離れた土地にいた微生物がどのように結びついたのかがもっとよくわかる。近代以前で、舟による移住がピークを迎えたのは、南太平洋のポリネシア人によるものだった。

彼らの旅でもっとも驚異的なのは、二〇〇〇年以上も前にハワイ諸島を発見したことだろう。* 幸運な最初の移住者にとって、この島を見つけたことはまさに干し草の山から針を見つけることに等しかった。むずかしさを実感してもらうために数字をあげてみよう。ハワイ諸島最大のハワイ島ですら直径一六〇キロしかない。最初にハワイに移住したのはマルキーズ南島群の住人だと考えられるが、そこからハワイまでは八〇〇〇キロも離れているのだ。たとえば、アーチェリーのオリンピック選手が目隠しをされ、ぐるぐると回されたあとで、的に当てるくらい低い確率だ。幸運な成功までにどれだけの舟と人間が失われたことだろうか。

長旅のあいだ、おそらくポリネシア人は主に魚と雨水で命をつないだはずだ。それでも、見せ物にできるほど大量の動植物を運んでいた。サツマイモやパンノキ、バナナ、サトウキビ、ヤムイモを積んでいたし、豚や犬、ニワトリ、そしておそらく（知らないままに）ネズミも連れていた。小船隊にこれだけ多くの飼育・栽培した種（しゅ）を持っていくことは、ポリネシアの探検者にとって命綱になるだけでなく、微生物の小型倉庫ともなり、彼らが発見した土地でそれらの微生物が広まり、現地の微生物と混ぜあわさることを意味していた。

＊ ポリネシア人はすぐれた航海技術を持っていたし、その舟はシンプルだが航海に適していた。ヨーロッパでは陸地が見える範囲を超えて舟を走らせることがまだほとんどないときに、ポリネシア人は世界最大の海の荒波を乗り越えていたのだ。その舟は、木の幹をくりぬいて作ったカヌー二本に、甲板になる横げたを渡して縛りあわせ、ココナッツの繊維と樹液で合わせ目を目張りしただけのものだった

ポリネシア人の舟による移動は当時では目立つことだったが、一五世紀から一六世紀の大航海時代に比べればかすんでしまう。ヨーロッパ人が新世界に到達した一五世紀後半には、数千隻の巨大帆船が波を切って大西洋やインド洋、地中海を進んでおり、新世界と旧世界の国々とのあいだを行き来し、人や動物や商品を動かした。

天然痘が新世界の住人に与えた影響は、船によって実現した接続が微生物の拡散をうながしたことを示すもっとも劇的な例だ。アステカとマヤ、インカではヨーロッパの植民地となっていた期間に、住人の九〇パーセントが天然痘で死んだという推計もあるほどだ。まさに大量虐殺だった。そして、天然痘ウイルスはこの時代に船を感染経路として拡散した微生物のほんの一例にすぎない。

主要移動手段のそれぞれが進歩するたびに、人々のつながりは変化し、新しい微生物の拡散に影響を与える。長距離移動手段を船が独占していた時代は、いつまでもは続かなかった。道路や鉄道、飛行機が新しい接続とルートを提供し、人や動物が動き、あわせて微生物も動いた。人間による移動手段の革命は、微生物にとって接続性の革命にほかならなかった。これらのテクノロジーが作った結びつきは、人間の感染症の性質を永久に変えたし、それが広まる効率を決定的に変えたのだった。

道路は古代から利用されていて、移動手段としては水路よりもはるかに先行していた。チンパンジーとボノボはなわばり内を歩きやすくするために森に小道を造る。私がそれを学んだのは、ウガンダ南西部にあるキバレ森林国立公園で野生のチンパンジーを研究したときだった。私にその研究を紹介してくれたハーヴァード大学のリチャード・ランガム教授がチンパンジーを観察するときにその小道を利用したのだ。

ランガムは博士号の研究を、ジェーン・グドールがタンザニアに設立したゴンベ・ストリーム研究センターでおこなった。しかし、ランガムは、ゴンベでは野生のチンパンジーがエサを与えられて馴らされているとして、そこでの発見の一部を批判した。ゴンベでは研究者に親しみを覚えさせるために、チンパンジーに大量のバナナやサトウキビを与えていたのだ。エサを与えることはチンパンジーの難解な行動のいくつかを変えてしまうとランガムは考え、キバレで自分の研究を始めるときには、きびしいやり方でチンパンジーを人間に馴れさせていった。彼のチームは、チンパンジーがあきらめて逃げなくなるまで、ひたすら追跡しつづけたのだ。ランガムは主にその追跡を、チンパンジーが利用する天然の小道を補強し拡張することで実行したのだった。*

人間が熱心に道路を造るようになったのは六〇〇〇年から五〇〇〇年前で、旧世界中の文化が、人や動物や荷物が通れるように石や木を敷きはじめてからだ。のちにはレンガを敷くようになった。近代的な道路は一八世紀終わりから一九世紀にかけてフランスとイギリスで造られた。それらは複層構造をしており、地下は下水道として使われた。やがてはセメントによって一年中通行できる耐久性にすぐれた道路が造られるようになった。

近代的な道路が世界に普及するのはもちろん一律ではない。ヨーロッパや北米の一部では、人

＊　ジョージア州立大学の霊長類学者であるスー・サヴェージ＝ランボーは、ボノボは仲間の足跡をたどって進めない状況では、後続集団が進むべき道を見つけられるように目印を残すことさえすると報告している

の住む場所の大部分に道路が敷設されているが、私が研究をする中央アフリカの一部では近くに道路がない。道路が新たに敷かれると、プラスとマイナスの影響があるのははっきりしている。市場や医療機関が近くなるので、道路は多くの地域住民が希望する最優先の事項だが、世界的な疾病管理の観点からすると諸刃の剣なのだ。

道路の普及が微生物の移動に与える影響では、HIVがもっとも顕著な例となる。HIVを遺伝学の領域から研究するフランシーン・マカッチャン(私はウォルター・リード陸軍研究所で彼女の研究室にいた)は一連の興味深い研究を手がけているが、その中で彼女と、東アフリカのラカイとムベヤにいる研究仲間は、道路がHIVの拡大に果たした役割を調べて、道路が近くにあると個人のHIVへの感染リスクが高くなることをあきらかにした。道路は人を拡散させ、人はHIVを拡散させるので、道路の利用度が高まるにつれ、人々はHIVに感染しやすくなるのだ。セックス産業で働く者は別として、サハラ砂漠以南のアフリカでもっともHIVに感染しやすい職業はトラックの運転手だ。マカッチャンたちは、HIV感染者で、道路を利用する機会が増えた者ほど、HIVの遺伝子の複雑さも増すことをあきらかにした。道路は異なる種類のHIVが出会う場を提供するので、一人の人間が同時に二種類のHIVに感染すると、体内でHIVの遺伝情報が交換されることがある。そして、道路はウイルスを広める助けをするだけではない。道路などの移動手段はパンデミックの発生をうながすかもしれないのだ。

HIVの拡散

ＨＩＶの起源がわからないという説はまったくのまちがいだが、いっこうに消えてくれない。実際は、人間に感染する主なウイルスの中でＨＩＶの起源ほどよくわかっているものはないくらいだ。第二章で見たように、パンデミックになったＨＩＶはチンパンジーの持つウイルスが人間に感染したものだ。* このことについて科学界に異論はない。どのようにヒトに感染したのかという点も証拠が集まり、明確になりつつある。人間がウイルスを持つチンパンジーを狩って解体したときに、その血から感染したことはまずまちがいない。人間の狩りについては第九章で、私が仲間とともに中央アフリカのハンターを調査した経緯を説明するときにくわしく考えたい。

ＨＩＶの起源について議論の余地が残っているのは、最初に感染したハンターからどのように他の人間に広まったのかという点と、医学界がそのウイルスを発見するのになぜ長い時間がかかったのかという点だ。ＨＩＶが最初に発見されたのは一九五九年から六〇年にかけてのことなのに、エイズが病気と認められたのはそれから二〇年もあとなのだ。ウイルス探偵としてすばらしい研究をしている進化ウイルス学者のマイケル・ウォロビーたちは、一九五九年にザイールのレオポルドヴィル（現コンゴ民主共和国のキンシャサ）に住んでいた女性のリンパ節からとったウイルスの標本を、二〇〇〇年代になって苦労して分析した。

そのリンパ節は四五年以上もロウの中で保存されていた。そこから採取したウイルスと、他の

＊　第二章で話したが、ＨＩＶはサルの二種類のウイルスからなるハイブリッド・ウイルスで、二種類のサルを捕食したチンパンジーの中で生まれた。人間が感染するウイルスは、ＨＩＶ・１Ｍ、ＨＩＶ・１Ｎ、ＨＩＶ・２など複数あるが、私が本書でＨＩＶと言うときには、もっぱらＨＩＶ・１Ｍのことを指す。なぜなら、このウイルスがもっとも有力で、人間が感染する九九パーセントがこれだからだ

人間やチンパンジーからとったウイルスの株の遺伝子配列を比べてみると、おおまかながら最初にウイルスが人間に感染したのはいつ頃だったのかわかった。そのときの遺伝子技術では数十年の幅が出たが、一九〇〇年前後から遅くても一九三〇年以前にウイルスの系統が枝分かれしていた。また、その女性がＨＩＶに感染した一九五九年には、レオポルドヴィルではかなりの遺伝的多様性が見られるようになっていたので、そこではすでに流行が始まっていたこともわかった。

ＨＩＶが一九五九年まで、さらには一九〇〇年頃までさかのぼれることは、医学界に大きな難問をつきつける。ひとつは次の問題だ。二〇世紀はじめに人間に感染していて、少なくとも一九五九年にはレオポルドヴィルで地域的流行を見せていたのならば、医学界が感染症と認めたのが一九八〇年と遅くなったのはなぜなのか？　もうひとつの問題は、そのウイルスが二〇世紀なかばに拡散しはじめたのには、どのような特別な条件があったのか、というものだ。

ＨＩＶ-１が発生したフランス語圏の中央アフリカでは、一九五〇年代終わりに最初の貴重なサンプルがとれるまでにいくつもの変化があった。カリフォルニア大学サンディエゴ校の人類学者ジム・ムーアたちは二〇〇〇年の論文で、社会の主要な変化をまとめたが、その多くは、移動が簡単になったことがウイルスの拡大に影響を与えたことを表していた。一八九二年に蒸気船の運航が、レオポルドヴィルと、中央アフリカの森林地帯の中心地であるキサンガニのあいだで始まった。蒸気船はそれまで接触のなかった人々を結びつけたので、本来はへんぴな一地域で滅びていたであろうウイルスが、成長する都市の中心部へ進出する可能性を生んだ。さらにフランスの主導で鉄道線路が敷かれ、それは船や道路網と同じように人々を結びつけた。これも、ウイルスがへき地から都市の中心部へ伝わる手段となり、ウイルスが広まるために必要なより多くの宿主を効果的に提供したのだった。

蒸気船や鉄道、道路により人々が結びつけられたことに加えて、鉄道線路の敷設や他の巨大インフラ・プロジェクトは文化の変革をもたらし、それも重要な影響を与えた。鉄道線路の敷設には大勢の男性が、しばしば強制的にかり出された。労働キャンプはほとんどが男性で、ＨＩＶのような性的交渉で感染する病原体にとって非常に好都合な条件がそろっていた、とムーアらは指摘する。船と鉄道のルートと、建設にかかわる要素が合わさって、初期におけるＨＩＶの感染と拡散に大きな役割を果たしたことはまちがいない。

微生物の感染にとって、道路や鉄道、船による革命は劇的だったが、まったく新しい移動手段が登場することで移動速度に新しい次元が加わった。一九〇三年一二月一七日、いつも風が吹いていて、柔らかい砂地が広がっていることから選ばれたノースカロライナ州キティホークで、ライト兄弟が初の持続可能で制御可能な動力飛行をなしとげたのだ。それから約五〇年後に、ロンドン—ヨハネスブルク間で初の商業ジェット機が飛んだ。一九六〇年代に入るときにはジェット機旅行の時代が到来していた。

飛行機は人々をすばやくつなげたので、微生物もより早く感染できるようになった。個人が微生物に感染してから感染性を獲得する（他の者へ感染できるようになる）までの期間のことを「感染待ち期間（latent period）」[*]呼び、その期間は微生物によって異なる。既知の微生物で感染待ち期間が一日以下というものはほとんどなく、多くが一週間以上だ。飛行機によるすばやい移動は、感染待ち期間がとても短い微生物でさえも効果的に広まることを可能にした。それに対して、長

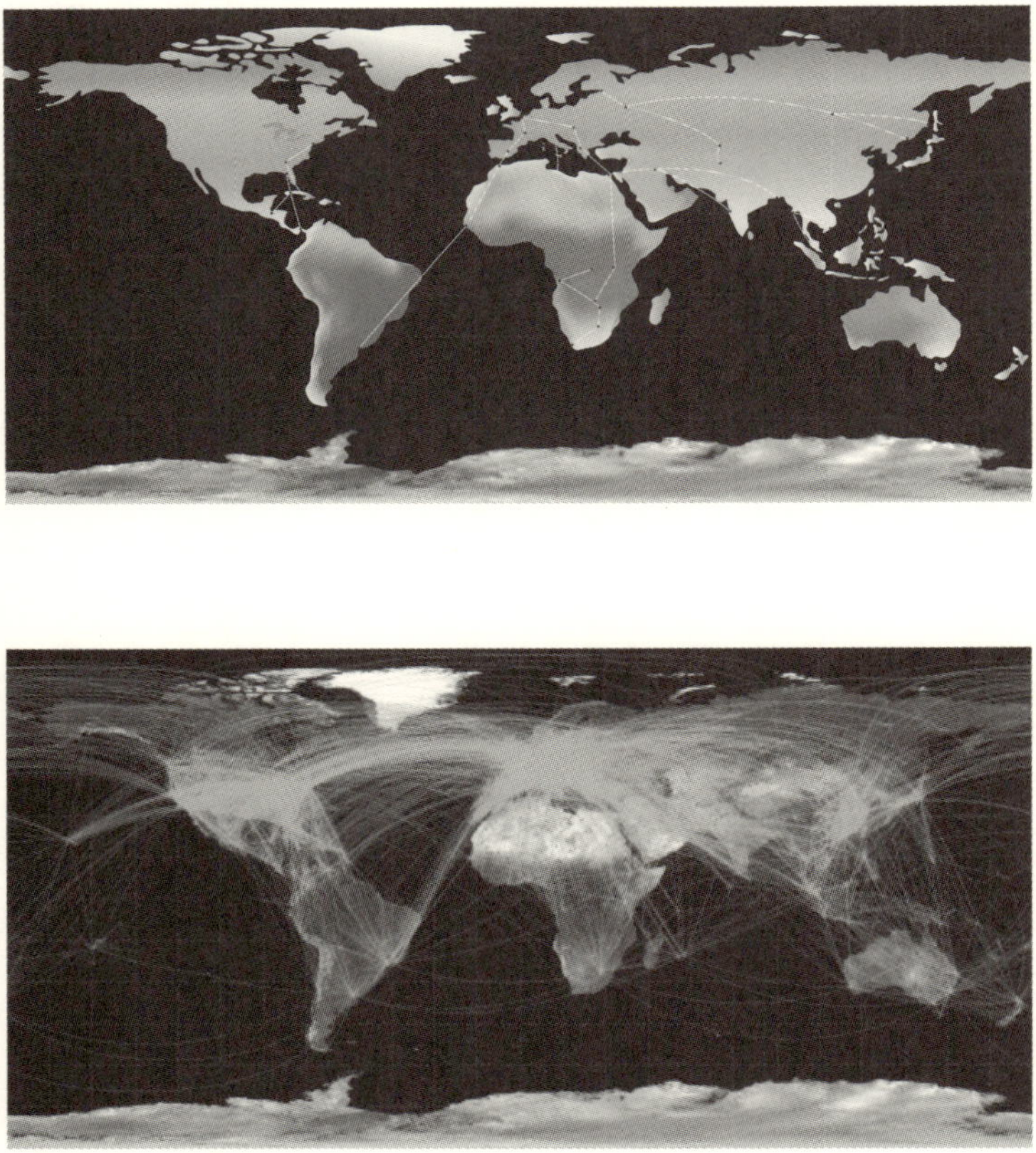

（上）1933 年の航空路線　（下）2010 年の航空路線

い船旅の場合は、感染待ち期間の短い病原体に感染した者が乗船してきても、その船に乗員乗客が数百名もいないかぎり、港に着くまでに病原体はもはや新たな宿主を見つけられなくなって死にたえる確率が高い。

商業航空機は感染症の広まり方を根本から変えた。私の研究仲間でハーヴァード大学のジョン・ブラウンスタインとクラーク・フライフェルドは二〇〇六年に興味深い論文を発表した。二人は「デジタル疫学者」と呼ぶべき新しいタイプの研究者で、既存のデータを利用して、飛行機による旅行がインフルエンザの流行に与える影響を表す画期的な方法を見つけた。彼らは一九九六年から二〇〇五年までの季節性インフルエンザの発生データを分析し、飛行機による旅行のパターンと比較した。すると、アメリカでは国内の飛行機旅行者数を見れば、インフルエンザの広まる割合を予測できることがわかった。おもしろいことに、一一月の感謝祭前後におけるピーク時の旅行者数が特に重要なようだった。国際線の旅行も大きな役割を果たしている。国際線の旅行者が少ないときにはインフルエンザ流行のピークは遅くなる。なぜなら、旅行者が少ないと、ウイルスが広まるのに時間がかかるからだ。飛行機旅行とインフルエンザの関連性がもっとも顕著に現れたのは、二〇〇一年九月の同時多発テロのときだった。アメリカでは飛行機旅行が禁止

＊　一部の微生物にとっては、「感染待ち期間」と「潜伏期間（incubation period）」とは、小さいが重要な違いがある。感染待ち期間は、感染してから感染性を得るまでの期間だが、潜伏期間は感染してから発症するまでの期間だ。たとえば、ＨＩＶの場合、感染者は感染後、数週間で感染性を得るが、この時点では、まだ発熱や発疹といった一般的な症状しか見せない。潜伏期間は通常、数年に及び、その後にエイズを発症するが、ＨＩＶの感染は感染待ち期間経過後の急性感染性期間（感染させることのできる期間）に起こるのがほとんどだ

されたので、インフルエンザのシーズンが遅くなったのだ。一方、フランスでは法律で旅行を禁止しなかったために、同様の影響は見られなかった。

この数世紀のあいだに、世界中で移動がとても簡単になった。鉄道、道路、海、空の革命は人間と動物が大陸内、大陸間をよりすばやく効率的に動けるようにした。その革命によって、地球の歴史においてかつてない相互接続性が作られた。ざっと言って、現在、世界には五万以上の空港、三二〇〇万キロの道路、一一〇〇万キロの鉄道線路があり、常時、数十万隻の船舶が海を航行している。

私たちが経験している接続性の革命は、動物と人間の持つ微生物が地球上を動きまわる様子を根本から変えしまった。移動する速度が大きく上がったのだ。接続性の革命は人々をひとつに結びつけたが、それによって以前は少ない人間の中では生きていけなかった微生物でさえも繁栄できるようになった。

第八章で見ていくが、接続性の革命によってまったく新しい病気が誕生し、動物の持つ恐ろしいウイルスがその活動範囲を広げるようになった。テクノロジーはさまざまな移動手段を生み、相互に結びつくひとつの世界を作った。つまり、以前は離れたところにいて移動できなかった感染因子を混ぜあわせる巨大な容器が新たに作られたのだ。地球がその巨大容器になったことは、人間が感染症を経験する様子を永久に変えてしまった。それによって私たちはパンデミックの時代に誘導されたのだ。

第七章 親密な種

一九二一年二月二日、イギリス人アーサー・イヴリン・リーアデットはある手術にのぞんだ。リーアデットの健康状態はよくあるものだったが、手術自体はそうではなかった。当時、彼は七五歳で、体力、気力の衰えを訴えていた。髪の毛はほとんどなくなり、顔のシワは増えた。早い話が、老いたのだ。

その寒い日からさかのぼること数年、リーアデットはパリ在住の新進気鋭のロシア人外科医に手紙を書き、自分の肉体を特別な外科手術のために提供しようと申し出た。その外科医、セルジュ・ヴォロノフは体の若返り、まさに不老不死の霊薬を提案していた。

セルジュ・アブラハモヴィッチ・ヴォロノフは一八六六年、ロシアに生まれた。一八歳でフランスに移住し、そこでノーベル賞受賞者、アレクシス・カレルのもとで医学を学んだ。カレルは一九一二年、血管外科の手術及び、血管と臓器移植に関する新しい方法の研究と開発の功績でノーベル賞に輝いていた。ヴォロノフはカレルから手術について教わり、科学が与える興奮や発見の可

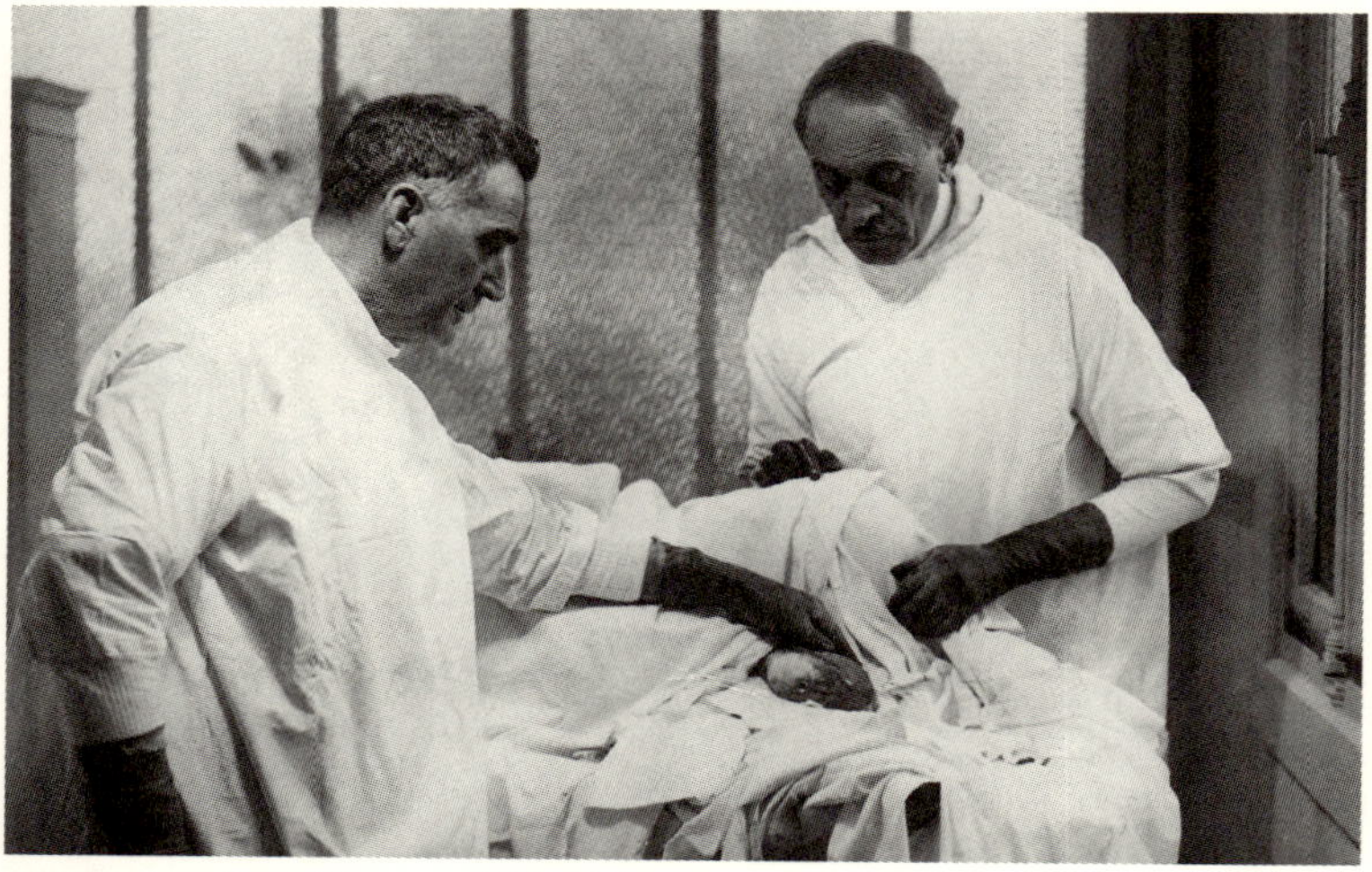

手術室のセルジュ・ヴォロノフ医師（右）

能性、特に臓器移植の革命的な新技術に深い感銘を受けた。若く野心的で、一九〇センチを超える長身のヴォロノフは、そこからキャリアの第一歩を踏みだした。複数の記録では、彼は魅力的で創意に富んでいると評されている。

カレルに師事したあと、ヴォロノフはエジプトに渡り、エジプト王の主治医を務めた。ほどなく彼は、王のハーレムに仕える宦官に興味をひかれるようになった。去勢が宦官の老化を速めているのではないかという点が特に気になった。この観察をきっかけにヴォロノフは、老化を外科的に解決するという考えにとり憑かれた。カレルという師の先駆的仕事に刺激され、新しい外科的技術に興奮したヴォロノフは、移植実験を手がけはじめた。そして、彼は師が完成させた技術のはるか先まで進んだ。初期の実験では、若いヒツジの睾丸を老いたヒツジに移植すると、老ヒツジ事の前触れだった。

の羊毛の量が増え、性欲が増した、と主張した。こうした初期の研究は、そのあとに続く彼の仕事の前触れだった。

悪名高いサル腺移植

そして、数年後の二月の寒い日に、パリでリーアデットがヴォロノフによる人体実験の初期の例になったのだ。彼が手術室に運ばれる前に、チンパンジーが、ヴォロノフが開発した特製の「麻酔箱」に入れられて麻酔をかけられた。箱は、巨体で暴れる恐れのあるオスのチンパンジーから施術者たちを守るべく作られたものだ。チンパンジーが、これからされることに対して激しく抵抗するのは確実だった。それからリーアデットがストレッチャーで運びこまれ、チンパンジーのとなりに並べられた。ヴォロノフはチンパンジーの睾丸を慎重に切除し、薄く切り分けると、リーアデットの睾丸に移植した。

当時、「サル腺移植」として知られたこの施術は、驚くほどの人気となった。一九二三年までに四三人の男性が、人間以外の霊長類から睾丸を移植され、ヴォロノフのキャリアの終わりには、移植者は数千人に達した。ヴォロノフはウォッカ製造業者の息子として遺産を相続したが、それより多くの財産を、たくさんの重要人物に手術を施すことで築いた。確かな証拠はないが、かなり具体的な話として、フランスの詩人でノーベル賞受賞者のアナトール・フランスも移植を受けたと一人だと伝えられている。それより信憑性は落ちるが、パブロ・ピカソも手術を受けたという噂がある。

効果のほどはどうだったのだろうか？　移植者の多くは大いに推奨した。リーアデットは一九二二年、ニューヨーク・タイムズ紙の記者に対して、手術は大成功だったと答えている。彼はたくましい上腕二頭筋を見せ、となりにいる妻は心得顔でうなずいていた。ヴォロノフと患者たちが主張した成功は誇張されていたに違いなく、その施術の基本的理論については、少なくとも専門家による厳正な議論が必要だ。ヴォロノフはその施術とともに、科学界から次第に支持されなくなり、一九五〇年代はじめに死んだときには、ほとんどの専門家は彼をインチキ医師と見なしていた。彼のしたことが極端にすぎたというのも理由のひとつだろう。もっとも強烈な印象を与える実験は、人間の女性の卵巣をノラという名のメスのチンパンジーに移植したことだ。さらに、人間の精子を使ってノラを受精させようとさえした。* それでも、一九九一年にイギリスの一流医学雑誌『ランセット』に載ったヴォロノフに関する記事は次の言葉で結ばれていた。「医学研究審議会は、サル腺移植をくわしく研究するために資金を出すべきだろう」

狂騒の二〇年代におこなわれたチンパンジーの睾丸移植にバイアグラ同様の効果があったかどうかは、興味深いが、本書のテーマから見ると重要ではない。悪名高いサル腺移植が重要なのは、医療技術が偶発的に、いかに人間（そして、ときには動物）を結びつけ、微生物の移動に新しい橋を架けるかを示すとても印象的な事例だからだ。

現在わかっていることから考えると、ヴォロノフがしたような、人間とチンパンジーの微生物の世界を意図的に結びつける行為はとうてい理解できないし、許しがたいものだ。サンプルがないので、確かめることはできないが、ヴォロノフが危険かもしれないウイルスを、人間に移してしまったことはほとんど確実だ。生きた組織を、かなり近い関係にある動物に移植するのは、微生物が種を越えて飛び移る際に直面する自然の「障壁」をすべてとり除く行為なので、考えられるかぎりでもっとも危険な方法だ。

ヴォロノフの仕事は極端だったが、ほかに例がないこともない。過去四〇〇年における医療技術の急激な発達によって、個人の持つ微生物は新しい種類の結びつきを与えられた。輸血や移植、注射は、人の健康を保つためにとても重要な手段だが、それらはまた微生物を感染させ、パンデミックを起こす一因となる。それらの技術により私たちは血液や臓器、その他の組織で結びつく。このような結びつきは生命の歴史上、前例がなかった。これもまた私たちが互いに親密な種となる一要素なのだ。

医療技術と微生物

私たちの体を結びつけ、微生物の感染を助ける医療技術の役割について分析する前に、しばらく時間を割いて、それらの技術が与えてくれる恩恵を見てみよう。注射と予防接種、輸血や移植によって、医療は一気に近代化をとげたのだ。

輸血がなければ、膨大な数の血友病患者や外傷患者、負傷兵らが死んだだろう。移植によって、

＊　ヴォロノフについてすぐれた情報を与えてくれるポープ・ブロックの著作 *Charlatan*（偽医者／未邦訳）は次のように記している。「その受精の試みが生みだしたのは、フェリシアン・シャンソールの小説 *Nora, la guenon devenue femme*（ノラ、女性になったサル／未邦訳）だけだった」

白血病や肝炎、重いやけどの患者も健康な生活を送れるようになった。そして、注射のない世界はほとんど想像できない。点滴静脈注射ひとつを見ても、毎年、何百万人もの栄養失調の子どもや、下痢を起こしている患者の命を救っている。注射が予防接種を可能にした。もしも、予防接種のない世界で生きていくとしたら、天然痘におびえて暮らすことになるだろう。一九六〇年代に予防接種によって天然痘が根絶されていなければ、おそらく今日では、第六章で述べたようなきわめて高度な接続性が原因で、昔よりも大きな被害を出す病気になっていただろう。

これらの医療技術が疫病の歴史で果たした役割を調べてみると、人類という種の健康を保つ役に立っていることはまちがいない。そして、微生物の移動の機会を増やしたという意見を、予防接種に反対する者のおおげさな恐怖を肯定する理由にしてはならない。予防接種反対派の言い分について、マイケル・スペクターは何年にもわたって調査をおこない、一般読者向けに重要な著書*Denialism*（否定主義／未邦訳）を記し、正当かつ痛烈な批判をしている。それでもなお、これらの技術がどのように使われて、人間を結びつけてきたのかを歴史的に理解することは、私たちがパンデミックに苦しめられている理由を知るうえで重要だ。それを理解すれば、命を救う技術を使うことをためらうのではなく、使う際に警戒心を持ちつづければいいことがわかるからだ。

輸血

医療技術によって人間同士が微生物をやりとりする機会が増えたが、その端的な例が血液の利用だ。歴史的に見ると、かつては人間（と他の動物）が互いの血液に触れる機会はめったになかった。狩りがおこなわれるようになって以降、他の動物の血液や体液に触れるのは、主として狩りと獲物の解体のときに限られていた。だが、一五世紀にその状況はがらりと変わった。
一般に認められている最初の輸血の試みは、一四九二年、ローマ教皇インノケンティウス八世になされたもので、同時代の歴史家のステファノ・インフェッスーラがその様子を記している。*教皇が昏睡状態に陥ったとき、主治医らは一〇歳の少年三人の血液を輸血して治そうとしたのだ。当時、静脈注射の技術はなく、教皇も、一ダカット金貨をもらえることになっていた三人の血液提供者も全員が死んだ。**

輸血はそのときから大いに進歩して、現在は年間八〇〇〇万ユニットもの輸血用血液が世界中で集められている。輸血は数えきれないほどの命を救ってきた一方で、人間同士をまったく新しい形で結びつけることになった。人と人とのあいだで輸血がおこなわれるとき、その血液内に存在するウイルスなどのさまざまな微生物も同様に移されるからだ。輸血が急増したことで、新たな微生物の移動経路ができた。ときには、マラリアの場合のように、すでに別の方法で人間の中に入っていた微生物にも新しい経路を与えた。医療技術を通して作られた新しいつながりは、それまで人間のあいだに広まる可能性などまったくなかった感染因子に感染経路を提供することになったし、動物からヒトに移されたものの、ただ消えていったであろう感染因子が、新しい経路

*　現代の歴史家ピーター・デ・ローザによる、ローマ教皇に関する著作の中で紹介されている

**　興味深いことに、記録に残る最古の静脈注射による輸血は、人間同士ではなく、動物から人間へのものだった。一六六七年六月、誰あろう、フランス国王ルイ一四世の主治医だったジャン＝バティスト・ドニは、ヒツジの血液を一五歳の少年に輸血した。ヒツジがどうなったかはわからないが、少年は生きのびた

で広がる可能性を与えた。

輸血によってＨＩＶや他のレトロウイルスが広まったことはわかっている。Ｂ型肝炎、Ｃ型肝炎やマラリアやシャーガス病〔サシガメという吸血昆虫が原因の感染症。潜伏期間が長いのが特徴〕もそうだ。変異型クロイツフェルト・ヤコブ病（ＢＳＥ、狂牛病）を引き起こすプリオンも感染性病原微生物で、輸血袋（輸血用の血液を蓄えておくプラスチックの保存袋）の中でも生きつづけることができる。プリオンについては次の章でふたたび触れよう。

血液製剤の分野もまた、個人から個人への輸血を超えて大きく進歩している。血友病患者は、血液を凝固させる働きをする特定の血液成分が欠けており、出血は命にかかわる危険となる。この問題を解決するために、不足する血液成分を必要量得ようと、数万人の献血者の血から特定の成分を集めることがある。その結果として相当な数の人間と結びつくことになる。簡単に計算してみると、たとえばサンフランシスコのような大都市に住む血友病Ａ患者は、六〇歳になるまでに第Ⅷ凝固因子を七五〇〇回も注射されることになり、それは、この患者が一生のうちに二五〇万人もの人の血液が運ぶ微生物に接触する可能性を意味するのだ。

よいニュースもある。多くの血液バンクが疑わしい血液をふるいにかける検査をしているのだ。たとえば、ＨＩＶに感染している血液は、献血過程ではねられる。* しかし、常にそうだとは限らない。おそらく皆さんはご存じだろうが、一九八〇年代はじめに、最初にＨＩＶ患者が見つかったときに、その多くは血液製剤を使っていた血友病患者だった。アメリカ国内だけでも、数千人の血友病患者がＨＩＶに感染し、多くが亡くなった。現在でも、私たちは、既知の微生物しかふるいにかけることができない。未知のウイルスが多く存在するのは確かで、それらは血液製剤を通して日夜動きまわっている。そして、人間に入りこんだ新しいウイルスは私たちが阻止する機会を得る前に、輸血用血液を通じて簡単に広まることができるのだ。

臓器移植

実施回数で見ると、輸血は臓器移植を大きく上まわる。回数はそうでも、生物学的には臓器移植のほうがはるかに劇的な出来事だ。そこではかなりの量の組織と血液が移動し、提供者（ドナー）の血液内や組織内に存在する微生物は、臓器とともに受容者（レシピエント）に移されるからだ。

臓器の提供がもたらす危険は、輸血により移動する札つきの微生物すべてを移すだけでなく、さらにそれ以上の微生物を移動させることにある。たとえば第五章で、狂犬病は人から人には移らないと記した。正確に言えば、自然感染した記録がないということで、人から人へ感染したくわしい記録は一〇件強残っている。そのすべてが、感染していた臓器の移植によるものなのだ。

その大半は角膜移植によって起きている。狂犬病ウイルスは主に中枢神経系に広まり、角膜は現在移植されている唯一の神経系細胞だからだろう。二件の興味深い事例では、テキサスとドイツの受容者が、狂犬病に感染している臓器を移植されていた。どちらの事例でも、提供者の死亡原因は、薬の過剰摂取によるものとまちがった診断がくだされていた。その症状が狂犬病に似て

＊　残念ながら、地域によって検査の精度には大きな差がある。一般的に先進国の検査はすばらしいが、世界には、事実上検査がなきに等しい地域もある

いるときがあるのだ。驚いたことに、どちらの提供者も医者にかからないままに劇症狂犬病で死んでいた。想像すると恐ろしいが、二人とも病気がそこまで進行しているにもかかわらず動きまわり、日常生活を送っていたのだ。

移植はまた、休眠期にあり、やがて目をさます恐れのある感染症をも運ぶ。マラリア原虫の一種である三日熱マラリア原虫は、そのシベリア株については第一章で話したが、肝臓に潜伏し、休眠する能力を持っている。休眠期にはまったく症状は現れないし、血液中にマラリア原虫は出てこない。だが肝臓移植によって移される可能性があるのだ。

あるドイツの事例では、カメルーンからの移民である二〇歳の青年が脳内出血で死に、臓器提供者となった。受容者の一人は六二歳の女性で、末期の肝硬変で新しい肝臓を必要としていた。肝臓移植の一カ月後、彼女は高熱を出し、そして三日熱マラリアと診断されて、治療を受けた。彼女はそれまで一度も熱帯地方や亜熱帯地方に行ったことはなかった。だが、彼女の肝臓は違ったのだ。

異種移植

ほかにも臓器移植には大きな問題がある。提供者から血をもらうのはとても簡単だが、臓器をもらうのはそうはいかない。先進国に住んでいて、輸血が必要なのに受けられない人はまれだが、臓器移植となると話は別だ。現在アメリカでは、およそ一一万人が臓器移植の順番を待っており、九〇分に一人が待ちながら死んでいる計算になる。

移植臓器の不足により、医師は人間の臓器の代わりとなるものを探している。動物が選択肢のひとつなのはまちがいない。「若返り」目的でチンパンジーの睾丸を移植した数千件の事例のように、任意の手術においてリスクを冒すことはとうてい容認できない。チンパンジーのような近い関係にある動物から、既知、未知を問わずウイルスが人間に移る機会を作ることは、たとえ患者の病気が生命にかかわるものであっても、まちがった選択だろう。だが、動物はほかにもいる。たとえば、大人の豚の臓器はサイズも重さも人間の成人のものとほぼ同じで、種を越えた感染の危険はかなりあるが、系統関係が遠いのでチンパンジーほどではない。

二〇〇七年七月、移植外科の先駆者であるインディアナ大学医学部のジョー・テクター医師が私に電話をしてきた。テクターは、今日の外科医にとって障害となっている、移植時の拒絶反応の問題を解決するために、豚の遺伝子を操作して、拒絶反応の起きにくい臓器を作ることを目的としたチームを立ちあげたという。五年以内に、豚の肝臓を人間へ移植することを始めたいと考えており、そのリスクについて理解したいということだった。

単純に、あなたのやっていることは安全ですと言うだけの安易な科学者には用がない、と彼は言った。新しいウイルスを発見することが好きで、彼が進めているプロジェクトに関して、あらゆる危険を見つけようという意識を持つ人物を探していたのだった。彼は患者のことを、そして、どれだけ多くの待機患者が臓器移植を受けられずに死んでいくかを言葉を尽くして語った。また、自分のしようとしていることが人類に新たなパンデミックをもたらすという不測の事態にならないことを見きわめる必要があると言った。テクターが連絡してくる数年前から、私は異種移植に興味を持っていた。「異種移植」とは、異なる種への臓器移植を指す専門用語だ。彼との電話を切るまでに、私はその話にすっかり引きこまれていた。

一九二〇年代、ヴォロノフがパリで実験をしたのち、異種移植は四〇年にわたる休止期に入り、実施された記録はまったく残っていない。だが、六〇年代に復活した。新しい抗生物質や免疫抑制剤により、動物の内臓を必要とする人間に移植できる希望が生まれたからだ。免疫抑制剤によって免疫系を弱めることで、臓器の拒絶反応を抑えられるかもしれない。

一九八〇年代を通して、一連のめざましい手術でこの分野に注目が集まった。そのうちのひとつは有名なベビー・フェイのケースで、心臓に深刻な先天性疾患を持ち、未熟児で生まれた生後一二日の赤ん坊に施された手術だった。彼女はヒヒの心臓を移植されたのち一一日間生きた。ほかには三八歳のエイズ患者、ジェフ・ゲッティに関するニュースも大きくとりあげられた。ゲッティは、まだエイズが「ゲイのガン」と呼ばれていた時代に診断をくだされた患者だ。彼は有名な活動家になり、エイズ患者が充分な看護を受けられるように働きかけ、数々の治療の実験台になった。その中には、悪評が立ったある実験も含まれていた。ヒヒの骨髄を移植したのだが、それは、ヒヒの持つ自然抵抗力が彼の体内で働いてくれないかという希望を託した手術だった。

ゲッティの実験的治療は結局失敗に終わったが、この試みによって、そうした移植が未知の新型ウイルスを人間に移す危険性について、広く議論が起きた。ヒヒのような近い関係にある種から、すでに免疫力が弱っている人間への移植は惨事を招くかもしれない。末期エイズ患者のように、免疫力がかなり弱っている患者は、新しいウイルスが適応して増殖しやすい環境を提供するはずだ。* 極端なたとえをすれば、そういう患者は、ウイルス研究のために見知らぬ新しい土地に置かれたペトリ皿なのだ。

テクターの試みにおいては、幸運なことに、豚がヒヒよりは人間から遠い種だという利点がある。それでも豚は同じ哺乳類で、人間も含めてほかの哺乳類と同様、多くの未知の微生物を持っている。そして、その中には、種の壁を飛び越えられるものがいるかもしれない。だから、どのウイルスが種を飛び越えられ、人から人へ感染できるのかが真の問題となる。強毒ウイルスに一人の人間が感染したとしても、それで世界が終わるわけではない。特にその患者が肝不全で死に瀕し、免疫力が弱っているときには。本当の危険は、そのウイルスがさらに別の人間に感染し拡散する場合なのだ。

少人数ながら活動的なテクターのチームは、豚ウイルスに興味を示した。もっとも心配な病原体は、ＰＥＲＶ（豚内在性レトロウイルス）だ。内在性ウイルスは、宿主の遺伝物質（ＤＮＡ鎖）に恒久的に組みこまれていて、ときに遺伝子を発現させて、細胞に感染し、宿主の体内に広がっていく。宿主のゲノムの一部になっているので、現在のところ、そのウイルスをとり除くことはできない。そのため、豚の臓器を人間に移植したのちにＰＥＲＶが発現する恐れがあるのだ。

ＣＤＣの高名なウイルス学者、ビル・スウィッツァーと私は密に協力して、一〇年にわたりレトロウイルスの研究をしてきたが、彼は異種移植の受容者におけるＰＥＲＶに関するもっとも総合的な研究を指揮する科学者の一人だ。ビルと研究仲間が、豚の組織を移植された一六〇人の患者から集めた検体を調べたところ、驚いたことに、移植から最長八年を過ぎたときでも、一五パ

＊　免疫不全になるのはエイズ患者だけではない。移植患者は、拒絶反応を防ぐために免疫力を抑制する薬剤を投与されることが多く、今日、臓器移植を受けた患者は、エイズとは関係なく、感染リスクが高くなっている

ーセントの患者の体内で豚の細胞が生きつづけている証拠が出てきた。ＰＥＲＶが見つからなかったのは幸いだった。

ＰＥＲＶの危険性はまだわからないが、それほど心配する必要はないだろう。テクターのチームと私たちの共同研究により、豚の組織にはほかにどんな微生物があって、それがどんな危険を持っているかをいずれは正確に特定できると思っている。とはいえ、私たちの研究によっても簡単に特定できるわけではない。第九章でくわしく触れるが、最新のウイルス発見技術を用いても、サンプルが含む微生物すべてを特定することは無理だからだ。だが、異種移植をどうするか、決断をくださないことによる代償は大きい。一方には、毎日、臓器を待ちながら死んでいく移植希望患者が存在する。もう一方には、より大きな集団における感染症の発生という、可能性は低いが重大な危険がある。人類全体に及ぶかもしれない感染症が発生する危険を冒しても、ひとつの命を救う価値はあるだろうか？

タトゥー、注射

私たちは大昔から体に針を刺してきた。最古の証拠は、「アイスマン」といううめずらしい形で現れた。一九九一年九月のある晴れた日、二人のドイツ人旅行者がイタリアアルプスでハイキングを楽しんでいたときに、氷の中に閉じこめられた遺体を発見した。その遺体は発見された谷の名をとって「エッツィ」か、もしくは「アイスマン」と呼ばれた。当初は、比較的新しい時代に死んだ登山者だと考えられたが、現在では、彼が生きていたのは五三〇〇年前だということがわか

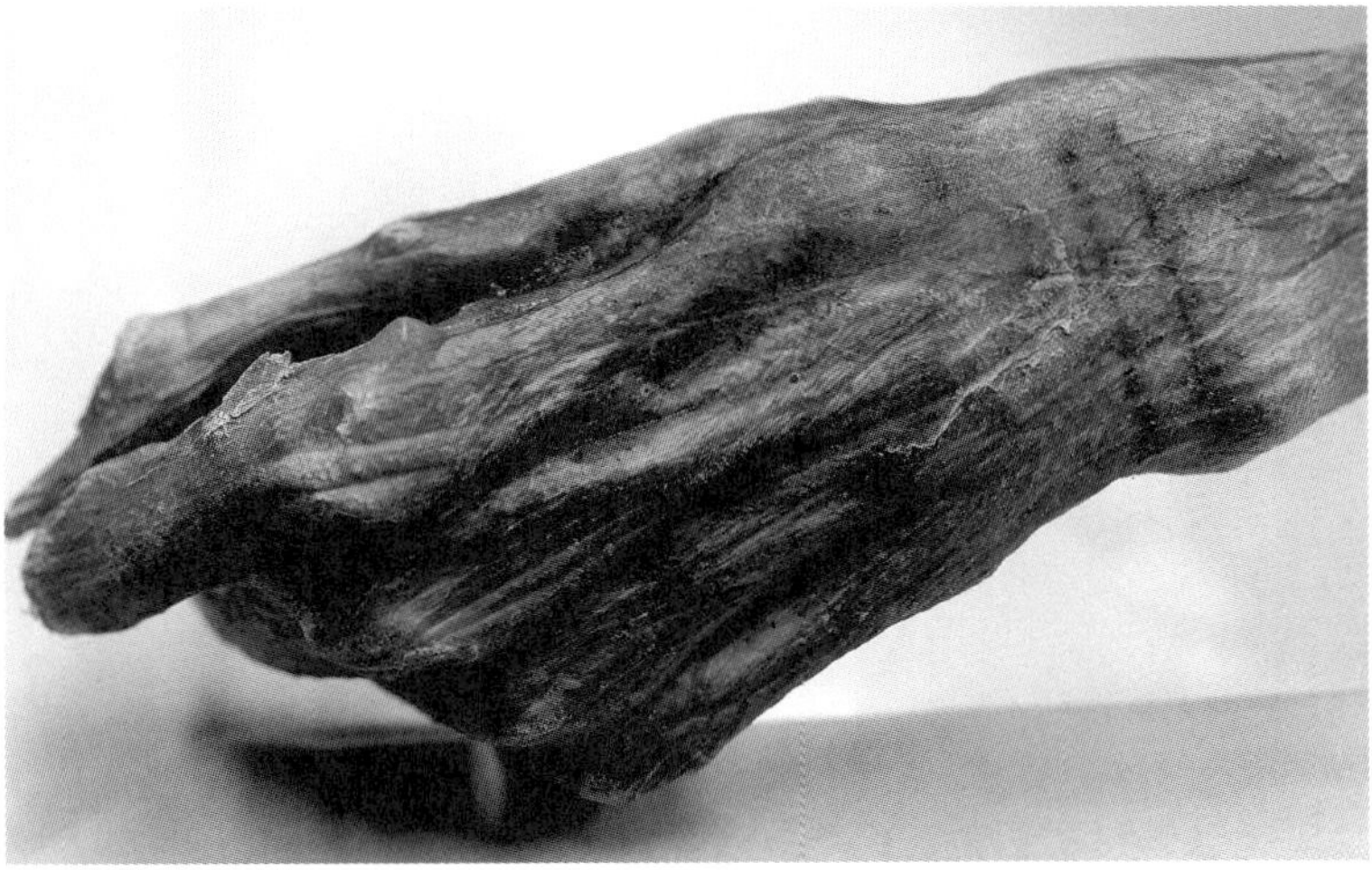
「アイスマン」ことエッツィは、手首をはじめ身体のあちこちにタトゥーを入れていた

っている。
この発見にまつわる驚くべき事実のひとつに、エッツィがタトゥーをしていたことがある。これは世界最古のタトゥーの例だ。彼のタトゥーは腰、両の足首、片方のひざに施されていた。レントゲン写真でわかったが、その位置は、関節炎のためにエッツィが痛みを感じていた部分のようであり、一種の治療として施されたのではないかと推測されている。
どんな理由で入れたにせよ、エッツィのタトゥーは、その後のすべてのタトゥーと同じで、危険をともなうものだった。針を刺したり注射をしたりする場合と同様に、タトゥーは血液と接触する行為だ。もしも、同じ器具を多くの人間に使いまわした場合、微生物が別の人間に飛び移る橋の役目をするかもしれない。
タトゥーでも、注射器による薬品やワクチンの投与でも、消毒の不充分な針を使った場合、その針は微生物を移動させる重大な役割を果たすことがある。針の使用の普及は、輸血と同様、微生物が人間のあいだを動きまわる、まったく新しい経路を提供することになった。その結果、微生物は生き残って繁栄するので、人間の中で生きつづけるか、効果的に拡散する道を選ぶことができるのだ。

注射が普及したあとの病原微生物で、もっとも知られているのは、C型肝炎ウイルス（HCV）だろう。きわめて重要なウイルスで、世界中に一億人以上の患者がいて、毎年三〇〇万人以上が新たに感染している。HCVは肝臓ガンや肝硬変を引き起こし、アメリカだけでも年間八〇〇〇人以上の死者を出している。だが、針さえなければ、ほとんど死者も出ないはずだ。

HCVには未解明の部分がたくさん残っている。それが発見されたのは一九八九年だが、もっと前から人間のあいだに存在していたに違いない。私の共同研究者のオリヴァー・パイバスはとても活動的なウイルス学者で、多くの研究目標を掲げているが、そのひとつがHCVの解明だ。パイバスは進化生物学のツールを用いて、多くの研究者が一生をかけた研究やフィールドワークによって得るよりもたくさんのウイルスに関する知識を、コンピュータを通じて一年のうちに獲得している。コンピュータ・アルゴリズムを使い各ウイルスの持つ遺伝情報を比較することや、数理モデルを用いることでHCVに関してすばらしい発見をしてきた。

私たちがHCVについて知っていることと言えば、それが活動中であることだ。この一〇〇年のあいだに、このウイルスは輸血や未消毒の針を使った注射、ドラッグ注射などを通して急速に広がった。だが、パイバスや他の研究者による遺伝子解析で、ウイルスは五〇〇年〜二〇〇〇年前から生きていることが判明し、拡散の理由を現代の技術だけでは説明できないことがわかった。もともとの生息地としてもっとも可能性が高いのはアフリカとアジアであり、HCVは針と注射によって大々的に広がる前に、ささやかに生息していたと思われる。

HCVは性交渉や一般的な接触では人から人へと感染しにくいので、数世紀前から生きのびてきた理由を説明するためには、伝播経路をほかに考える必要がある。ウイルスが母から子へ伝えられてきたという、いわゆる垂直感染もそれほど効果的な経路ではないので、可能性は低いだろう。おそらく割礼やタトゥーや儀式におけるスカリフィケーション〔皮膚に傷をつけ、模様を描く身体装飾の方法〕や針治療といった文化的慣習が貢献したに違いない。意外な展開だが、パイバスたちは病気の広がりを示す地理情報システム（GIS。第一〇章でふたたびとりあげよう）と疾病拡散の数理モデルとを組みあわせて、数種類の吸血昆虫もHCVの拡散にかかわっている可能性をあきらかにした。それらの吸血昆虫が昔から自然の汚染注射針の役目をして、ウイルスに感染した血液を口器で宿主から別の人間に運んだかもしれないのだ。

ワクチンのリスク

危険な注射行為は、二〇世紀にHCVを大規模に広める主な原因になった。ニューオリンズにあるチューレーン大学のウイルス学者、プレストン・マークスと同僚は、よく考えられた一連の研究における発表で、HIVのパンデミックの発生には注射が一因となっていると論じている。それでも、HIVの初期の拡散については謎が残る。遺伝子データは、二〇世紀はじめにチンパ

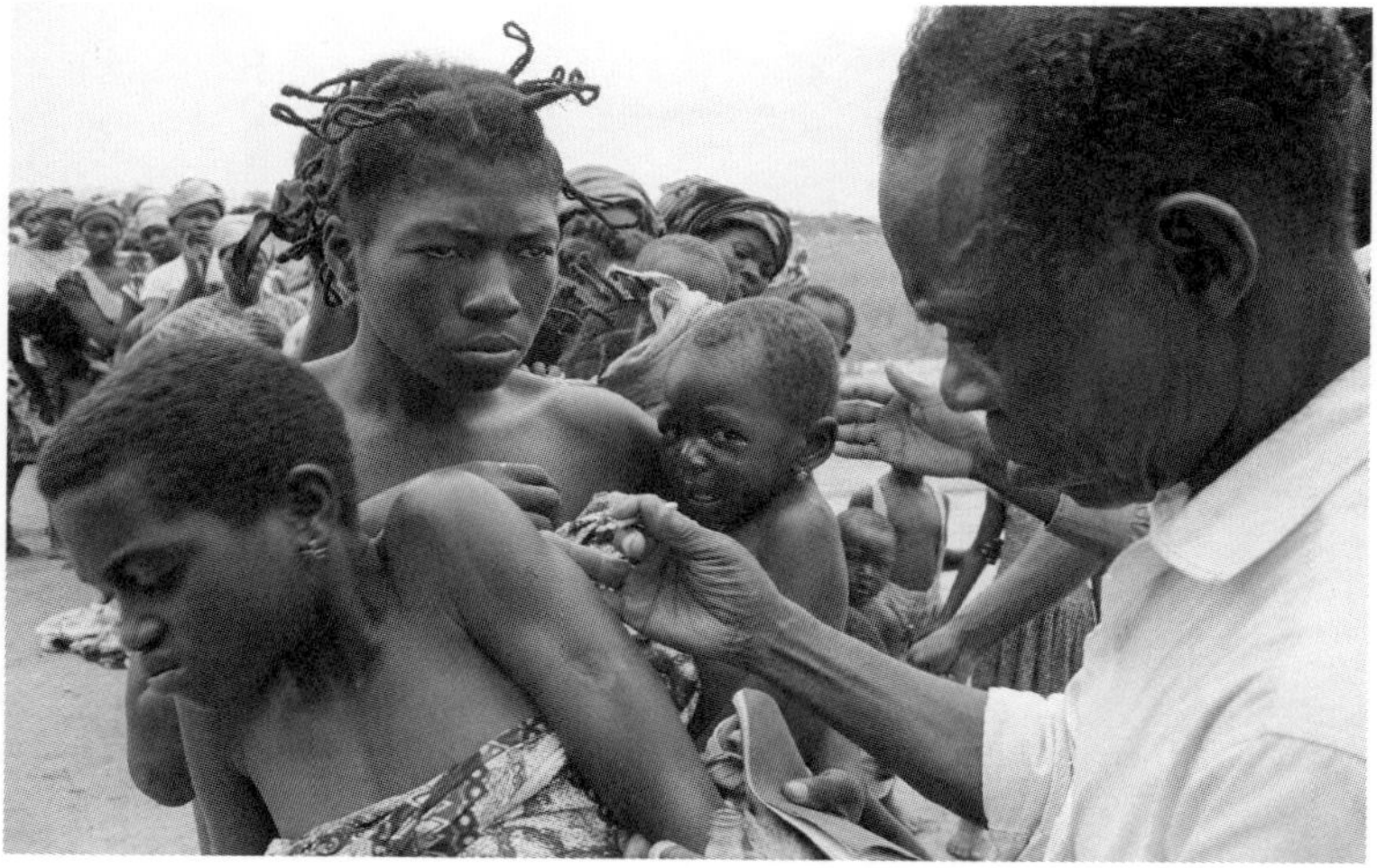

1962年、ザイールのレオポルドヴィル（現コンゴ民主共和国のキンシャサ）で天然痘のアウトブレイクが起きたときに、キンタンボ病院の外で天然痘ワクチンが接種された

ンジーの持つウイルスが人間に移ってＨＩＶになったことを示すが、一九六〇年代から七〇年代にかけて本格的に世界に広まった理由については、まだ議論の余地があるのだ。多くの科学者が、第六章で述べている航空機輸送の発達で、この現象を充分に説明できると考えているが、マークスたちはほかにも考えられる原因があると言う。

ＨＩＶが世界に広がったのと同じ時期に、安価な注射器が作られはじめ、同じように一気に普及した。一九五〇年代以前の注射器は手作りで、比較的高価だった。だが、一九五〇年にガラスと金属の注射器が機械で大量生産されるようになり、六〇年代には、プラスチック製の使い捨て注射器が手に入るようになった。薬剤やワクチンを効果的に投与する方法として、一九世紀末から、治療やワクチン接種の際に注射を使うことが増えてきていた。集団接種においてはときに、注射針を消毒しないまま、数百人かそれ以上の人にワクチン注射をすることもあった。それにより疾病を発生させる特殊な環境が整えられたのだ。[*] 理論的には、狩ったチンパンジーから一人のハンターに移ったウイルスが、この経路で多くの人間に移っていった可能性があり、そして、マークスたちはこの経路でＨＩＶが本格的に世界に拡散したと考えている。

一九九二年、『ローリング・ストーン』誌に、経口ポリオワクチンがＨＩＶの元凶だという説が最初に載ったが、マークスたちの説はそれとは違うものであることを明確にしておきたい。マークスたちは、安全性に欠ける注射がＨＩＶ拡散の原因となったと主張するが、最初にチンパンジーから人間へ移ったときに注射が手助けしたとは言っていない。それに対して、経口ポリオワクチン説では、ポリオワクチンは霊長類の生きた細胞組織で培養されるので、そのときにＨＩＶが霊長類の組織から直接ワクチンに入りこみ、ワクチンの投与で広がったと主張する。

今では、このポリオワクチン説をまともに受けとめる科学者はいない。主な理由は四つある。(一)最初のワクチン株までさかのぼって調べても、ワクチンが人間のＨＩＶの元になったチンパンジー・ウイルスに冒されていた証拠はなかった。(二) 遺伝子解析で、ＨＩＶはおよそ一〇〇年前に生まれたことがわかったが、それは経口ポリオワクチンが使われだすずっと前のことだ。(三) 汚染されていたと思われるワクチンが製造された地域のチンパンジー・ウイルスの株は、ＨＩＶの元となったチンパンジー・ウイルスとはまったく異なる。(四) 野生の霊長類の狩りと解体

＊　マークスたちは、注射器の使いまわしは、研究室内でウイルスを使っておこなわれる「連続継代」実験と同じ経過をたどるという。そうした実験では、ウイルスは新しい宿主の中で生きのびるために変異を重ねる機会を多くしようと、動物から動物へ移っていく

によって、人間が獲物の持つウイルスに触れる機会が増えたことが、人間に入りこんだＨＩＶに多数の霊長類ウイルスが見られることの、より簡潔な説明となる。

経口ポリオワクチンに関する議論に終止符が打たれたのは二〇〇一年だった。四つの異なる論文が、一流科学雑誌の『ネイチャー』と『サイエンス』に発表されたのだ。この説が葬り去られたことは、多くの理由で重要だった。理由のひとつに次の事実がある。この説によって多少なりとも誤解が生じ、安全で効果もあると世界的に認められているワクチンを使った医療キャンペーンが実施しにくくなっていたのだ。『ネイチャー』誌掲載の論文につけられた解説記事が、事態をうまく要約していた。「経口ポリオワクチンはチンパンジーのウイルスによって汚染され、その後、事実が意図的に隠蔽されたと考える頑固な陰謀論者の意識は、新しいデータを示されても変わらないかもしれない。だが、以前はその説をある程度信じていた人たちも、これで白黒はっきりしたと思うだろう」。より率直なのは、私の研究仲間で、すぐれたウイルス学者のエディー・ホームズの言葉だ。「もとより薄弱だった説に、今やまったく根拠がなくなった。さあ、忘れよう」

安全でない注射は、ＨＣＶのときと同じで、ＨＩＶの拡散に関与しただろうが、その発生とは無関係だった。だからといって、ワクチンの安全性の問題を無視していいということはけっしてない。

現在、この本を読んでいる人のおよそ一五人に一人は、サルに由来するあるウイルスに感染している。具体的に言うと、もしもあなたがその一人なら、あなたはシミアンウイルス40（ＳＶ40）に感染しているということだ。それはアジア産のマカク属サルのウイルスで、汚染ワクチンが感染源になった。

一九五〇年代から六〇年代にかけて、ポリオウイルス・ワクチンはマカク属サルの肝細胞培養液の中で作られていた。その肝臓の中にSV40に感染しているものがあり、ワクチンを汚染してしまったのだ。結果は劇的だった。

アメリカだけでも、一九六〇年のポリオウイルス・ワクチンの三〇パーセントがSV40に汚染されていた。一九五五年から一九六三年までに、アメリカの約九〇パーセントの子どもと六〇パーセントの大人がSV40にさらされた可能性があり、対象者は約九八〇〇万人に及んだ。そして、そのウイルスは軽視できるものではない。齧歯類にガンを引き起こし、研究室で培養された人間の細胞でも、異常分裂というガンになる可能性を示す心配な兆候を見せたのだ。

アメリカの人口の半分以上が新種のサルウイルスに感染する危険にさらされているという事実は科学界に衝撃を与え、疫学者はウイルスに感染した個人がガンを発症したかどうかを急いで調べた。その結果、データの解釈について議論の余地はあるものの、SV40にガンを発症させる深刻なリスクはないことがあきらかになった。より重要なのは、ウイルスが拡散力を持っていなかったことだ。私たちは辛くも惨事をまぬがれたようだ。

だが、単一の備蓄ワクチンを大人数に接種するというやり方には、たえず目を光らせていなければならない。同種株でも多種株でも、そのワクチンが汚染されていれば、SV40の感染のように数百万人が新しいウイルスに感染する原因となる。だからといって、ワクチンは危険だと言っているのではない。ワクチンは安全だ。世界中の数十億人を守るために欠かせないものだし、被接種者の健康チェックとその製造における警戒体制はこれ以上ないほど向上している。私の協力者のエリック・デルワートは、サンフランシスコ在住の科学者だが、未知のウイルスを発見する技術を完成させた。彼は最近の重要な研究で、それらの技術を使えばワクチンの安全性をさらに向上させられることを示した。彼の開発した技術については第一〇章で触れよう。最新のワクチンが持つリスクは、それが予防する病気の持つリスクよりも低い。といってもワクチンのリスクはゼロではないので、私たちは、意図して動物や人間の組織を──特に産業規模で──結びつける場合は、最大の注意を払わなければならない。

ヴォロノフがサル腺移植をした一九二〇年代以降、世界では輸血や臓器移植、注射が飛躍的に普及した。それらのすばらしい技術は、人間の致命的な疾病の一部をとり除く働きをしている。だが同時に、人間同士に新しく強力な生物学的つながりを与えることにもなり、ときにこうした有益なツールの招かれざる副産物を生みだす。微生物が渡ることのできる、それまでは存在していなかった橋を架けたのだ。それらの橋は人間をまったく新しい親密な種にまとめあげ、地球における特別な生き物にし、そして私たちの世界にいる微生物と私たちの関係を根本から変えたのだった。

第八章 ウイルスの襲撃

こんな状況を想像してもらいたい。大都市、たとえばマニラの、大勢の住人がひしめく住宅地で、異臭がするという通報が住民から地元の保健所に寄せられる。数時間後、ペットの小動物の具合が悪くなりはじめる。その地域で具合の悪くなった動物の数が増えているのを獣医が確認する。最初の異臭の通報から一日後に地域の医師は、皮膚に水疱(すいほう)や潰瘍ができた患者が増えていることに気づく。吐き気や嘔吐を訴える者も少数ながらいる。

二日がたつと、緊急治療室に運ばれる患者が出てくる。彼らは発熱、頭痛、呼吸困難、胸の痛みを訴える。なかにはショック症状寸前の者もいる。同じ頃、吐き気を覚えていた患者の症状は重くなり、出血をともなう下痢も発症している。

日がたつにつれ、患者は増えていく。最初の一週間が過ぎる頃には、一万人近い患者が入院している。そのうち五〇〇〇人を超す患者が苦しんだすえに死ぬ。死のまぎわには、ほとんど息もできず、その肌は酸素不足で青白くなっている。最終的に敗血性ショックと重い脳炎に襲われ、

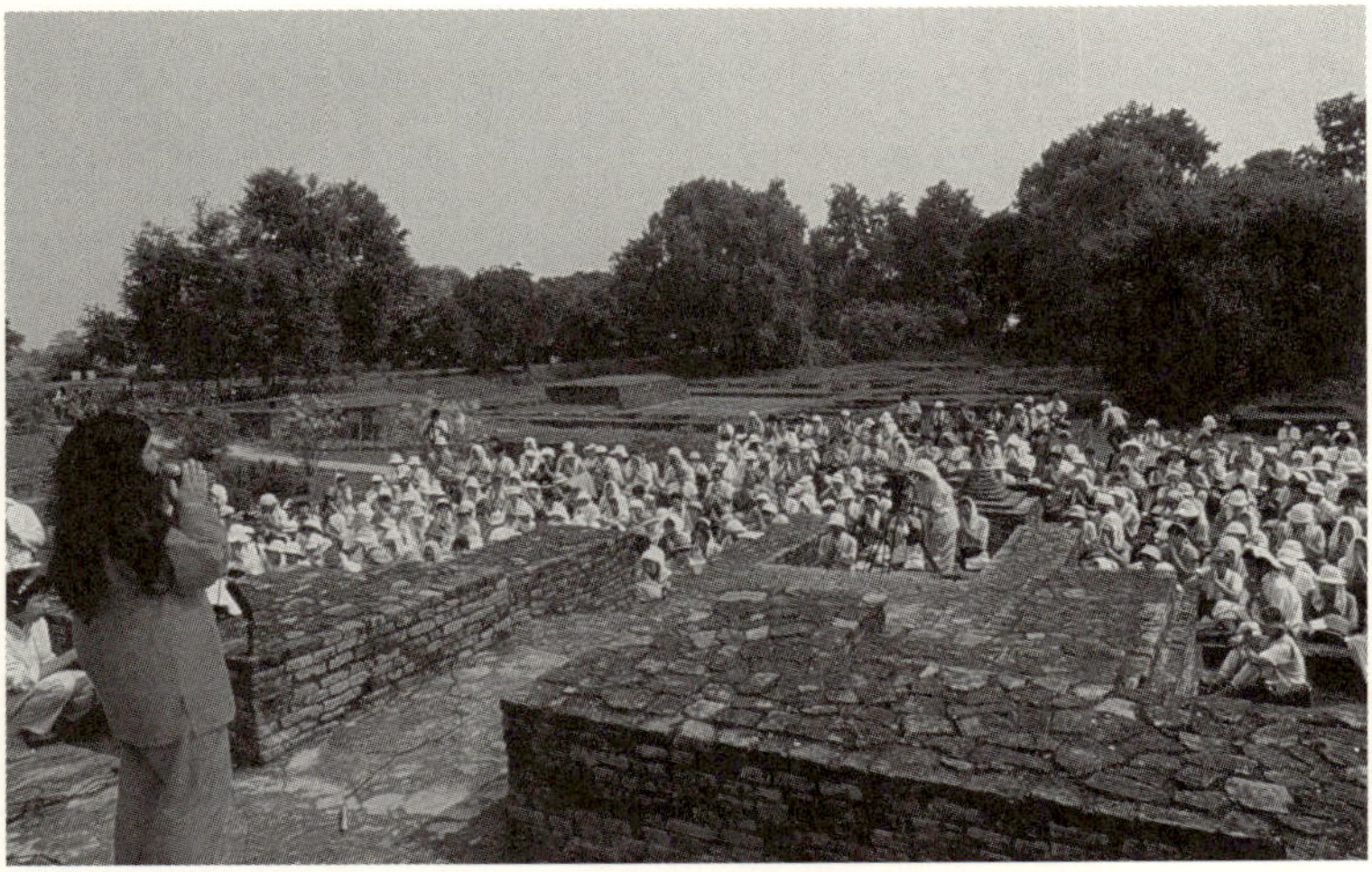

インドで信者に教えを説くオウム真理教教祖の麻原彰晃

ほとんどが死ぬ。死者が増えるにつれ、マスコミが現場に押しかける。住民の多くは町から逃げだそうとし、政府が懸命に対処するものの、都市には深刻なパニックが広がり、大打撃をこうむる寸前になっている。

今、簡単に語ったのは想像の物語だ。だが、それに近いことが現実に起きている。一九九三年六月、カルト教団のオウム真理教は東京の東部に位置する亀戸の八階建てのビルから、炭疽菌の液体を噴霧した。彼らは人口が密集する世界最大級の都市に対して、バイオテロをしかけたのだ。

それが失敗したのは本当によかった。二〇〇四年に発表された分析によると、彼らが選んだのが、比較的毒性の弱い炭疽菌の株だったことと、炭疽菌の芽胞が低密度だったこと、散布装置の不具合や、噴霧器の詰まりなどが理由で、その犯罪は竜頭蛇尾に終わったのだった。死んだペットはいたようだが、具合の悪くなった住民は出なかった。

オウム真理教がもっと毒性の強い炭疽菌を手に入れていたら、そして、きちんと動く散布システムを作っていたら、事件は冒頭の物語に似たものになっていただろう。この黙示録的カルト教団は炭疽菌だけでなく、他の病原微生物も探していた。教団は多くの研究所を造り、ボツリヌス菌や炭疽菌、コレラ菌、Q熱リケッチアなどたくさんの病原微生物を培養しようとしていたのだ。一九九三年には、医師と看護師の一団をザイール（現コンゴ民主共和国）に送りこんだ。医療使節という肩書きだったが、実際は自分たちの恐ろしい計画に使うために、エボラウイルスの分離株を持ち帰ろうとしたのだった。

バイオテロとバイオハッカー

仮にオウム真理教が炭疽菌散布に成功したとしても、それによる死と混乱の対象は、炭疽菌に直接さらされた住民に限定されていたはずだ。炭疽菌は致死性は高いが、人から人へ感染する力はないからだ。それでも、炭疽菌はテロリスト集団が使用できる多くの病原微生物のひとつにすぎない。バイオテロは治安担当者がもっとも心配する攻撃だ。戦争に使う資源や兵器に圧倒的な差がある、いわゆる「非対称戦争」において、劣る側にとってバイオテロは理想的な攻撃手段になるからだ。テロリスト集団のように弱小グループでも、病原微生物の種類と散布方法を正しく選べば、大損害を与えられる。

病原微生物はテロリスト集団にとってとても有望なものだ。化学兵器や核兵器よりも入手がずっと簡単だし、重要なのは、化学兵器や核兵器と違って、微生物はみずからの力で拡散できることだ。サリンガスや、放射能汚染物質をまき散らす「汚い爆弾」は危険でも、拡散能力はない。おそらくそれに匹敵するのは、長期にわたって恐ろしい影響を及ぼす放射性降下物（死の灰）だけだろう。それは広島で示したとおり、何世代にもわたり、変異した遺伝子を発現させ、高い確率でガンを発生させる。一方、ウイルス兵器は即効性があり、すぐに拡散し、数十年でなく数日で打撃を与える。核による影響は潜行性で環境的なものなので、比較的ゆっくりと進行する。

バイオテロの危険を軽く見るのは誤りであり、その研究者ほど、バイオテロが人類を見舞うのは時間の問題だと強く訴えている。

強毒の微生物を研究室で大量に培養できるという事実は、そこがまっとうな研究室だろうと、テロリストの怪しい作業場だろうと、パンデミックのリスクに別の様相を与える。絶対にありえないとは思うが、もしもテロリストがわずかに残された天然痘ウイルスを手に入れたとしたら、大惨事をもたらすだろう。天然痘は自然界では撲滅されたが、そのウイルスの株が二セット存在する。ひとつはアトランタのＣＤＣに、もうひとつはロシアのコルツォヴォにある国立ウイルス学・バイオテクノロジー研究センター（ＶＥＣＴＯＲ）で厳重に保管されているのだ。どちらもバイオセーフティレベル４の最高度安全実験施設だ。両研究所にあるウイルス株を破棄するべきかどうかは、ずっと話しあわれてきたが、今日まで結論は持ち越されている。もしもワクチンや薬品を製造するときがあれば、生ウイルスを使えるほうが有益だろうというのがその理由だ。

興味深いことに、二〇〇四年に天然痘の疑いのあるかさぶたが、ニューメキシコ州サンタフェで見つかった。それは「種痘により生じたかさぶた在中」というラベルが貼られた封筒に入っていた。この発見は、ほかにも存在を知られていない天然痘ウイルスが研究室の冷凍庫やどこかに残っているという可能性を示していた。それらが故意か、もしくは事故でばらまかれてしまったなら、私たちはすでに根絶された天然痘の予防接種をしていないために、最悪の状況が起こるだろう。まさしく災厄だ。

このほかに、〈バイオエラー〉のリスクも高まっている。バイオエラーはバイオテロと違い、事故により病原微生物が放出され、拡散することをいう。二〇〇九年、私のポスドクフェロー時代の師だったドン・バークは、インフルエンザウイルスの出現に関する論文を発表した。そこでは、過去に流行したさまざまな種類のインフルエンザウイルスを分析している。一九七七年一一月にソ連と香港、中国東北部で流行した事例が興味深い。そのときのウイルスは二〇年以上も前に流行し、その後、現れていなかったものとほぼ同じだったのだ。ドンたちはその二〇年以上前のウイルスに関しておこなわれた調査と同じことを、一九七七年のウイルスに対してもくり返した結果、どこかの研究室に保管されていた二〇年以上前のウイルスが、事故で研究室の人間に感染し、そこから広まったという説明がもっとも可能性が高い、と結論づけている。

今後数十年のうちに、くわしい生物学的情報や単純な微生物の培養技術に一般人がアクセスできるようになるにつれて、バイオテロやバイオエラーが起きる可能性は増えつづけるだろう。ほとんどの人は常識的に、生物学は主に安全な研究室の中で実践されるものだと考えているが、いつもそうとは限らない。二〇〇八年、ニューヨークに住む十代の少女二人が、自分たちの買った寿司を〈バーコード・オブ・ライフ・データベース・プロジェクト〉に送った。このプロジェクトは遺伝子検査を単純化し、標準化するという、この分野では先駆的なすばらしいプログラムだ。二人は自分たちの買った高価な魚が、本当に商品名どおりのものか知りたいと思ったのだ。そして、偽物が売られていることを発見した。同時に二人は、それまでは科学者しか利用できなかった遺伝子情報を得る方法を発見したのだった。

この学生の寿司調査は、単に数軒のニューヨークの寿司屋が客をだましていることを見つけただけの話ではない。科学者以外の人間が遺伝子情報を「読んだ」最初の注目すべき例だったのだ。情報技術革命の初期においては、コンピュータプログラマーだけがＨＴＭＬのようなコードを読み書きしていた。やがてプログラマー以外の人間もそれができるようになり、現在では誰もがブログやウィキペディアやゲームのコードを読み書きしている。情報を共有するシステムがあれば、最初は高度なものも、やがては誰もが使えるようになるのだ。そう遠くない未来に、少人数のグループが普通にＤＩＹ生物学を実践する日が来るだろう。そこでは、バイオエラーが起きないように監視する必要が、理論だけでなく実際に生ずるのだ。ロンドン王立協会〔イギリス最古の自然科学者の学術団体〕前会長のサー・マーティン・リースは有名な予言で次のように警告している。「……二〇二〇年までには、ひとつのバイオエラーかバイオテロで一〇〇万人が死ぬケースが出てくるだろう」。パイプ爆弾や覚醒剤を作った化学が、ウイルス爆弾を作る生物学にとって代わられるのだ。

新種の殺人ウイルス

この章では、次の大物殺人微生物を探ってみよう。微生物の脅威について考えると、私は眠れなくなる。もちろん、バイオエラーとバイオテロはその脅威に含まれる。ふたつの脅威が発生する頻度は将来において増えるだろうが、少なくとも現時点で、私たちが直面する最大の危険は自然界にある。

生物学の一部の領域では発見の時代は終わっている。たとえば今後、新しい霊長類の種が発見される確率はとても低いはずだ。だが、ウイルスはそうではない。私の共同研究者のマーク・ウールハウスは、新興感染症という歴史の浅い研究分野における初期の牽引者で、ウイルスの実数を集計している。彼らは新しいウイルスが検出された割合を一九〇一年からずっと記録してきて、それを分析すると、ウイルス検出の終わりはまったく見えていないという。これからの一〇年は低めに見積もっても、平均して一年に新種のウイルスを一、二種検出すると予測される。

現代の科学者が新しいウイルスを発見する理由のひとつは、それを探しているからだ。人間の持つ未知のウイルスや、動物の持つウイルスで次に人間に飛び移りそうなものを積極的に探す研究がおこなわれている。私のチームもそうした研究をしているが、それについては残りの章で紹介しよう。未知の微生物の世界を発掘する遺伝子技術は進歩していて、新しい微生物をこれまでにないほど早く簡単に見つけられるようになった。だが、集中的な研究と、注目度の高まりだけが、新しいものを発見しつづける理由ではない。

これまでの数章で語った数々の要素が組みあわさることで、人間が新しい微生物を持つための完璧な条件が整えられたのだ。私たちは大規模に相互接続された世界に住んでいる。交通網や医療技術によって作られた結びつきは、いかなる経路であれ、人間に入りこんだ動物のウイルスが足場を築いて広がっていく可能性を急激に増大させた。私たちが新たに発見した微生物の中には、過去にも種を越えて人間に感染したが、存続できなかったものもあるかもしれない。私たちの見方では、それらも新しい微生物に入るのだ。

二〇〇三年二月二一日、香港のメトロポールホテルで一人の男性が病気になった。それもかなりの重病だ。男性は近くの広東省からやってきて、フィットネスセンターやレストラン、バー、プールまであるこの高級ホテルに泊まった。彼が一泊しただけの９１１号室は今や悪名高い部屋となったし、彼自身も近年でもっとも有名な〈スーパー・スプレッダー〉になった。

スーパー・スプレッダーとは、感染症の拡散にとりわけ大きな役割を果たす個人（または動物）だ。９１１号室の客はＳＡＲＳ（重症急性呼吸器症候群、新型肺炎）にかかっていて、彼のウイルスは少なくとも一六人に感染した。その一六人がアジア、ヨーロッパ、北米と地球のあちこちに散って、さらに数百人に移したのだ。三カ月が経過したときですら、彼が咳かくしゃみか嘔吐をしたと思われる９１１号室近くのカーペットから、ＳＡＲＳウイルスの遺伝子情報を検出することができた。

その客がどのようにウイルスに感染したのか、正確にはわかっていない。感染した動物との接触を通じてのことかもしれない。現在では、ＳＡＲＳウイルスの由来はコウモリにあることがわかっている。広東省の住人は、生きた野生動物を「ウエットマーケット」〔東南アジアの生鮮市場のこと。清潔を保つために何度も床を洗うことから呼ばれる〕で買って食す習慣があり、９１１号室の客もそうした市場で売られていた感染コウモリと接触した可能性がある。あるいは、ハクビシンという小型の肉食動物で、広東省で珍味とされる動物から感染したのかもしれない。そのハクビシンは、コウモリからウイルスをもらっていたのだ。また、動物から移された別の人間から感染したのかもしれない。おそらく、もっともありそうなことは、彼が感染する少し前から、すでにウイルスは気づかれないまま広がっていたのだろう。

メトロポールホテルの客の感染経路が何であっても、彼の病気がＳＡＲＳのパンデミックを引き起こしたようで、人が住むすべての大陸の少なくとも三二の国の数千人に感染し、数十億ドルもの経済的打撃を与えた。この一件は、現代社会がパンデミックを促進することを示す完璧な例となった。

香港の人口密度は、世界のほとんどの都市よりも高く、また、二〇世紀以前に存在したどの都市よりも高い。毎日、香港の空港から何千という国際便が、世界中の都市へ飛び立っている。広東省からも車ですぐの距離だ。広東省には数億人が住んでいて、野生動物の珍味や豚の内臓のスープなどの料理を食べてきた歴史がある。

高い人口密度、盛んな畜産、野生動物の持つさまざまな微生物との濃厚な接触、そして効率的な大規模交通網が組みあわさると、パンデミックに関して世界がどこに向かっているのかよくわかる。最初のプロセスは、ハンターが野生動物を狩り、市場に持ちこむことだ。都市にある市場にも持ちこまれる。生きた動物も扱うウエットマーケットは特に危険だ。宿主の動物が死ねば微生物も死にはじめるが、もしも野生動物が生きたまま都市部の市場に持ちこまれた場合は、動物の体内でまるまる生き残っている微生物が、大勢の人間のまん中に置かれることになるからだ。ここで外に拡散することのできたウイルスは微生物版宝くじの勝者になる。

広東省は興味深い例だが、けっして特殊なものではない。世界中で、野生動物の多様性を持つ重要な地域が急速に都市化している。この数年で、人類の歴史上はじめて、私たちは主に都市に住む種になった。今や世界の五〇パーセント以上の人口が都市に住み、その数は増えつづけている。二〇五〇年には、七〇パーセントが都市の住人になると推算されている。そして、高い人口密度、野生動物や家畜の持つ微生物との接触、効率的な交通網が重なるとき、新しい病気が現れることは避けられないのだ。

アフリカの感染経路

アフリカでは、開発がたどった独特な経路が、微生物に関する固有のリスクをもたらしている。私が数年にわたって住み、研究をした中央アフリカでは、都市化と森林伐採、道路敷設、野生動物の消費が組みあわさって、病気を出現させるレシピが作られている。

コンゴ盆地にある国々では林業が盛んだ。世界では、対象区画の樹木をすべて伐採する皆伐をおこなう地域も多いが、中央アフリカでは基本的に、伐採に適した木だけを切る択伐をしている。択伐では、伐木搬出用道路が高価な木の茂る比較的未開の地域にまで入りこみ、労働者は材木を切り出すためにそこに連れて行かれる。

こうした林業のやり方が、ウイルスの出現形態を決めるいくつかの要因となった。まず一番に、新しく伐採キャンプが開かれると、大勢の労働者が流れこんでくる。人々は土地を切りひらき、道路を造り、木を倒し、運び、切断し、積みこみ、キャンプを運営する。労働者は寄り集まって、一時的な町を造る。その町では肉が食されるが、中央アフリカの未開の森林地域で消費されるのはほとんどが野生動物であるために、狩りの需要が高まる。それはより多くのハンターをひき寄

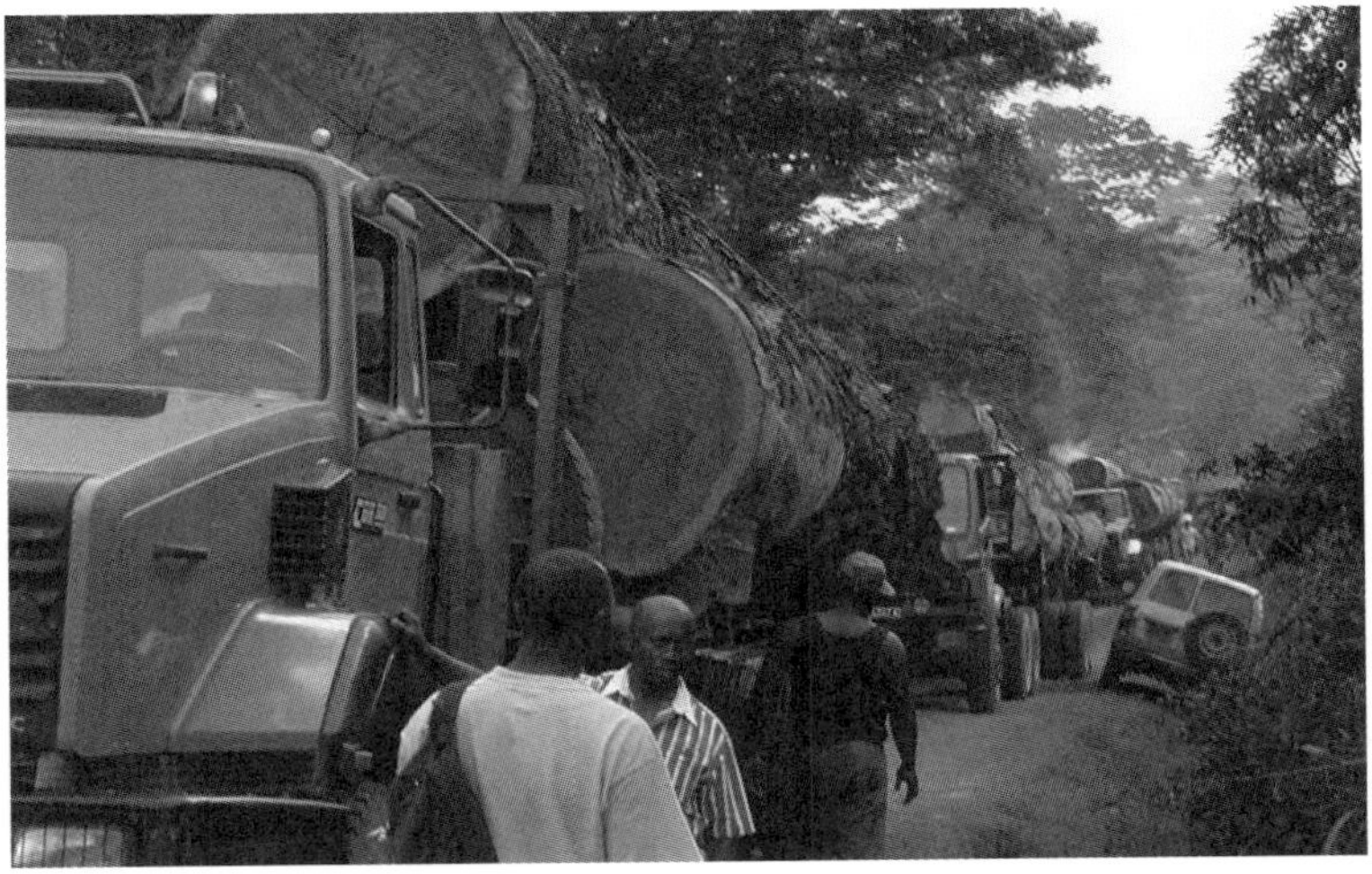

カメルーン南部における伐木運搬トラックの列

せ、狩りの量が増える。そのすべてが重なって、とらえられる動物の数が増え、人間が動物の血液や体液に接触する機会が増える。そして、多様な生物のすむ地域にいる動物の持つ微生物に接触する機会も増えるのだ。

伐木搬出用道路は狩りのやり方を根本的に変えた。それまで、ハンターは村に住んでいて、日々の狩りはその村から円形状に広がる地域でおこなわれ、周辺地域に与える影響は小さかった。だが伐木搬出用道路は、ハンターが森に入り、罠をしかけたり、銃で殺したりできる場所を大幅に増やしたのだ。この点をあきらかにしたのは、カメルーンのカンポ・マン国立公園とその近辺で研究をしているカメルーン人生態学者であるジャーメイン・ヌガンジュイだ。トラックが道路を走るということは、森へのアクセスを増やすと同時に、都市の市場への輸送ルートが増えることを意味するので、狩りをするハンターの増加につながる。

労働者自身か、彼らが造った道路のどちらが圧力になるとしても、伐木搬出は人間が野生動物と接触する回数を増やした。接触が増えれば増えるほど、新しい微生物が飛び移るチャンスも増える。微生物の拡散は、第六章で説明した相互接続性によって促進される。へき地にある村も、道路によって大きな港とつながるので、伐木（と微生物）は船に乗って、世界中に行くことができるのだ。

私たちは研究のために、中央アフリカのもっともへんぴな地域にも行くが、それでわかるのは、そういう場所でも道路網に組みこまれていることだ。私たちはインフルエンザのようなウイルスがパンデミックを起こす可能性を定期的に調べているので、Ｈ１Ｎ１ウイルスが地球を循環していて、森の中にある村々にさえも存在することを知っている。また、それぞれの地域に特有のウイルスがあると同時に、世界に流行しているＨＩＶの株が道路を通って、へき地の住人にも感染していることを知っている。新しい微生物がもっともへんぴな場所にさえも出入りする可能性が高まっているのだ。

免疫不全と感染リスク

ときには複数の要素が重なって、パンデミック発生の脅威を高めることがある。ＨＩＶが地球規模で拡大し、人間の免疫系に影響を与えたのがまさにこの例だ。すでに述べたように、ＨＩＶの起源はチンパンジーにあり、中央アフリカの人間がチンパンジーを狩って殺したときに感染したのはほぼまちがいない。だが、人間のあいだで拡散し、多くの人を感染させている今は、感染症発生の方程式も変わる恐れがある。

エイズが恐ろしいのは、それが感染者の免疫系の働きを阻害するからだ。人がエイズで死ぬときはＨＩＶそれ自体では死なない。免疫系が機能しないために別の感染症に屈するのだ。世界では人口の一パーセントにあたる人が免疫不全になっている。その原因には栄養失調、ガン治療、臓器移植もあるが、最大の原因は世界的流行を見せるＨＩＶ感染にある。

免疫不全は札つきの病原微生物をはびこらせる。結核やサルモネラなどの細菌は免疫不全の人の体内で効率よく増殖する。通常は致死性の低い病原微生物でも、免疫系が弱っていると命にかかわる。サイトメガロウイルスやヒトヘルペスウイルス８はエイズ患者を苦しめる。また、免疫不全は新しい病原微生物に感染経路を用意するのだ。

動物の持つ微生物の大半はもともと人間に適合しない。私たちにもっとも近い霊長類が持つ微生物でさえも、人間の中で生きのびて、増殖するには数回の遺伝子の変化を必要とすることが多い。だから野生動物と頻繁に接触するハンターなどが新しい微生物に感染しても、それはやがて死にたえる。だが免疫不全の宿主の体内で進化のスピードが速くなった微生物は、免疫系の圧力がかからない貴重な時間を得て、通常よりも数世代多く増殖をし、新しい種を作るのに必要な適応性を偶然に獲得する可能性が高くなる。

話はそこで終わりではない。ときに新種のウイルスは、頻繁に動物と接触する人に感染するが、その人の持つ免疫系に阻害されて活動できない。だが、コミュニティの中に免疫不全の人間がたくさんいれば、ひとたび人間に適応したウイルスが拡大のプロセスを開始するチャンスが増えるのだ。こうして、ＨＩＶや他の不名誉な病原体による免疫不全は、種の障壁を越えた新しい病原微生物に新たな足場を与えることになる。

このリスクは小さくない。私と研究仲間は、狩りと獲物の解体で野生動物と接触する者のＨＩＶ感染率をカメルーンで調べ、その結果を二〇〇七年に論文にした。森のそばにある複数の村で一九一人のＨＩＶ感染者の住人のデータを分析したところ、その大多数が野生動物を殺して食べていたことがわかった。半数以上がサルや類人猿を殺していた。心配なことに、一七名が野生動物を狩って殺すときにケガを負っていた。それは血液同士が直接に接触し、微生物が血液によって運ばれる完璧な機会となるのだ。

野生動物の血液や体液に直接に触れる人間がＨＩＶを持っていて、さらには免疫不全になっているかもしれないという事実は、新たな微生物の出現という深刻な危険を意味する。狩りと獲物の解体は、狩った動物のあらゆる組織にいる微生物と接触する機会となりうる。防御機構が弱くなっている人間とこれらの微生物が日常的に接触すれば、微生物にとって種の境界線を越える近道になるのだ。

工場畜産

狩りと獲物の解体は深刻なリスクを生むが、現在の工場畜産（大規模な飼育場と食肉生産）は、人間が人間の世界で動物と接触する方法を大きく変えた。これもまた、動物のウイルスが人間に入りこみ、パンデミックを起こす可能性を高めている。

畜産はこの四〇年ほどで劇的に変わった。大きな変化のひとつはその個体数の増加だ。現在、地球では牛が一〇億頭以上、豚が一〇億匹、ニワトリが二〇〇億羽以上飼われている。今の家畜の数は、一九六〇年からさかのぼること一万年のあいだに飼われた動物の数を合計しても及ばないほどだ。これは単なる数字遊びではない。その飼い方も大幅に変わったのだ。

一九六七年のアメリカには約一〇〇万の養豚場があったが、その数は減りつづけ、二〇〇五年には一〇万強になっていた。豚の数は増えたのに、養豚場の数は減ったということは、大規模な工業的養豚場にとても多くの豚が詰めこまれていることを意味する。他の家畜も同じ傾向にある。アメリカでは、四つの巨大企業が牛と豚とニワトリの半分以上を生産している。これはアメリカに限ったことではない。世界で生産される家畜の半分以上が工業的環境の飼育場で作られているのだ。

工場畜産は経済効率がいい反面、微生物に大きな影響を与える。すでに見た人間における都市の人口集中と同じように、ひとまとめにされる家畜の数が多くなればなるほど、その群れが新しい病原微生物を持つ能力は高くなる。巨大で工業的な飼育場にいる家畜は隔離された状態にはない。吸血昆虫や齧歯類、鳥、コウモリと接触すれば、信じられないほど巨大な動物のコロニーに新しい微生物が入りこむ機会となる。ひとたび侵入すれば、その飼育場は食用肉を育てる場所だけでなく、人間に感染しうる感染因子の培養器になるのだ。その例は第四章で紹介したマレーシアの豚のニパーウイルスで見ることができる。日本脳炎やインフルエンザのウイルスも同じように感染することがある。*

世界の家畜の多さは驚くほどだが、それを食肉に変える現在の方法も、家畜を飼うようになってからずっと実施されてきた方法と大きく違う。かつて一匹の家畜は一家族か、多くてもひとつの村の中で食料となるだけだった。だが加工肉の登場で、野球場で売られる一本のホットドッグには、豚、七面鳥、牛という複数の動物の肉が使われるようになり、それも数百匹の肉を混ぜるようになった。今、皆さんがホットドッグをかじるときに、ほんの数十年前にはひとつの飼育場で飼っていた家畜の総数に相当する動物の肉が混ざったものをかじっていることになるのだ。

多くの動物の肉を混ぜて、多くの消費者に届ける方法は、昔とは大きな違いを生む。数千匹の家畜を数千人の消費者に結びつけるやり方は、平均的な量の肉を食べる人が一生で数百万匹分の家畜の肉を少しずつ食べることを意味する。かつては一匹の家畜と一人の消費者が直接に結びついていたが、今では多くの家畜の一部分と、それを食べる多くの人が巨大なネットワークで結びついているのだ。肉は調理によってかなりのリスクがとり除かれるものの、大規模な相互接続はひとつの悪性微生物が拡散する危険性を増やしている。

ＢＳＥ

ヒツジの病気であるスクレイピー〔ヒツジとヤギの中枢神経系を冒す伝達性海綿状脳症〕と、一般に狂牛病として知られるＢＳＥ（牛海綿状脳症）の場合では、この危険性が現実のものとなったようだ。ＢＳＥは、第一章で紹介したプリオンという興味深い感染因子によって起こされる。ウイルスや細菌、寄生虫や地球上の既知の生命体すべてと異なり、プリオンはＲＮＡやＤＮＡなどの遺伝子の設計図を持っていない。他の生命が遺伝物質とタンパク質から構成されているのに対し、プリオンはタンパク質だけでできている。それでは生命体としての仕事ができないように思えるが、プリオンは増殖し、拡散する能力を持っているし、深刻な病気を引き起こすこともできる。

ＢＳＥは一九八六年一一月に牛に劇的な症状を起こす新たな病気として確認された。感染した牛はまっすぐに立つことも歩くこともできなくなり、数カ月後に激しいけいれんに襲われ、死ぬ。多少の議論はあるが、病気はヒツジに由来すると考えられている。一九六〇年代から七〇年代にかけて、牛のエサの供給が工業化されときに、畜殺したヒツジを細かく砕いたもの（肉骨粉）をエサにするようになった。ヒツジにはプリオンを原因とするスクレイピーという病気があることはずっと前から知られていたが、ヒツジの畜殺体を加工したエサからプリオンが牛に移って、そこに適応したようだ。

牛に感染したＢＳＥはさらにエサを通じて拡大した。牛の畜殺体もヒツジと同じように肉骨粉にされて、牛のエサとなることもあったからだ。ひとたびプリオンがヒツジから牛へと種を越え

＊　工場畜産化にともなう微生物の問題に関しては現在、プラス面よりもマイナス面がまさっている。だが、それは必然の結果ではない。効率のよい工場畜産は疾病の監視に向いているはずだし、うまくやれば、家畜と野生動物との接触を避けられるはずだ。また、工業化により家畜と接触する人間を減らせるので、人間が微生物に感染する場所も減らせる。工業化の行きつく先には、すべてを人工的に培養する肉がある。人工培養肉とは、動物からまったく切り離した状態で、動物の細胞を培養して作る肉だ。現在のところ、多くの人は培養肉に食欲をそそられないし、安全性などのリスクを徹底的に調べる必要がある。だが、それには大きな利点がある。工場で生産される安価な培養肉は飢餓問題の解決策になるし、家畜や野生動物を食べる必要性を減らすので、人間が新しい微生物に感染する機会が大幅に減る。家畜との接触が減れば、もともと家畜が持つ微生物や、野生動物から家畜に移された微生物との接触も減るのだ

ると、そこから先は、感染した牛の肉と骨を通して次の代の牛に感染したと思われる。[*] 拡大は実に効率的だった。発生当時は、ＢＳＥに感染した牛が一〇〇万頭以上も食物連鎖に乗ったと考える専門家もいる。そして、牛の中にとどまらないプリオンも出てきたのだ。

ＢＳＥが確認されてから約一〇年後に、イギリスの医師たちがＢＳＥに感染した牛にさらされたとおぼしき人間が、致死的な神経変性病にかかっていることをつきとめはじめた。患者は認知症、ひどいけいれん、運動障害という症状を見せ、その脳はＢＳＥの牛とまったく同じように破壊されていた。実験では、感染した人の脳からとった組織を霊長類に移植すると感染することがわかった。人間に感染したＢＳＥはその症例が発見されたときに、「変異型クロイツフェルト・ヤコブ病」と名づけられた。

その病気はこれまでに二四人の症例が見つかっただけだが、診断がむずかしいので、感染者はほかにもいるはずだ。まだわからないことが多い病気だが、その患者は遺伝的感受性によって、感染した牛の組織にさらされることにも弱いし、致死的な脳の障害についても弱いと考えられるようになってきた。イギリスでＢＳＥが流行しているときに、通常の扁桃腺炎と虫垂炎の患者から切除された扁桃腺と虫垂を分析したところ、四〇〇〇人に一人の割合で発症していないクロイツフェルト・ヤコブ病の保因者(キャリア)がいた。この病気は臓器移植によって感染した例があるし、輸血でも感染する可能性があることを考えると、これはきわめて憂慮すべき状況だ。

輸入されるペット

食用肉を育て流通させる現在の方法は昔とまったく異なる。生きた動物を運ぶ方法も新しくなった。海上輸送が比較的簡単になり、遠く離れた場所からも家畜を運べるようになった。その変化は動物だけでなく植物にも及び、多くの食用植物が遠くへと運ばれる。そのため、数千キロの距離を運ばれて、数百万人に食べられたあとで病気の原因になる微生物の汚染が見つかることも少なくない。

第六章で、コンゴ民主共和国でサル痘の感染率が上がった経緯を話した。だが、サル痘はアフリカに封じこめられずに、二〇〇三年にアメリカを襲った。アメリカでのアウトブレイクをくわしく調べた結果、イリノイ州ヴィラパークにある〈フィルズ・ポケット・ペット〉という一軒のペットショップが汚染源だと判明した。その年の四月九日に、九種約八〇〇匹の齧歯類がガーナからテキサスに船で運ばれてきた。その中には、ガンビアン・ジャイアントラットやブラシテールヤマアラシ、ネズミやリスなど六群のアフリカ産齧歯類がいた。のちにＣＤＣがおこなった検査では、輸送されてきたガンビアン・ジャイアントラットと、リスに似たヤマネ、ロープリスのすべてがサル痘に感染していたことがわかり、船の中で広まったのだろうと考えられた。イリノイのそのペットショップで、感染したガンビアン・ジャイアントラットはプレーリードッグ（マーモッ

＊　共食いによってプリオンを獲得したのは牛だけではない。クールーというプリオンは致死的な神経変性病をもたらすが、パプアニューギニアの東部高地に住むフォア族のあいだでまったく同じ経路で感染した。フォア族には宗教儀式として食人の習慣があった。集落の構成員が死んだときにその親戚や仲間がその肉体を食べ、故人の魂を解放するために、その脳みそを自分たちの体に塗っていたのだ。クールーの感染は、死体を食べることが原因だと考えられ、一九五〇年代に宗教儀式の食人が禁じられると、疾病は終息した

トの一種）のすぐ近くに置かれたので、そのプレーリードッグから人間に感染したと考えられる。それからの数カ月で、中西部の六州とニュージャージー州で九三人のサル痘感染者が出た。その大半は感染したプレーリードッグと直接に接触した者だったが、人から人への感染も一部あったようだ。

遺伝子を組み換えるウイルス

動物がペットや食用として移動し、他の動物と接触することは、新しい微生物が人間の体に入る可能性を高くする。また、複数の微生物が宿主の中で出会い、遺伝子を交換する機会も増やす。すでに述べたように、ウイルスが遺伝子を変化させる方法は二通りある。遺伝情報を直接変えること（変異）と、遺伝情報を交換すること（遺伝子の組み換えと再集合）だ。変異は、遺伝的に新しいものを作るための重要なメカニズムで、確実だがゆっくりしている。一方、後者の遺伝子組み換えと再集合は、まったく新しい遺伝的特質をすばやく得る能力をウイルスに与える。ある宿主がふたつのウイルスに感染したとき、それらのウイルスは組み換えられ、遺伝情報を交換して、まったく新しい寄せ集めのウイルスが生まれる可能性があるのだ。

これはすでに重大な影響を及ぼしている。第二章で見たように、HIVは寄せ集めウイルスだ。二種類のサルのウイルスが、あるとき一匹のチンパンジーに感染して、体内で遺伝子組み換えがおこなわれ、HIVの祖先が生まれたのだ。インフルエンザウイルスも同様に、すべての遺伝子が集まる場所で遺伝子再集合をおこない、寄せ集めウイルスを作ることでまったく新しい遺伝子グループを獲得する能力を持っている。

インフルエンザウイルスは人間、豚、鳥が接触する飼育場で再集合する機会を得る。豚は人間のインフルエンザウイルスにも、渡り鳥を含む鳥のウイルスにも感染する。野生の鳥は直接に豚にウイルスを移すことがあるし、飼われているニワトリやアヒルなどを通して間接に移すこともある。豚などの体内で鳥の新しいウイルスとすでにあった人間のウイルスが交流すると、両方のウイルスの一部分を持ったまったく新しいウイルスが生まれることがある。その新しいウイルスがふたたび人間に移ると、劇的に拡大する能力を持ちうる。なぜなら、過去のウイルスとはかなり違っているので、人間に備わっている抗体に見つからないし、過去のインフルエンザ株から作ったワクチンも効かないからだ。

遺伝子組み換えは多くのウイルスで重要な役割を演じている。SARSを遺伝子解析した結果、コウモリのコロナウイルスともうひとつのウイルス（おそらく私たちがまだ発見していないコウモリのウイルスだろう）が組み換えられて誕生した可能性が高くなった。そのふたつの遺伝子が組み換えられ、新しい寄せ集めウイルスとなった結果、人間とハクビシンに感染するようになった。この遺伝子組み換えが実現したのは、野生の状態ではけっして接触しなかった動物が、同じ市場で扱われ、接触するようになったことが関係していると思われる。

私の師であるドン・バークは現在、ピッツバーグ大学公衆衛生大学院の学長だが、彼は複数のウイルスの遺伝子組み換えがどのようにして新しい感染症を生むかを解きあかす研究で中心的な役割を果たしている。バークはこのプロセスを説明するのに「新興遺伝子（emerging genes）」という言葉を造った。ウイルス学者はそれまで、新しい感染症は動物から人間へひとつの微生物が丸ごと移ることによって起こると考えてきた。だが、ＨＩＶやインフルエンザ、ＳＡＲＳで見たように、遺伝子の組み換えと再集合は、新しい感染症を生む目立たない方法を提供しているのだ。まったく新しい微生物を丸ごとひとつ移すのではなく、ふたつの微生物、そのひとつはすでに宿主が持っているもので、もうひとつは新しいものが宿主の中で出会い、一時的に相互作用をして遺伝物質を交換する。その結果、改変された微生物は拡散能力を持ち、まったく新しく、それゆえに人間がパンデミックに対して備えていないものになる恐れがある。この場合、パンデミックを引き起こすのは新しい微生物ではなく、新たに交換された遺伝情報なので、「新興遺伝子」と呼ぶのだ。

これからはパンデミックの脅威がますます強くなる。新しい感染因子が拡散して、疾病を引き起こす。私たちが熱帯雨林の奥深くまで行き、それまで世界の輸送ネットワークと接続されていなかった感染因子を解きはなつときに、新しいパンデミックが発生するだろう。これらの因子は人口密集地で拡散するし、各地域の食習慣によっても、野生動物の取引が増えることでも拡散する。ＨＩＶがもたらす免疫不全は、患者に新しい感染因子が適応するリスクを高めるので、感染症の影響は大きくなる。私たちがすみやかに効率よく世界中で動物を移動させるときに、動物は新しい感染症の種をまくのだ。これまでけっして出会わなかった微生物同士が遭遇するようになり、その結果、新しい寄せ集めの病原微生物が生みだされ、それは親の微生物にはできないやり方で広まる能力を持っているかもしれない。つまり、これから私たちは新しい感染症の波を経験するのであり、それを予測し管理する方法を学ばなければ、手ひどく打ちのめされるだろう。

第二部
予測

第九章　ウイルスハンター

二〇〇四年一二月九日、カメルーン南部にあるジャー生物圏保護区の霊長類学者たちは、死んだ一匹のチンパンジーからサンプルをとっていた。そのチンパンジーは森の中の地面に目をつぶって横たわっていて、見たところ人間や他の捕食動物に攻撃された様子はない。霊長類学者のチームが憂慮したのは当然だった。

ベルギー人科学者のイスラ・デブラウエとカメルーンの同僚は、この三年ほど前からジャーで、時間がかかり根気のいる研究にとり組んでいた。彼女たちの目的は、ジェーン・グドールのような霊長類学者の伝統を引き継ぎ、人類にもっとも近い種である野生の類人猿を調べて、彼らと人類について学ぶことだった。

数年後に、イスラたちはおもしろい研究結果を出した。ジャーに生息するチンパンジーは、他の地域のチンパンジーと同じように道具を使うと報告したのだ。特筆すべきは、地下にあるハチの巣からハチミツをとるときに、小枝の形を少し変えていたことだ。チンパンジーは人類を含め他の類人猿と同じくハチミツが好きで、その研究結果は、さまざまな地域のチンパンジーが生息地域によって異なる道具の使い方をすることが追認できる情報になった。

だが、この二〇〇四年一二月の雨の日に、研究者たちの頭にはハチミツのことが浮かぶはずもなかった。死んだチンパンジーのサンプルを採取してから四日後に、別の死体からもサンプルをとることになった。一二月一九日には死んだゴリラから採取した。大いに心配すべき状況だった。霊長類学者はジャーにすむ類人猿のごく一部しかフォローできていないので、発見した死体は氷山の一角にすぎないだろう。ただ確認できていないだけで、この数年間研究チームが理解しようと調べてきたこの貴重な野生の親類が、ほかに何十匹も死んでいるかもしれないのだ。類人猿の保護と研究に多大な影響を及ぼしかねない事態だった。

野生の類人猿への脅威は重大なことだが、問題はそれだけではなかった。ここから南に数百キロしか離れていないガボン共和国では、エボラ出血熱を引き起こすウイルスによって相当な数の類人猿が死んでいることを研究者たちは知っていた。エボラウイルスはチンパンジーを殺すだけでなく、ときどき人間にも感染し、劇的な症例をもたらす。また、コートジボワールでは死んだ類人猿を調べていた霊長類学者がエボラに感染したという情報も入っていた。類人猿の死因が何であれ、軽く扱うべきではなかった。

幸運なことに、研究者たちはガイドラインにもとづいて行動していた。まず何よりも、直接死骸に触ってはいけないことを肝に銘じていた。この数カ月前、最初の死体が発見されたときに、彼らはカメルーンの首都ヤウンデにいる研究仲間にメッセージを送り、それはマット・レブレトンに転送された。レブレトンは優秀で献身的な生物学者で、私たちの生態学チームのリーダーになっていて、ウイルス生態学において数々の新しい手法を開発してきた。ヤウンデを本拠地にしているレブレトンは、このあと実施されるアウトブレイク調査において、中央アフリカとドイツの関係省庁や研究所からなる国際チームを支援することになる。

すぐに調査チームが結成され、ジャー生物圏保護区に派遣された。そこは大河のコンゴ川の主な支流のひとつに沿って、とても美しくかつユニークな熱帯雨林が広がる地だ。調査チームはジャーで、現地の霊長類学者とともにサンプルを集めた。最初に発見されたチンパンジーの頭蓋骨と肩から苦労してサンプルを採取した。二匹目のチンパンジーの脚やゴリラの顎、そして、二〇〇五年一月初旬に死体で見つかった四番目の犠牲者であるチンパンジーの筋肉からもサンプルをとった。

そのサンプルを安全な状態で保存し、複数の研究施設に送った。そのひとつにエリック・ルロワの安全管理レベルが最高の研究所があった。ルロワはウイルス学者で、第五章で紹介したように、私たちとともにエボラウイルスの新株を発見したことがある。また、サンプルは私たちの協力者であるドイツのロベルト・コッホ研究所で働くフェビアン・レインダーツのもとにも送られた。彼は獣医兼微生物学者で、長年、アフリカとベルリンの研究所を行き来して、類人猿の微生物に関する研究を推し進めてきた。

すると驚くべき調査結果が出た。カメルーンと南で国境を接するガボン共和国で類人猿を倒しているエボラウイルスの波がジャーも襲っているのだろう、と私たちは推測していたが、サンプルすべてがエボラウイルスに対して陰性反応だったのだ。その一方で、すべてが炭疽菌というこれも強毒な細菌に対して陽性を示した。

二〇〇四年にレインダーツらはコートジボワールのタイ森林で同じように炭疽菌によってチンパンジーが大量死したことを報告している。だからジャーでゴリラが死んだのははじめてでも、炭疽菌が森にすむ類人猿を殺すことはすでに知られていた。不思議だが、前例がないことではなかったのだ。通常は草地にいる牛などの反芻（はんすう）動物で見つかる炭疽菌が、どのようにしてジャーやタイの森の類人猿に感染したかは今でも謎のままだ。考えられる状況はいくつかある。炭疽菌のスポア（芽胞）は一〇〇年もの長きにわたり生きつづけることができ、水を汚染するので、類人

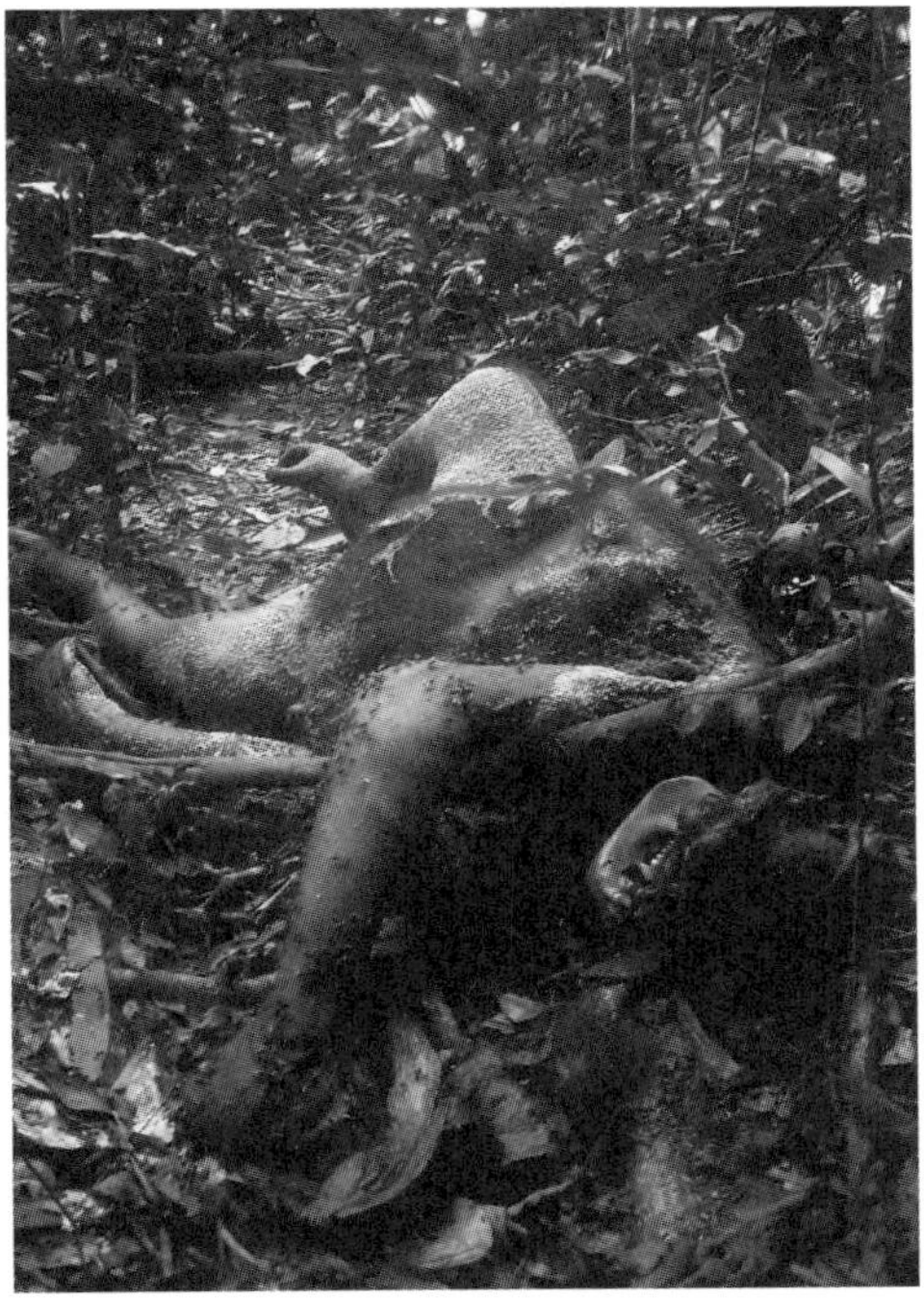

カメルーンにあるジャー生物圏保護区では、炭疽菌によってゴリラが死んだ

で汚染された耕作地に侵入した類人猿が食べ物をあさったのだ。かには、少なくともタイ森林では、近くの農場が感染源になった可能性がある。牛の持つ炭疽菌スト・アンテロープなどの反芻動物を狩って食べるか、その死骸をあさったのかもしれない。ほ猿は汚染された湖や小川から水を飲んで感染したのかもしれない。あるいは感染していたフォレ

感染経路は何であれ、ジャーとその前のコートジボワールの疾病でわかったことは、アフリカで類人猿の数が減っている原因として非難されるべきは、人間による狩りや生息地の減少よりも感染症にあるということだ。エボラのようなウイルスは、野生の類人猿に残された生息地域で広く猛威をふるってきたし、今では炭疽菌も貴重な野生動物に対する脅威だと考えなければならない。野生のチンパンジーのために活動し、ウガンダでゴリラを馴らす活動を助けてきた私の個人的見解としては、人類にもっとも近い親戚への脅威が増えていることは、同じ霊長類の生命という過去から受け継がれてきた財産を失う悲劇だと思う。

パンデミックの追跡と予防を目的とする研究者としての私から見ると、今回の死でこうした感染症を捕捉する方法にはもうひとつ明白な弱点があることがわかった。ジャーにおける炭疽菌の発見は、パンデミックの予防が成功したことを意味しているわけではなく、疫学上のまぐれ当たりでしかなかった。情けないくらいに活動資金が足りない霊長類学者の注意深い目に見守られているのは、世界の類人猿のほんの一部にすぎない。だから将来、人間の疾病となりかねない類人猿の疾病を日常的に捕捉することを、彼らのような科学者に頼っていては、私たちは確実に失敗する。疾病の早期発見のために、私たちはもっとたくさんのことをしなければならないのだ。

ウイルスのおしゃべりを監視する

致死的なウイルスを追跡し、制御するにはどうすればいいだろうか？　ひとにぎりの霊長類学者が死んだ動物を見つけるのは監視システムとは言えない。新しい感染症を検知し、それが広がる前に止める正しい方法は何だろう？　この章では、パンデミック予防の現代科学について見ていきたい。わがチームや研究者仲間、協力者は、皆さんやＣＮＮが感染症に気づかないうちに捕捉して、防止するシステムを築こうとしており、その方法について話したい。パンデミックの予防は大胆なアイデアだが、その大胆さは、一九六〇年代に心臓病学者が心臓発作を予防できると考えたのと同じ程度だ。当時は革命的だったが、その後の医学の進歩により今では当たり前のことになっている。

私がこのアイデアを考えるようになったのは一九九〇年代末にさかのぼる。当時の私はジョンズ・ホプキンス大学のドン・バークの研究チームに加わり、中央アフリカで新しいウイルスを探すために人間と動物を監視する現地拠点を作ることで合意していた。私は興奮の日々を過ごしたが、当時の私たちには、パンデミックに対処するだけではもはや有効ではないという共通の認識があった。ドンと私は彼のオフィスで目標をかなえるために必要なものは何かを考えて、ホワイトボードに殴り書きをしたり、アイデアを語りあったりして、多くの午後を費やしたものだった。

そのときに生みだされたアイデアの中から浮かびあがり、長く生きつづけているのが〈バイラル・チャター〉（ウイルスのおしゃべり）という考えだ。これはドンの造語だが、「インテリジェンス・チャター」とアイデアが似ているのでこう名づけた。これを理解するには、次の質問をしてみるといい。情報機関（インテリジェンス）はどのようにしてテロ行為を予防するのか？

情報機関は脅威になりそうな出来事を察知するためにさまざまな手段をとるが、もっとも有効なツールがおしゃべり（会話）を傍受することだ。情報機関は、電子メールや電話、オンラインのチャットルームを監視することで、特定の信号が発せられる頻度を調べることができる。たとえば、一人のジャーナリストが「アルカイダ」と「爆弾」という単語を使った電子メールを送ったとしよう。それはオートメーション化されたシステムによって、疑わしいキーワードとして選別される。だからといって、それがすぐに情報分析官のもとに届けられるわけではない。システムは電子メールのアカウントやＩＰアドレスを登録していて、ジャーナリストのメールだというフラグをつけるだけの場合もあるからだ。

二〇〇一年九月一一日の同時多発テロに関する議会証言で、当時のＣＩＡ長官ジョージ・テネットは九・一一の数カ月前からシステムは「赤いランプを点滅させていた」と語った。同じように、事故とはいえ、一九八六年のロシアにおけるチェルノブイリ原発のメルトダウンのときには、旧ソビエト連邦内の通信文のトラフィックが注目すべき増加を示していた。探すべきキーワードの種類とまず疑うべき相手を知ることは、相手の連絡手段を知ることと同じように、まれだが重大な出来事を予測するための貴重な情報となるのだ。

ドンと私は、ウイルスのおしゃべりを監視する地球規模のシステムはどのようなものになるかを考えた。感染症の急迫を警告する信号となるおしゃべり（この場合は新しいウイルスが人間に感染すること）を探知するために、どうすれば無数に及ぶ人間と動物の接触を監視できるだろうか？

霊長類学者は動物の行動と生態系を調べることが本業なので、彼らのコミュニティに頼るようなシステムではあきらかに不充分だ。理想のシステムは、人間と動物双方におけるウイルスの多様性を世界中で監視し、微生物が動物から人間へ飛び移るのを検知することだ。そのようなシステムは理論上は可能でも、当時の資源とテクノロジーでは無理だった。

第一〇章でくわしくお話しするが、人間と動物の持つ微生物の多様性を正確かつ包括的に調査する現在の研究室のやり方は、常に進歩しているとはいえ、まだ世界中に展開できるレベルにいたっていない。また、人類全員を監視することは、単純に実現不可能だろう。はじめはかなり焦点を絞ったシステム、つまり、〈見張り役〉となる小集団に焦点を合わせたシステムが必要だ。見張り役とは、現在私たちが持っている資源で〈ウイルスのおしゃべり〉の監視を可能にしてくれる重要な人たちだ。

感染因子の移動における狩りの役割について最初に考えたときのことは鮮明に覚えている。ハーヴァードの大学院生だったとき、私は最初の二年間を野生の類人猿の研究に費やした。生物人類学部の大学院生として楽しかったことのひとつは、アーヴ・デヴォアという第一級の教授と交流できたことだ。アーヴは教師としても、霊長類と人類の進化に関する思索家としても一流だ。人目をひく白髪に、それとマッチするヴァンダイクひげをはやしていた。テキサス・バプテスト教会の牧師を父に持つ彼は、福音伝道者並みの情熱を持って人類の進化について教え、その指導に感謝している多くの著名な科学者から愛されていた。

一九九三年から九五年のあいだ私は、アーヴが当時、ハーヴァード大学の心理学者であるマー

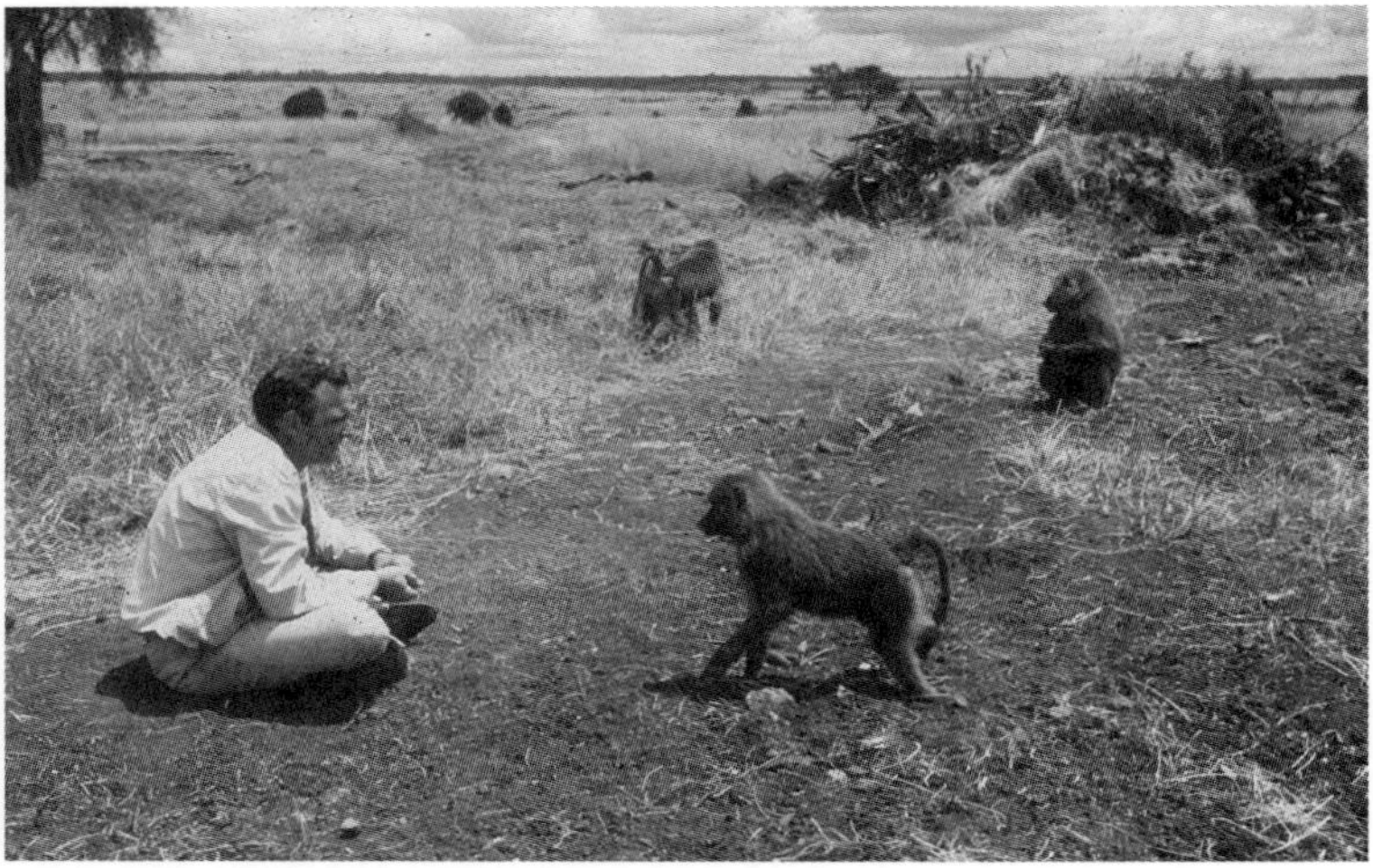

ケニアで野生のヒヒを調べる先駆的研究をしていたときのアーヴ・デヴォア博士

ク・ハウザーと共同で持っていた講座のティーチング・フェロー（教育助手）として働いた。それは「人間行動生物学」という講座で、人間の生殖行動がテーマだったので、受講生からは「セックス」と呼ばれていた。その頃、私は大学内のピーボディ考古学・民族学博物館の最上階にあるアーヴのオフィスで彼と話したり、ときには教職員の家でビールを飲みながら何時間も進化の話をしたりするというすばらしい経験をした。

忘れもしないある日の午後、私はウッドパネルの敷かれたアーヴのオフィスで彼と話をしていた。テーマを絞らず自由にしゃべっているうちに、当時の私の頭を占めつつあった微生物の話題になった。そこでアーヴはある体験談を話してくれ、それがこの一五年間私が従事してきた研究の道に私を導くことになった。

マサチューセッツ州マーサズ・ヴィンヤー

ド島で夏を過ごしていたとき、アーヴは車で別荘に戻る途中でウサギの死体を見つけた。健康なウサギが車にひかれたのだろうと考え、世界各地で現地の人とともに狩りをしてきた生涯のハンターであるアーヴは彼にとって自然な行動をとった。そのウサギを拾って家に持ち帰り、毛や臓物をとって調理して夕食のごちそうにしたのだ。

数日後、彼は重い病気になった。発熱、食欲減退、極度の疲労という症状が出て、リンパ節が腫れた。すぐに病院の救急治療室に行ったのは幸運だった。なぜなら野兎病（ツラレミア）にかかっていたからだ。それは野ウサギをはじめとする齧歯類に感染する強毒な細菌が起こす病気だ。適切な治療をすれば、人間の致死率は一パーセント以下だが、すみやかな処置がなされなければ、アーヴは多臓器不全で痛みに苦しみながら死んだかもしれなかった。

ウサギの皮をはいだときに細菌をもらったのだろう。解体するときに細菌を肺に吸いこむのがよくある感染経路だ。アーヴが体験談を語り終えたときには、私の頭はある可能性を追求していた。アーヴは初期の研究結果として、ハンターをテーマにした*Man The Hunter*（ハンターの男／未邦訳）という本を著しているし、アフリカの狩猟採集民と長い期間暮らしてもいる。狩猟採集民とは農業をせずに、もっぱら野生の食物で生きている人々だ。それから私たちは、こうした人々を調査するのはどうだろうと話しはじめた。彼らはまちがいなく、まわりにいる動物の微生物にさらされる確率がとても高いのだ。

カメルーンの奥地へ

そのアーヴとの会話から数年がたった一九九八年に、私は疾病感染における狩りの役割に関する論文を書いた。そこで私は、ハンターを見張り役にできるのではないかと記した。つまり、彼らを長期にわたって調べれば、どんな微生物がいつどのようにして人間に飛び移るのかを理解できるだろうと。その数年後、ドン・バークとウイルスのおしゃべりの概念を探っているときに、ハンターを調べるべきだという意見で一致した。ハンターは私たちに、危険な微生物が人間に飛び移って、死をもたらすことについて何を教えてくれるだろうか？

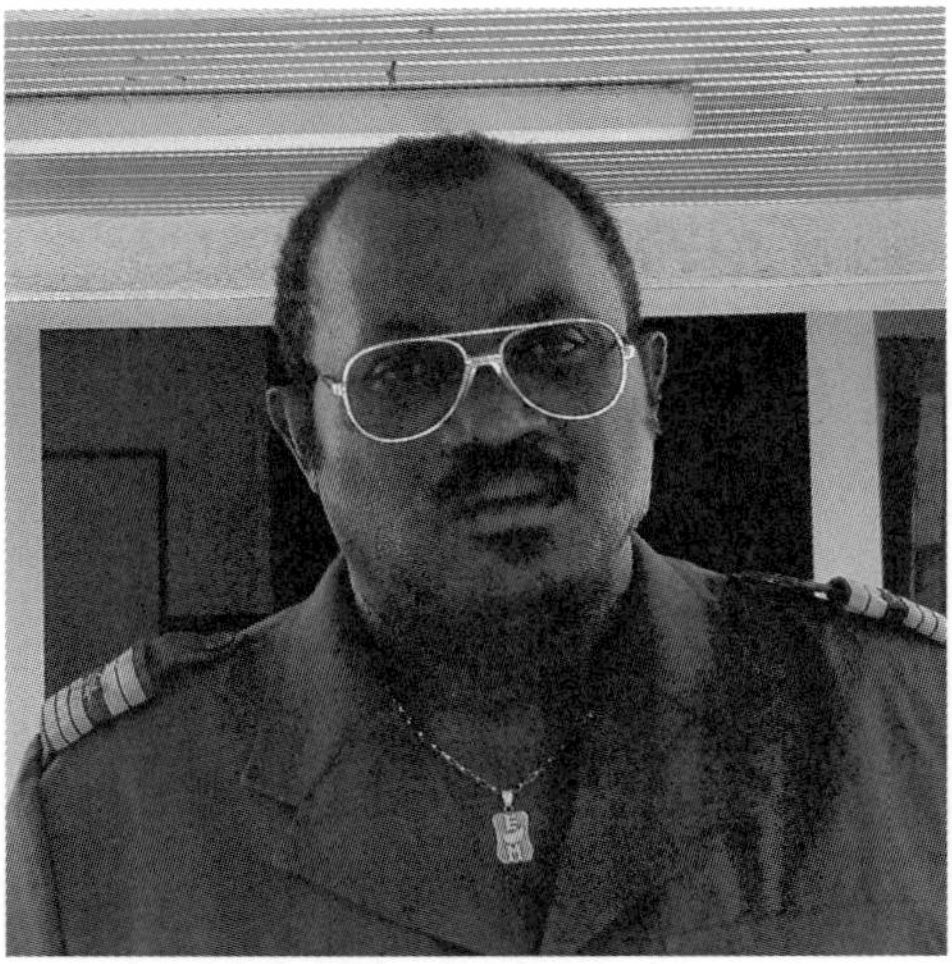

ムプーディ・ヌゴレ大佐

ドンがジョンズ・ホプキンス大学で進めていたプログラムに私を誘ったとき、彼はすでに一人のカメルーン人科学者と密な協力体制を築いていた。その科学者は中央アフリカから発生したＨＩＶなどのレトロウイルスを調べていた。私は長い年月、ドンとそのカメルーンの協力者であるムプーディ・ヌゴレ大佐と一緒に研究をすることになる。その期間に私たちは、新しいパンデミックを発生前に検知するための最初の現実的なシステムの基礎を築くことになった。

私が中央アフリカに着いて最初に会った人々の一人がムプーディ大佐だった。堂々たる巨体でひげをはやしている。いつも軍服を着ていて、寝るときもそうなのじゃないかと何度も思ったほどだ。物静かだが、信じられないほど生産的な医師であり科学者だ、と会ってから今までずっと私は思っている。長年、中央アフリカでエイズのパンデミックの流れをせき止めようと飽くなき奮闘を続けてきたので、カメルーンでは「ＳＩＤＡ大佐」（ＳＩＤＡはフランス語でエイズのこと）としてよく知られている。繊細だが、威厳があり、いつも自分の考えを通していた。私がカメルーンで過ごした最初の数年というもの、私たちはときどき、乏しい資源の最良の使い方をめぐってぶつかりあった。それでも私は常に彼を有能で思いやりのあるリーダーとして尊敬していた。私が知る誰よりも交渉に長けていたし、もっと大事なことに、物事の進め方を知っていたのだ。時がたつにつれて、大佐は私の重要な師であり親友となった。

ドンと大佐がずっと憂慮してきたのは野生動物の肉（ブッシュミート）を食べることで、私たちが中央アフリカで主にとり組んだのはその問題だった。ブッシュミートには「ワイルド・ゲーム」という別名があるが、歴史的にブッシュミートは熱帯地方のワイルド・ゲームを指す。私の友人はニューイングランド地方で一年の恒例行事としてシカを狩り、その肉（ブッシュミート）を食べる。サンフランシスコで私がひいきにしているシーフード料理の店〈スワン・オイスター・バー〉では、生のウニを開けて、殻付きのまま出してくれるが、それもブッシュミートを食べることだ。第二章で見てきたように、微生物からすれば、ブッシュミートであれば何でもいいというわけではない。

カメルーンで研究を始めたときの最優先目標は、中央アフリカにおけるＨＩＶの多様性を理解することだった。世界中に広まったＨＩＶは致死的だが、「ウイルスのコスモポリタン」と呼んでもいい同質性を持っているのに対して、中央アフリカのＨＩＶは多様なのだ。そのため、ＨＩＶのサンプルを中央アフリカのさまざまな地域の人から採取すれば、世界でこの地域にだけ遺伝的に多様なウイルスがある理由を解明できるかもしれない。中央アフリカでＨＩＶが発生したことはあらゆる証拠が示しているが、パンデミックから二〇年たったあとでも、なぜここには多様性が残っているのだろうか？

この問いに答えるために私たちは、ドンがキャリアの大半を送ったウォルター・リード陸軍研究所で同僚だった研究者に協力をあおいだ。その精力的な二人組――ジーン・カーとフランシーン・マカッチャンにはじめて会ったときのことをよく覚えている。場所はメリーランド州ロックヴィルという平凡な町にある二人の平凡なオフィスだったが、二人の業績はまったく非凡だった。私が会う五年以上前に、彼らはＨＩＶ研究に革命を起こしていた。ＨＩＶゲノムの配列をすべて解読し、遺伝子の各ビットや断片がどこから来たかを体系的に調べる方法を開発したのだ。それ以前は、遺伝情報の小さな断片をつなぎあわせて、ウイルス全体の塩基配列にするのが主流だった。カーとマカッチャンは一万ビットを一度にとらえる方法を考えだし、それにより、ウイルスを構成する各遺伝子の経歴が調べられるようになった。

ＨＩＶは組み換えができる、つまり、異なる株のあいだで遺伝子を混合しつなぎあわせる能力を持っているので、二人はどのビットが遺伝子としてのまとまりをなし、それぞれのビットは何に由来するのかを理解するために新しい解析ツールを作る必要があった。つまり、ウイルスの系

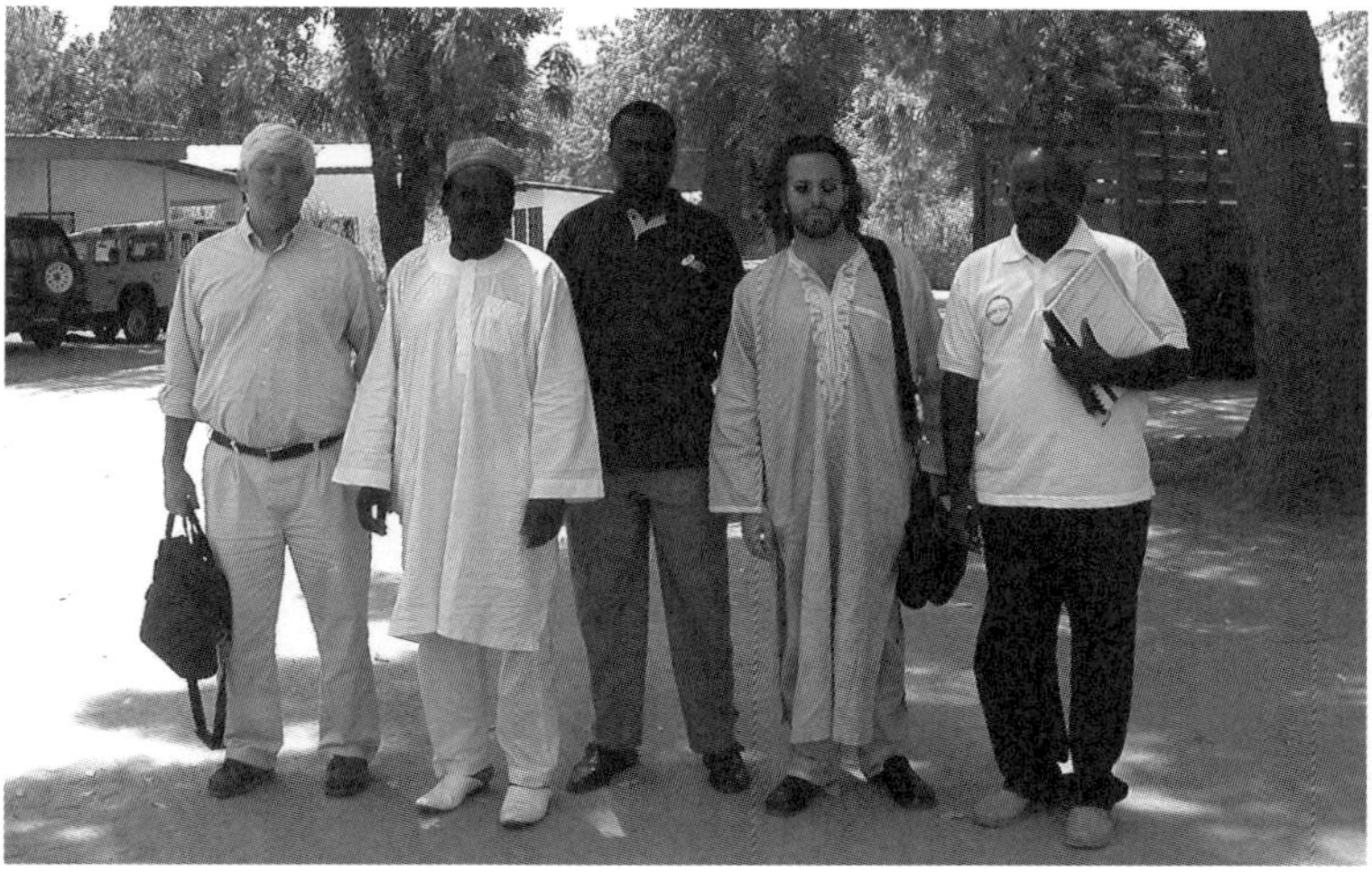

カメルーンにて。左から、ドン・バーク博士、インロンベ・ジェルミアス博士、ワングメネ軍医、著者、ウボルド・タムフェ

図を作ろうとしていたのだ。系図と言っても、スカンジナヴィアの君主の系譜をたどるのではなく、ここでは各ウイルスの親株を特定して、世界中でそれをマッピングし、パンデミックの伝播コースを再構成しようとした。つまり、ＨＩＶはどのように広まり、混合していったのかを示す地図を描こうとしたのだ。

地元の献身的な科学者たちとともに、大佐と私はそれからの数年間を、中央アフリカのＨＩＶが遺伝的多様性を持つ原因を解明する研究に費やした。世界に広まる前のＨＩＶはどんな姿だったのか概略を知りたいと思い、まずカメルーン中の村でサンプルを集めはじめた。村での活動はウボルド・タムフェがコーディネートしてくれた。彼はエンジニアから生物医学の研究者になった人物で、ソフトな話し方をし、細かいところに気がつく。今でも中央アフリカで

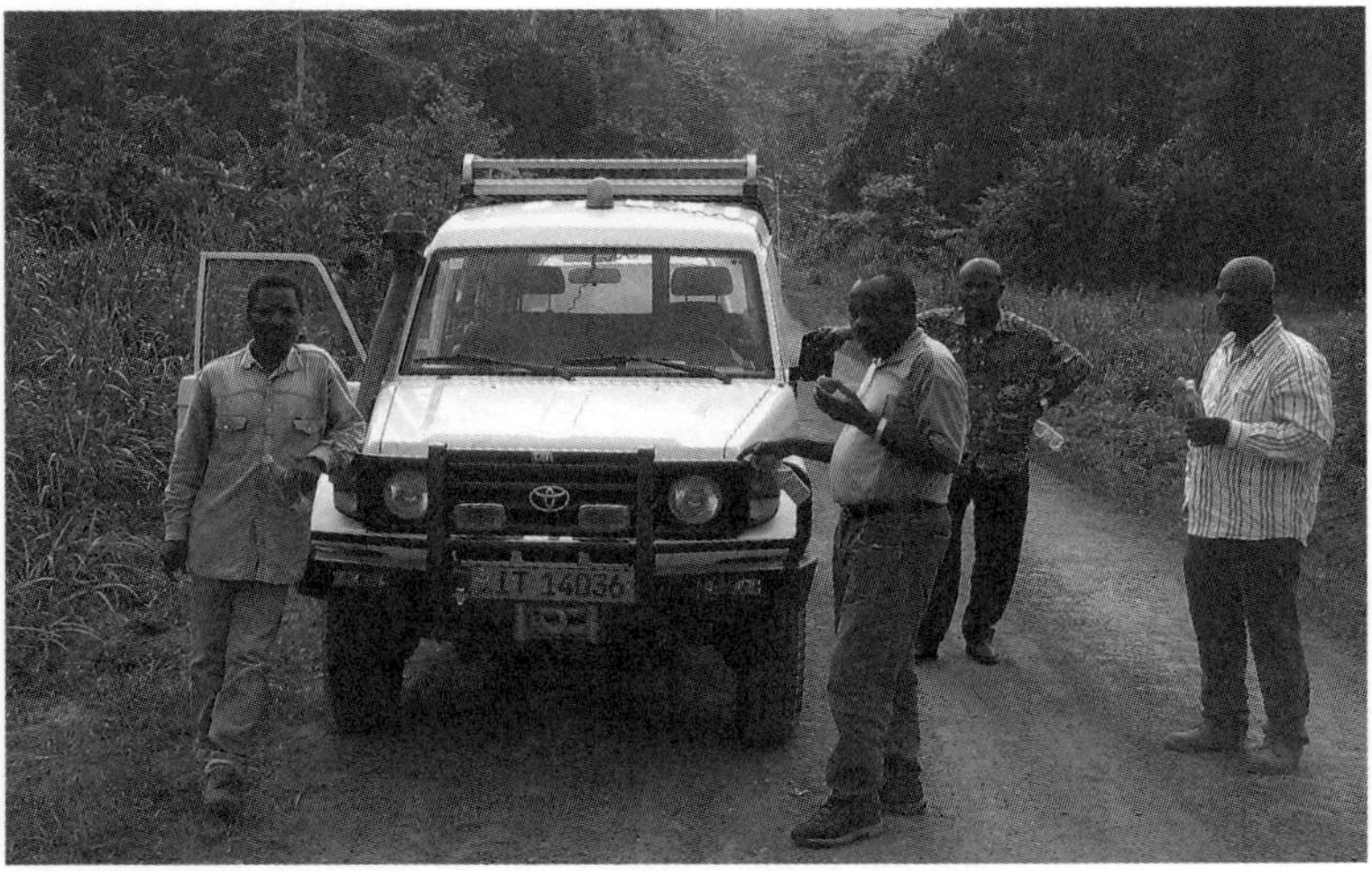

カメルーンのＧＶＦチーム。左から、ヌドンゴ軍曹、ウボルド・タムフェ、アレクシス・ブプダ、ヌゴンガン

私たちの共同研究をコーディネートしてくれている。サンプルを集めるにあたっては、どの村でもいいというわけではなかった。ＨＩＶは世界中に広まり、パンデミックが始まったカメルーンでも国中に広がっているので、ありふれた株を集めないために、私たちは道も通っていないへんぴな村を選んだ。

ＨＩＶの多様性を探る

こうした場所に行くのは大変だと言ったところで、カーとマカッチャンが必要とする質の高いサンプルを手に入れるために求められる複雑な調達活動の一端しか伝わらないだろう。そうした土地が中央アフリカでももっともへき地にあるからだ。それをなしとげた人々のすばらしい逸話のひとつは、愛すべき運転手のヌドンゴが主役だ。

彼は大佐と同様に、名前よりも「軍曹」という階級で呼ばれることが多かった。あるとき、軍曹は、カメルーンの南東部の端にあるアドジャラという小さな村でサンプルを集めようとしているチームを助けるために、川岸に車を乗り捨てて、小さなカヌーで川を渡ったのだった。

へんぴな土地でサンプルを集めるのはとても大変で、いらだつことも多かったが、同時にすばらしい経験でもあった。コンゴ民主共和国で訪れたある村のことは特に記憶に残っている。私はその日ずっとハンターたちと行動をともにして森にいた。村に戻ると、村の女性に男の赤ちゃんが生まれたところで、村人はその子に私の名前をつけさせてほしいと言ってきた。そして、村人の一人は、私が「ドクトゥール・ナタン」(「ドクター・ネイサン」のフランス語の言い方。私はアフリカでときどきこの名前で呼ばれる)と呼ばれているのを聞いていて、それを赤ちゃんの名前にした。「ナタン」だけではなく、「ドクトゥール・ナタン」だ。長年、私たちの活動の管理と資材調達、資金管理を引き受けてくれているジェレミー・アルベルガは、この子は将来、高等教育を受けなくてもいいだろう、と冗談を言った。なぜなら、この子はすでに「ドクター」なのだから。

私たちはそもそも何のサンプルを集めていたのだろうか。まずは血液が必要だった。研究に参加してくれた村人から採血管で二本の血をとった。その採血管は、ヤウンデの研究室に戻ったらすぐに血液を分離できるハイテク仕様だった。動物に関しては、少なくとも手はじめとして、マット・レブレトンが開発した単純だが画期的な方法を採用することにした。

最初にヤウンデでマットに会ったときに、彼はカメルーンに生息するヘビに関する後世に残る調査を終えたところだった。彼がサンプルの多くを、カメルーン中の村々にホルマリン防腐剤入りの容器を置いていく方法で集めたのはおもしろい。世界中どこの国の人もヘビを見つけると殺

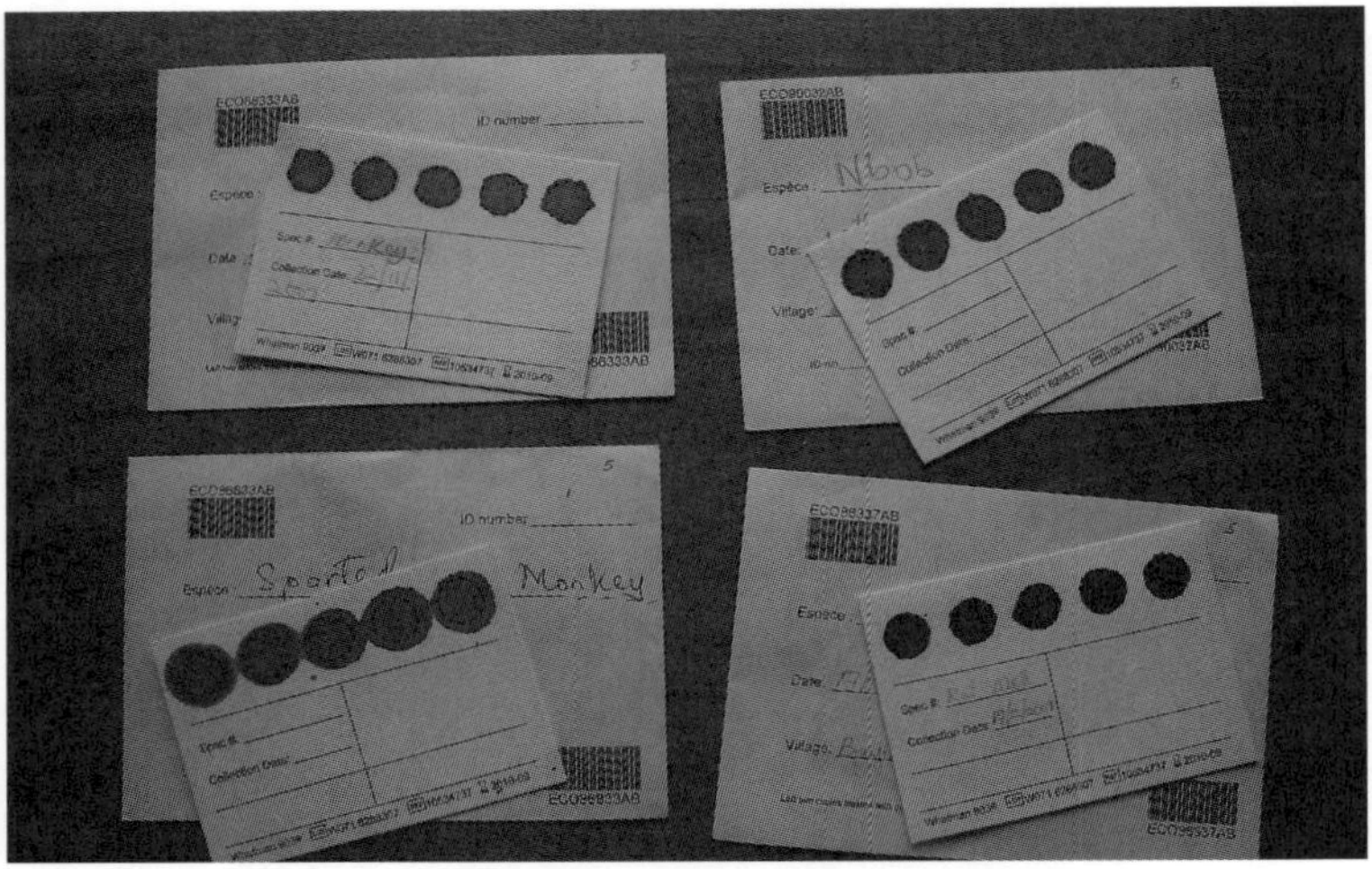

フィルターペーパーを使って、獲物などの野生動物の血が集められた

すので、マットはただ村人に殺したヘビをホルマリン入りの容器に入れてほしいと頼むだけでよかった。それから、ときどき容器を回収して、ヘビの分布と多様性を調べたのだった。マットと話をして、私たちは同じ方法で何千もの動物のサンプルが簡単に得られるだろうと考えた。私は数年前にマレーシアでジャネット・コックスとバルビール・シンから濾紙を使った手法を学んだが、今回はそれを応用し、トレーディングカード大のサンプリング・ペーパーをハンターに渡して、出会ったどんな動物でも、それが血を流したときには、その血をペーパーにつけてほしいと頼んだ。このやり方は驚くほどうまくいき、野生動物の血に関して今の私たちは、世界でもっとも包括的なコレクションを持つにいたっている。

　へき地でサンプルを集めるのはむずかしかったが、研究に協力してもらいたい村人に、私たちの意図をうまく伝えるのもむずかしかった。小さな村の中は噂話であふれ、私たちが彼らの血をほしがるのは、邪悪な目的があるのだと村人はさまざまな憶測をめぐらせた。だが、すばらしいスタッフの中に、コミュニケーション能力に長けている人がいたのは実に幸運だった。

なかでも特筆すべきはポール・デロン・メヌートゥだ。彼は長年カメルーンのラジオ局とテレビ局で医療担当記者をしていて、退職後、私たちのチームに加わってくれた。私たちが調査をした村の多くではテレビがなかったので、村人は彼の顔を知らなかったが、彼が口を開いたとたんになじみのある声だと気づいた。医療問題に関して信頼でき、とても話し上手なポールのおかげで、私たちは難なくコミュニティにとけこむことができた。彼がいなければ、科学的質問に答えるのを拒まれただろう。彼はまた、私たちの任務の土台となる健康に関する重要なメッセージを村人に伝えることも助けてくれた。

カメルーンでの最初の数年間、私たちは首都ヤウンデで、一〇〇年ほど前のドイツ植民地時代に建てられたビルに機能本位の研究施設を造った。そして、生物多様性に富む魅力的な地域にある一七の村と関係を築いた。私たちが手に入れた高品質の冷凍サンプルは、ＨＩＶの多様性を説明するヒントを教えてくれただけでなく、のちにはそれ以上の成果を与えてくれた。

アメリカのロックヴィル研究所に運びこまれたとき、サンプルは車と飛行機で数千キロも旅していたが、冷凍状態を保っていて、検査も可能だった。私もサンプルが何を表しているのかワクワクしながら、みずから検査をしたこともあった。だが、サンプルの中にいるウイルスの特徴をはっきりさせるのに大いに貢献してくれたのは、マカッチャンとカーたちの有能な研究チームだった。

彼らはＨＩＶのサンプルの注目すべき多様性を発見した。調べた一二の村でユニークなＨＩＶが見られた。それはさまざまな変種のＨＩＶが寄り集まったウイルスで、それまで混合した例が発見されてないものもあった。ふたつ以上のＨＩＶの固有種を持つ村が九つもあった。この分布は、ＨＩＶが世界に広がる前の姿を示しているのだろうと私たちは結論づけた。つまり、こういうことだ。二〇世紀はじめにチンパンジーからヒトへと感染したウイルスは、私たちが調べたような小さな村にとどまっていた。やがてウイルスは変異をして、新しい形をした多くのウイルスが接触し、遺伝情報が混ぜあわさり、遺伝的に新しい種類が生みだされた。その中の一部の株が微生物版宝くじに大当たりをして世界に出て行き、残りは、その祖先が野生のチンパンジーの中に生きつづける土地の近くでユニークなウイルスのままじっととどまっていたのだ。といっても、拡散した多産の親戚と同じように病気を引き起こすのはほぼ確実だ。

カメルーンの村で私たちは、ＨＩＶの多様性の理由を探すためにサンプルを集めただけではなかった。村人が野生動物とどのようにかかわっているのかを観察したのだ。当時、その研究の調整にあたったのは、今はアトランタの米国疾病予防管理センター（ＣＤＣ）にいる、人類学者で疫学者のアドリア・タシー・プロッサーだった。村人たちは野生動物と信じられないほど濃厚な接触をしていた。獲物を解体するときに、ウイルスのすみかと言える血液や体液に直接触れていた。私たちの予想どおり、動物から人間へウイルスが移る最前線には、狩りと獲物の解体に従事する人たちがいたのだ。こうして、私はいくつもの村で調査をするうちに、ウイルスのおしゃべりを監視するためにハンターたちを見張り役にできると確信するにいたった。ブッシュミートと、人とブッシュミートとの接触について、私はとりつかれたように考えるようになった。

ハンターと野生動物

だが、そんな私が最初にブッシュミートに出会ったのは、村ではなく、ムプーディ・ヌゴレ大佐の家だった。私たちはよく一緒に食事をした。中央アフリカにある多くの村や町で食事をしたし、大佐の家で夕食をごちそうになるときは、特別な料理を期待できた。教育省の高官でもあるやさしい奥さんのエヴリンと大佐の二人は、どんな国のどんな階級の人をも気分よくもてなすことができる。彼の家の夕食は最近では、地元のすばらしい歌手――〈HIV／AIDSとともに生きる人々の集まり〉のメンバーで有名なボーカル担当――によるパフォーマンスまでつくようになった。だが、どんなお客がいて、どんな余興があっても、そのあとに続くシャンパンと料理はずっと記憶に残るほどすばらしい。えりすぐられた料理の中には常に野生動物の料理が入っている。ムプーディ家の料理で私のお気に入りはヤマアラシの料理で、その肉はウサギに似ている。

どこに住む人でも野生動物を食べる伝統がある。野生動物を守ることは大切だが、生きるためにそれを食べる人を悪者扱いしないことも大切だ。もしも指をパチンと鳴らしさえすれば、野生動物をとることなく高タンパクの食料が手に入る、というのであれば、それに越したことはない。そうすれば、絶滅の危機にある重要な種を保護できるし、パンデミックの発生を減らすことにもなる。だが、これはとても根の深い問題なのだ。

この一二年間、私は中央アフリカとアジアで多くのハンターとかかわってきた。違法な商業ハ

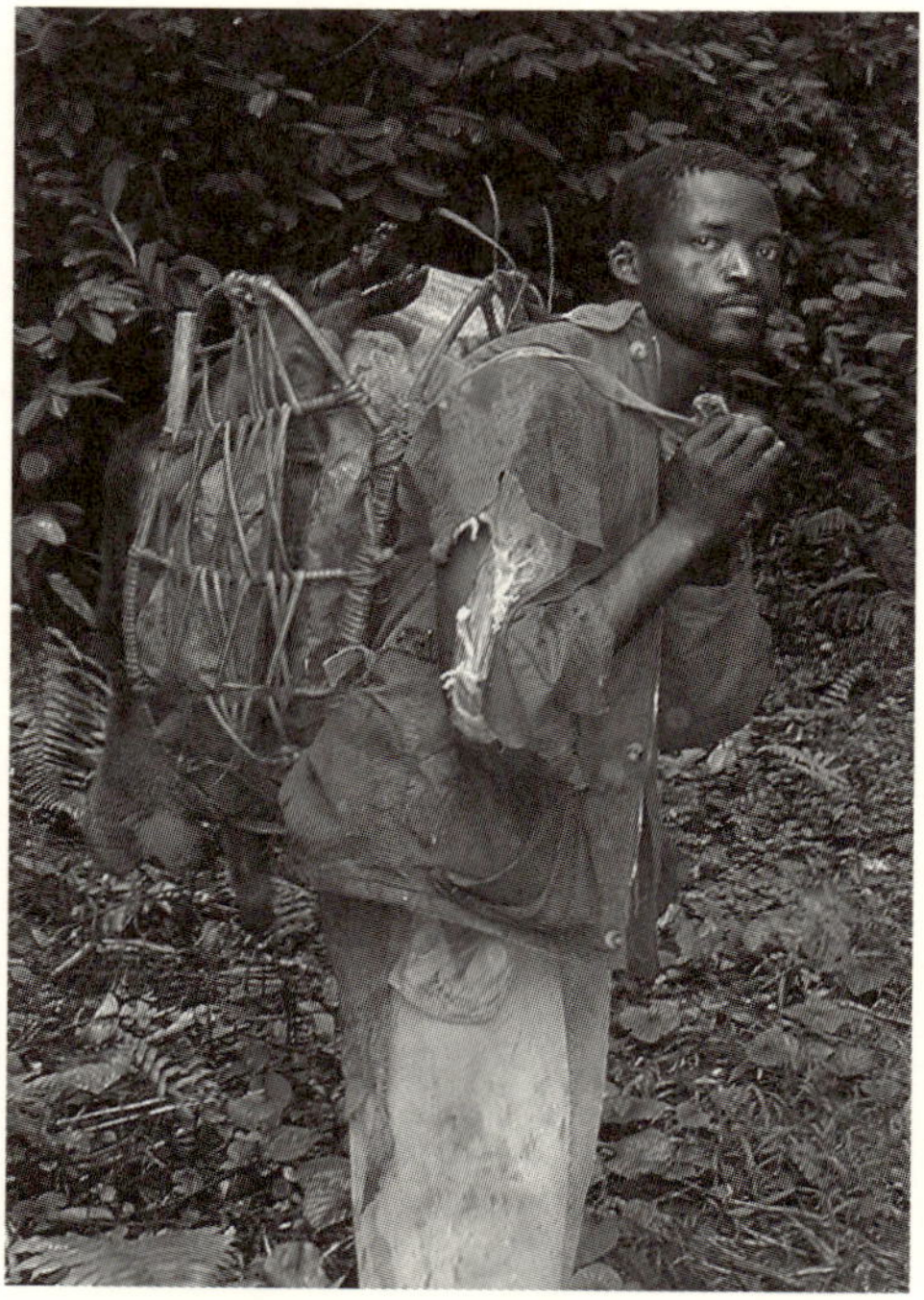

狩りの獲物を背負ったカメルーンのハンター

ンティングは現に存在していて、それはなくすべきだが、私が調べた地域で狩られる動物の大半は、貧しい家族に基本的な食料を与えるためなのだ。生きるためのものであって楽しむためではない。狩りは大変な仕事だ。そこそこのカロリー源を得るために膨大なエネルギーを必要とする。

私がかかわったハンターの多くは、優秀な狩りの腕を持ち、狩りを楽しむ者さえいたが、ほとんどのハンターはきびしい環境の中を何時間もかけて獲物を追うよりは、可能ならば、栄養がなり労力をかけずに手に入るタンパク質、たとえば魚を選ぶはずだ。私は一人のハンターのことを覚えている。彼は村に戻るところで、殺したサルを背負っていた。叩き殺され血まみれのサルを見て、私は最初、この星の美しく貴重な自然財産が失われるのは不幸だと思った。だが、そのハンターがゴム草履を履き、ボロボロの服を着て、一日中森の中にいて汗とほこりにまみれている姿も見た。彼がレジャーではなく生活のために狩りをしているのはあきらかだった。生きるために狩りをするハンターは敵ではない。第一二章でくわしく説明するが、解決策は彼らと敵対するのではなく、協力しあうことにある。

私たちは、狩りをする人々に宿っている多様なＨＩＶの特性をあきらかにする研究を推し進めるあいだに、それからの一〇年間で私の活動の中心となる課題にも着手した。それは、野生動物と濃厚に接触しているこうした人々に動物から飛び移ったまったく新しいウイルスを見つけることだ。そのために私たちは、レトロウイルス――ＨＩＶも含むより広いウイルスの科になる――の新型を発見することでは世界有数の研究チームであるＣＤＣのレトロウイルス部門に協力をあおいだ。

その研究チームにはトム・フォークスとワリード・ヘネインというレトロウイルス学の第一人者がいたが、私がほとんどの時間で一緒に作業をしたのはビル・スウィッツァーだった。ビルは実際の年齢を若々しい外見で隠していたし、現代でもっとも興味深いウイルスの進化を記録したいという飽くなき衝動を柔らかい物腰で隠していた。それからの一〇年間、ビルと私はＨＩＶ以外にどのウイルスがハンターたちに感染したのかを確かめるために、直接に会うなり電話で話すなりして、毎日のように連絡をとりあった。

私たちの最初の大きな発見は、気味の悪い名前を持つサル泡沫状ウイルス（ＳＦＶ）だった。

「泡沫状」という名前はそのウイルスによる細胞の殺し方からつけられた。感染した培養組織を顕微鏡で見ると、死んだ細胞が泡になっているのだ。ＳＦＶは人間以外のすべての霊長類に感染し、各霊長類はそれぞれに固有の型のＳＦＶを持っているので、比較するには理想的なモデルになっている。各ウイルスの塩基配列を知っていれば、人間が感染したときにそれがどの霊長類に由来するかがわかるのだ。

おもしろいことに、人間は固有のＳＦＶを持っていない。ビルたちは数年前に、ＳＦＶは「共種分化」したウイルスの中では変わった特徴を持っていることを発見した。共種分化とはつまり、現在のすべての霊長類に共通する祖先は、約七〇〇〇万年前に一種類の泡沫状ウイルスを持っていたが、霊長類の系統樹が枝分かれをするなかでウイルスもそれぞれの種に受け継がれて、分化していったということだ。その結果、驚くべきことに、霊長類と泡沫状ウイルスの進化の系統樹はほとんど同一になった。第三章で紹介した病原体のボトルネックの最中に人類がそのウイルスを失ったことは、充分に考えられる。

私たちが霊長類のＳＦＶの研究を始めたときに、理論的にはそれが人間にも感染することは知っていた。過去に研究室の人間が数名、ＳＦＶに感染したことがあったからだ。だが自然の環境のもとで感染するのかどうかはわからなかった。だから、感染することを発見したときには驚き、興奮した。その日のことをはっきりと覚えている。その日、私はビルの研究室にいて、ウエスタン・ブロット法という検査の画像をとりに下の階に下りた。その検査は細胞の全タンパク質を電気泳動し分離するもので、このときはハンターたちがＳＦＶの抗体を作っているかどうかを調べていた。画像の解釈を手伝おうと、ビルも下りてきた。画像を見るとすぐに、サンプルの中でいくつか感染しているものがあることがわかった。ビルと私はショックと興奮がいりまじった表情で見つめあったことを覚えている。この瞬間に、目に見える形でそれまでの数年間の研究が劇的な変化をとげたのだった。私はこのときのウエスタン・ブロット法による検査画像を額に入れて壁に飾っている。

この発見は研究が成功したことを意味するので、ほっとした気持ちもあった反面、不吉な思いもした。ＨＩＶと同じレトロウイルスが種を越えて人間に感染しているのだし、しかも、私たち

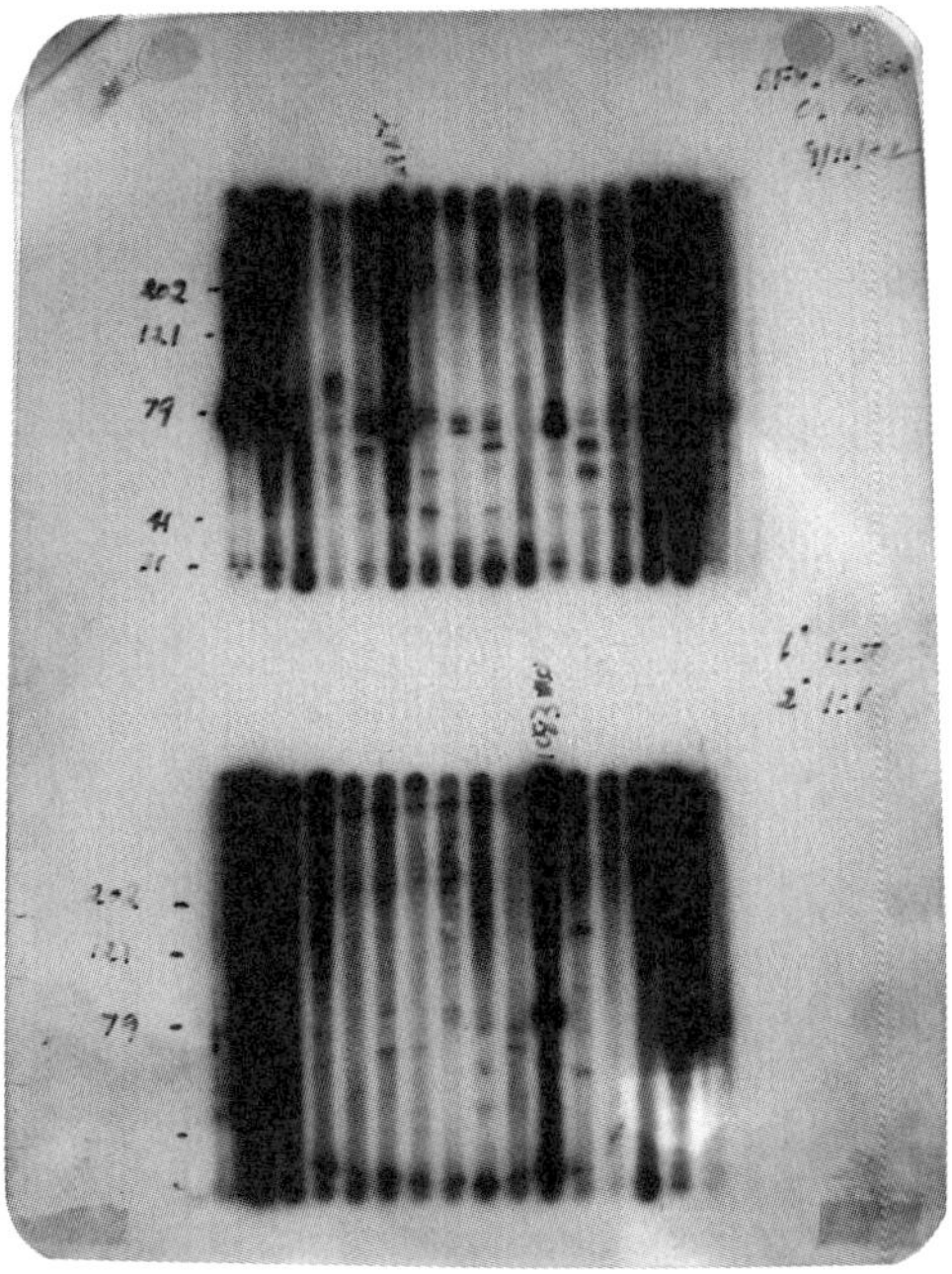

ウエスタン・ブロット法によってはじめて検出されたハンターの持つＳＦＶの抗体

が最初に検査したハンター数百人の中に感染者がいたという事実は、それがめずらしいものではないことを意味していたからだ。

それからの数カ月で、私たちに血液サンプルを提供してくれた、ヒト以外の霊長類を狩って殺している人の多くがＳＦＶに感染していることがわかった。その中に長期の保因者（キャリア）がいるのは驚きだった。彼らの体がそのウイルスの抗体を作っている証拠を見つけたので、私たちは実際のウイルスの塩基配列をつきとめることにし、その結果にも驚かされた。彼らはさまざまな霊長類からＳＦＶ株を移されていたのだ。霊長類の種類は、葉を食べる小型のサルのブラッザグエノンから巨大なローランドゴリラまで幅広かった。この結果は、ハンターたちの行動調査の結果と一致していたので、納得できるものだった。たとえば、ゴリラのＳＦＶに感染している人は、ゴリラを狩ってその肉を食べている、と報告されている人だった。私たちの調査では、霊長類と接触する人は多くても、ゴリラを狩るのは危険で高度な技能が必要なので、ハンターの数はわずかだ。この関連性は確かな証拠になった。ゴリラのハンターは狩りや解体のときにウイルスを移されるのだ。

この発見は喜びと恐怖というふたつの感情をもたらした。ウイルス学者が、新種のウイルスを発見してもうれしくない、と言ったならば、ほとんどの場合でそれは嘘だ。私たちはウイルスを見つけるために、長い年月を懸命に活動して、資金の手当てをし、研究の進め方を知っていて協力してくれる地元の科学者を見つけ、中央アフリカに研究室を造り、それぞれの村とつながりを築き、サンプルを集めて保存し、面倒な国際協定を遵守しながら海外に発送し、ウイルスを見つけるために必要とされる複雑な研究室の作業を指揮している。発見という結果は自分たちのシステムが機能したことを示しているし、動物と密に接触することが新しいウイルスの感染をもたらすという推測が正しいことを示すものだ。それでも、新しいレトロウイルスが人間に移ろうとしているという最初の証拠は、現在の公衆衛生システムに対する人々の信頼――新型ウイルスが人間に感染する恐れがあるときは、それを知らせてもらえる――が思い違いだということを表している。私たちはその思い違いがどれだけのものであるかを調べはじめたばかりなのだ。

次の年は、レトロウイルスの別グループであるTリンパ球向性ウイルス（ＴＬＶ）を調べた。ＳＦＶの場合、自然環境で人間に感染した例はなかった。私たちが研究を始める前は、研究室の人間が何人か感染したことがあるだけで、ＳＦＶにどれだけの感染力や発症能力があるかわからなかったので、パンデミックを引き起こす可能性も不明だった。だが、ＴＬＶは事情が違い、ずっと前から世界中で人間への感染が知られている。人間に感染するウイルスは、ＨＴＬＶ-１（ヒトＴリンパ球向性ウイルス１）とＨＴＬＶ-２の二種類があり、世界で約二〇〇〇万人の感染者がいる。感染しても症状が出ない（不顕性感染）者がいる一方で、白血病や体の麻痺を起こす者もいる。ＨＴＬＶはパンデミックを引き起こす可能性を持つので、もしも、新型のＴＬＶが動物からヒトへ感染するならば、公衆衛生担当者はそれを知っておかなければならない。ＳＦＶに関する私たちの研究結果からは、その可能性は現実のものだった。

ビルと私は研究を始めた時点で、二種類のＨＴＬＶはＨＩＶと同じように霊長類に由来することを知っていた。また、人間の感染例が見つかっていない別のＴＬＶが霊長類の中にあることも知っていた。それはサルＴリンパ球向性ウイルス３（ＳＴＬＶ-３）と呼ばれるもので、私たちはそのウイルスから調べはじめた。サンプルを注意深く検査すると、予想どおり、ハンターが感染しているウイルスの中に、HTLV－1及びHTLV－2とははっきりと違い、STLV－3のグループに分類できるものがあった。これは私たちにとって重要な科学的発見だった。STLV－3も人間に感染する可能性があり、そのとおりに進展しているのだ。もっと驚いたのは、カメルーン東部の一人の住人から、まったく新しいHTLVが見つかったことだ。私たちはこれをHTLV－4と呼んだ。

中央アフリカで霊長類を食べる人の中に多数の新しいSFVが見つかり、同じ人々から二種類の新型TLVが見つかったことで、私たちは研究に対する考え方を変えた。理論的には、野生動物と接触する人は誰でも微生物が移る可能性があるが、こうした人々を広く監視する体制がどのようなシステムになり、どれだけ実際的なのかわからなかった。だが、新しいSFVとTLVが拡散し、病気を引き起こす可能性を評価するという長く地道な研究を始めたおかげで（それは現在でも続いている）、新しい考え方ができるようになった。野生動物と密に接触をする人たちを監視することで、ウイルスのおしゃべりを捕捉する世界的システムを実現できるのではないかと真剣に検討するようになったのだ。

二〇〇五年に大きな前進があった。生物医学研究に資金を提供する世界最大の政府機関である米国国立衛生研究所（NIH）がスポンサーになる、通常とは異なるプログラムに応募したのだ。NIHは過去にも私の研究に資金を提供してくれたが、この世界有数の機関がしていることと、将来において私がしたい研究とは少しずれていた。NIHは幅広いプログラムを持っているが、資金が公平に分配されているわけではなく、フィールド調査よりも研究室での研究に重きを置いている。細胞生物学における還元主義者の研究に、つまり、とても明確な仮説を立て、実験でその白黒をはっきりさせる研究にエネルギーを集中しているのだ。だから、ウイルスのおしゃべりを記録し、パンデミックをコントロールする新しい世界規模の監視システムの構築という私が目指すプログラムは通常では支援されないたぐいのものだった。それでも二〇〇四年にＮＩＨはまったく新しいプログラムになる〈ＮＩＨ所長パイオニア賞〉を創設した。それはＮＩＨが普段、支援する研究ではなく、革新的な研究に資金を提供するもので、その受賞者は二五〇万ドルの助成を受けて、五年間、みずからの科学的目標のために必要なことをかなり自由にできるのだった。二〇〇五年の秋に、私はその賞を与えられた幸運な一人になった。

このときから物事が動きはじめた。世界監視システムを構築するには二五〇万ドルではまったく足りないが、いいスタートが切れた。私は緊急に監視の必要があるウイルスのホットスポットについて真剣に考えはじめた。重要な地域はすぐにいくつか思い浮かんだ。ジャレド・ダイアモンドとクレア・パノシアンとの研究で、アフリカとアジアが主要感染症の大半を供給する地域であることがあきらかになっていた。そこから始めるのがいい。

今後は、私のチームと各地にいるすばらしい協力者とともに、カメルーンで開発してきた監視システムのモデルを中央アフリカの他の国へ展開する予定だ。不安定で困難な状況にある地域で現地拠点を作る専門家になったコリナ・モナジンら現地にいる献身的な科学者の助けを得るし、マレーシア時代の仲間との協力関係を復活させるうえに、中国と東南アジアでシステムを築くために新しい仲間とも活動するつもりだ。私たちは世界中のウイルスのおしゃべりを捕捉するシステムを作ろうとしている。世界に仲間を増やすとともに、新しいウイルスを見つける最良の方法を自分たちに問いつづける。どうすれば、人間を殺し、動物に感染する新型ウイルスを見つける確率を上げられるだろうか、と。

これからの章では、この活動がもたらすであろう結果を見ていきたい。また、パンデミックが広がる前に検知する能力を高めてくれる最新ツールも紹介しよう。パンデミックに関する脅威は巨大で今も成長しているが、それに対処するアプローチやテクノロジーもまた進歩しているのだ。

第一〇章　微生物予測

それは大都市で発生した。強烈な一撃だった。第一波は八月下旬に起こり、患者はひどく苦しんだ。初期症状はひどい下痢と嘔吐で、その後、重い脱水症状、心拍数上昇、筋肉のけいれん、情動不安、強いのどの渇き、肌の弾力がなくなることが続いた。腎不全になったり、昏睡状態やショック状態に陥ったりする者もいた。この病気になった者の多くが死んだ。

そして、八月三一日の夜に真のアウトブレイクが起きた。それからの三日間で、ひとつの地域で一二七人が死んだ。九月一〇日までに死者は五〇〇人に達し、この感染症からは誰も逃れられないように思えた。子どもも大人も同じように死に、ほとんどの家庭で少なくとも家族の一人が感染していた。

パニックが発生し、一週間のうちにその地域の住人の四分の三が逃げだした。商店は閉じられ、家には鍵がかけられた。にぎやかだった都市の通りには人っ子一人いなくなった。

アウトブレイクが起きるとすぐに、四〇歳になる疫学者が原因をつきとめようと調査に乗りだした。地域の有力者に相談をし、犠牲者の家族から順番に話を聞き、感染事例を網羅した地図をていねいに作成した。水が原因だと当たりをつけて、その地域に水を供給している場所を調べると、都市にふたつある井戸のひとつであることがわかった。その井戸の水を顕微鏡と化学分析で調べたが、明確な答えは出せなかった。

行政の責任者に提出した彼の報告書によると、彼は分析結果を示し、汚染された水が原因だと結論づけていた。決定的な分析結果は出なかったものの、感染事例の分布図は井戸が発生源であるという結論を強く支持していた。彼はその水道施設を閉鎖することを勧め、行政側はそれに応じた。住民の多くが逃げたことでアウトブレイクはすでに衰えていたかもしれないが、この調査と井戸の閉鎖は重要なことだった。

発生源をつきとめる

このアウトブレイクが特異な点は、発生後におこなわれた手順どおりの調査ではない。現代では世界中の疫学者がまさにこの種の調査を常に実施する。地元の有力者の協力をとりつけ、感染事例の分布と感染源候補を調べ、しばしば最善の対策について行政と話しあう。このアウトブレイクが特殊なのは、一八五四年に起きた点だ。まだ疫学という学問分野すらないときだった。すでに気づいている人もいるかもしれないが、アウトブレイクを解明する調査を実施したのはほかならぬジョン・スノウだった。ロンドンの医師であり牧師で、現代疫学の創設者の一人として有名だ。そして、犯人はコレラ菌だった。原因は「汚れた空気」ではなく水であることをつき

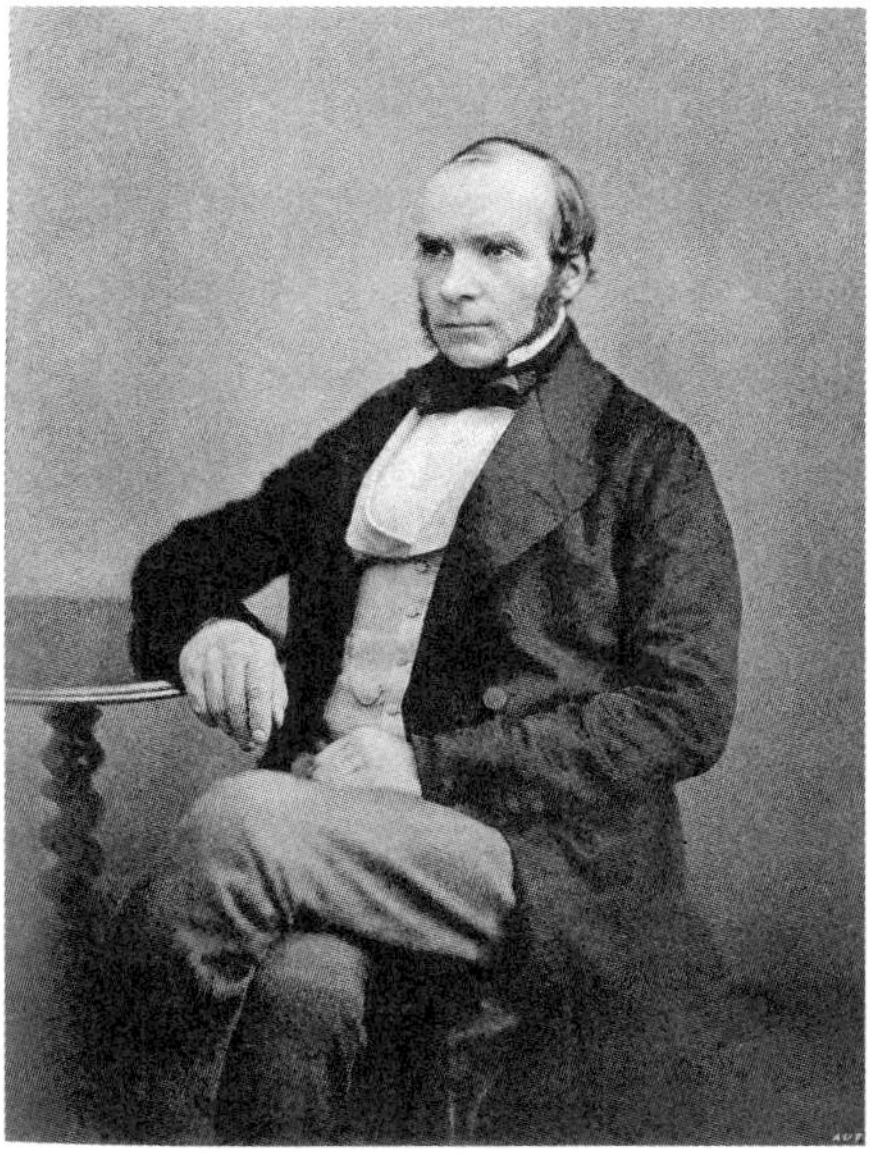
ジョン・スノウ医師、1856 年撮影

とめたことで、スノウは微生物が感染性のある病気を引き起こす、という感染症に関する現代微生物理論に貢献した。一八五四年にロンドンのソーホーで発生したアウトブレイクの原因と特定された有名なブロードストリートの手押し井戸は、その複製を今でも見ることができる。

今では何でもないことのように思えるが、一八五四年のコレラの集団発生当時において、スノウが聞き取り調査をおこない、事例を確認し、発生源を特定するために地図上に情報を記したことは革命的な手法だった。地図はそれ以前から広く使われていたが、スノウが作ったソーホーの地図は疫学だけでなく地図応用学の面からもはじめてのものだったと考えられている。地理的関連のある出来事を分析するために地図を活用したのは彼が最初だった。それによって、ブロードストリートの井戸がアウトブレイクの発生源であるという因果関係をあきらかにした。このため、スノウは世界で最初の地理情報システム（ＧＩＳ）を利用した者とされている。ＧＩＳは、地理情報を捕捉し分析する地図上のシステムで今では当たり前のものだ。

スノウと同じように、現在のＧＩ

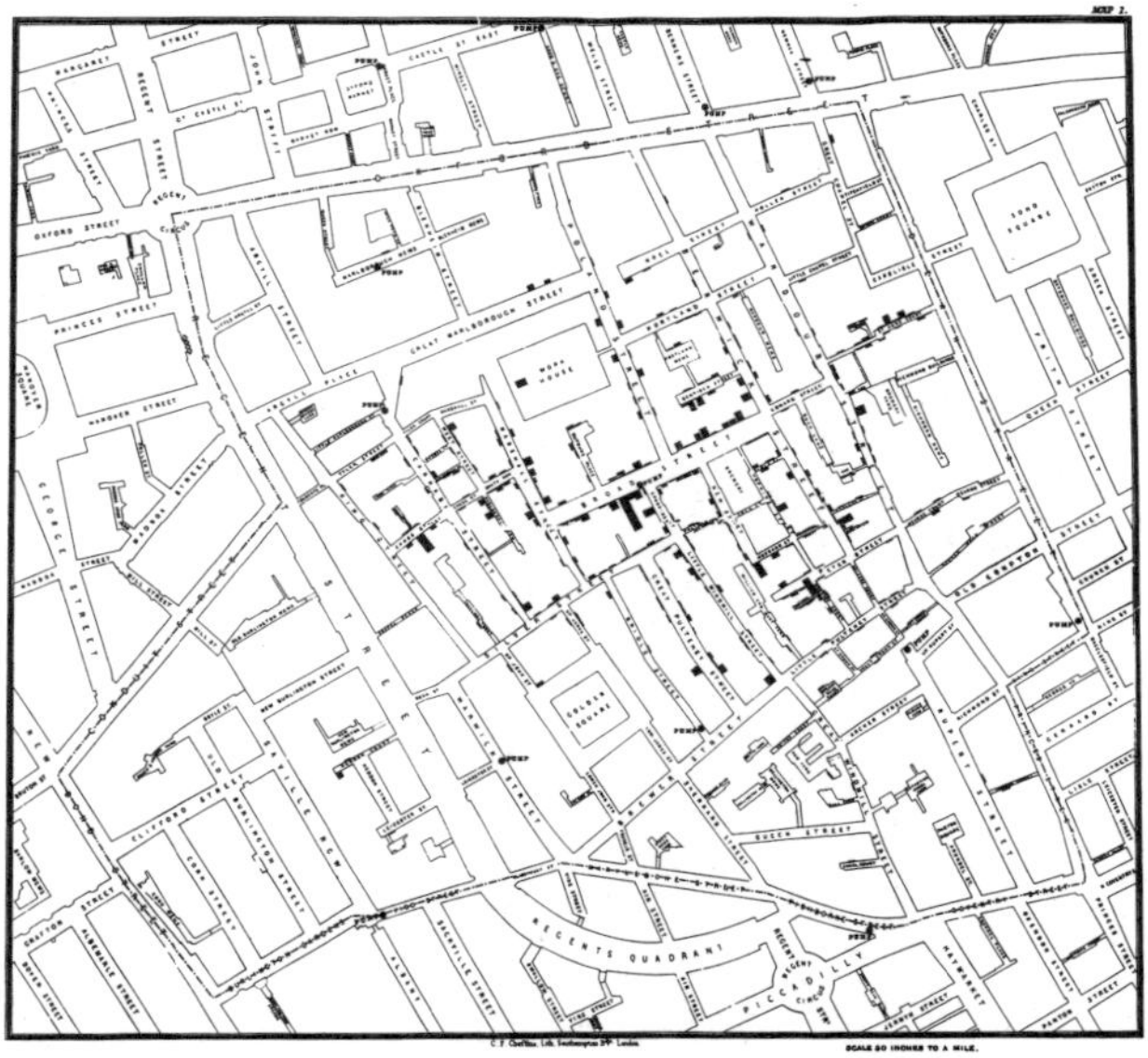

ジョン・スノウがコレラの発生源をつきとめるために使ったロンドンの地図

Sは地理情報を与え、因果関係のパターンを示すために地図に情報のレイヤー（層）を重ねていく。スノウの地図には通り、家、感染者の出た場所、水源が記されていたが、現在のGISはそれより多いレイヤーを持つ。さまざまな場所で集めたコレラのサンプルから得られた遺伝情報や、空間で起きた変化を時間ごとに表したもの、天気、各家庭における個人間の社会的つながりなどだ。

現代のツールは、アウトブレイクを調査し、感染経路を理解する方法を急激に変えているが、GISもその中に入っている。それらのツールを組みあわせて、総合的に使えば、アウトブレイクを監視し、防止する方法を根本的に変えられるかもしれない。

スノウの活躍した一九世紀なかばにはなかった科学上、技術上の利点を現代の私たちはたくさん持っている。その中でもっとも重要なのは、追跡中の微生物を捕捉し、その多様性を記録する能力が大幅に伸びたことだ。分子生物学に起きた革命、特に遺伝子情報を得て塩基配列を決定する技術の開発は、私たちのまわりにいる微生物を特定する能力を大きく変えた。

奇跡的だが、今では一般的な手法になったものにポリメラーゼ連鎖反応（PCR）がある。これを開発したキャリー・マリスはノーベル賞を受賞した。この手法で、微生物の遺伝情報を細かく切り、何十億もの複製を作り、その塩基配列を読みとって微生物がどの科に属しているのかを分類できるようになった。ただ、通常のPCRではあらかじめ探すものを知っていなければならない。たとえば、私たちが謎のマラリア寄生虫の正体を特定したいなら、すべてのマラリア寄生虫はよく似た遺伝子領域を持っているので、マラリア特有の塩基配列を特定するPCR検査手順を設計すればいい。だが、何を探しているかわからないときはどうすればいいのだろう？

二〇〇〇年代はじめに、若く聡明な分子生物学者のジョー・デリシと研究仲間は、未知の微生物を探す目的で、デリシの博士号の指導教官であるスタンフォード大学の生化学者、パット・ブラウンが開発したおもしろい手法を使ってみた。それは〈DNAマイクロアレイ〉もしくは〈DNAチップ〉といい、小さなスライドガラスの基板上に、人工的に合成した一本鎖のDNAを整然と配置したものだ。DNAは二本の鎖からできているので、スライド上の一本のDNAは、自分と対になる塩基配列の部分と結合しようとする。そこで遺伝子情報を含むサンプルから作った溶液を注いで、自然界の兄弟をつかまえたスライド上の遺伝子配列はどれかを調べれば、サンプルに入っているDNAの配列を知ることができるのだ。デリシがその手法を使ったときにはすでに、生物の中を脈々と流れている遺伝子情報の特徴をとらえる新しい手法として多くの科学者が利用していた。

デリシが革新する前のＤＮＡチップは主に、人間や動物の遺伝子がどのように働いているのかを知ることに使われていた。だが、デリシたちはその手法を改良すれば、強力なウイルス検知システムを作ることができると考えた。そして、人工的に合成した人間の遺伝子情報ではなく、ウイルスの遺伝子情報を持つチップを設計した。科学界のデータベースから既知の全ウイルスの遺伝子情報を慎重に見ていき、すべてのウイルスの科の遺伝子情報を整然と並べたチップを作った。病人から得た遺伝子情報にＤＮＡチップのウイルスに似たものがあれば、その塩基配列はつかまるので、どの微生物を扱っているのかがわかるのだ。

〈ウイルスのＤＮＡマイクロアレイ〉という特殊チップは有名になり、世界中の研究施設に普及した。それは、ＳＡＲＳを起こしたコロナウイルスなど新しいパンデミックの原因となる悪玉微生物をすばやくつきとめる役に立つ。しかし、完璧ではない。これは、すでに科学界で知られているウイルスの科に属するものしか捕捉できないからだ。私たちが塩基配列をまったく知らないウイルスのグループについては、チップの作りようがない。未知のウイルスはつかまえられないのだ。

遺伝子情報を特定する

ここ数年でウイルスのＤＮＡマイクロアレイに、いくつかの新しく大胆な遺伝子シーケンシング（塩基配列決定）アプローチが加わった。新しい装置はサンプルから、それまでなら法外な費用や時間がかかっていた膨大な量の塩基配列データを作ることができる。これによりウイルスの発見にまったく新しい方法が試せるようになった。

このアプローチは遺伝子情報の特定の部分を探すのではなく、一滴の血などサンプルに含まれるすべての遺伝子情報をシーケンシングするものだ。実際は技術的にもっと複雑だが、ほぼ期待どおりの結果が得られる。与えられた生物サンプルの全塩基配列を読めるようになる日も近いだろう。微生物に感染した宿主から得たサンプルのＤＮＡとＲＮＡの全ビットがわかり、その微生物の全ビットもわかるようになるのだ。

現在、生物情報学（バイオインフォマティクス）の分野が大きな課題のひとつになっている。つまり、こうした驚異のテクノロジーによって生みだされる数十億ビットもの情報をどのように分類整理し、データベース化するかという課題だ。幸いにも、ＮＩＨの科学者は賢明な行動をとり、有名なロスアラモス国立研究所で開発されて、今は「ジェンバンク」と呼ばれているシーケンス情報の電子貯蔵庫に注目して、その成長を促進した。科学者は研究資金源や科学雑誌との取り決めで、学術論文を提出する前にシーケンス結果をジェンバンクに提出しなければならないので、私たち科学者全体で毎年、数十億ビットもの遺伝子情報を提供している。現在のジェンバンクは一〇〇〇億ビット以上の塩基配列情報を保有し、その量は急速に増えている。シーケンス作業により新しい塩基配列が決定されると、それはジェンバンクにある情報とマッチするかどうか、すみやかにコンピュータで調べられる。

二〇〇六年の終わりから翌年はじめにかけて、この手法はよい結果をもたらした。二〇〇六年一二月初旬にオーストラリアのダンデノン病院で、脳出血で死んだ患者の臓器が移植のために摘出された。孫を持つ六三歳の女性と、匿名の患者が腎臓をひとつずつもらい、六四歳の地元大学の講師が肝臓を移植された。しかし、翌年一月のはじめに三人とも死んだ。

ダンデノン病院と、協力する研究施設が怪しい容疑者すべてを調べた。PCR法を使ったし、微生物を培養基で育てようともした。ウイルスのDNAマイクロアレイを試すことさえしたが、すべてはムダに終わった。そして、サンプルに大規模シーケンスを実行してようやく正体がつきとめられたのだ。ウイルスを見つけた研究チームは、世界的なウイルス研究者であるコロンビア大学のイアン・リプキンが率いていた。彼らは一〇万以上の塩基配列を分類して、謎のウイルスに属する一四の塩基配列を発見した。まさに干し草の山から針を見つけるに等しい作業だ。謎のウイルスは最終的に、齧歯類を宿主とすることの多いアレナウイルス群の一種だとわかった。大規模シーケンスでなければ、発見できなかっただろう。

ウイルスの進化を予測する

新しい小規模なアウトブレイクの原因をつきとめるのは重要だが、それは手はじめにすぎない。病気を引き起こす微生物への理解が深まれば深まるほど、私たちはよりむずかしい問いを投げかけざるをえなくなる。このアウトブレイクはどこに進もうとしている？　パンデミックになるのか？

パンデミック予防という新興科学には主に三つの目的がある。

一　感染症を早期に特定する
二　感染症がパンデミックに発展する可能性を評価する
三　致死的な感染症がパンデミックになる前にくい止める

ウイルスのＤＮＡマイクロアレイとシーケンス技術は感染症の原因をすばやくあぶり出してくれるが、局地的アウトブレイクを起こした新しい感染因子がパンデミックに不可欠な能力を持っているかどうかを評価するには、もっと多くの情報が必要になる。これこそが米国国防総省国防高等研究計画局（ＤＡＲＰＡ）の新しいプログラムの目的だ。ＤＡＲＰＡは現代テクノロジーの進歩に多大な貢献をしてきた。資金を出した初期研究が、現実にコンピュータやバーチャル・リアリティ、インターネットとして実を結んでいる。

現在、ＤＡＲＰＡは〈プロフェシー（予言）〉という名前のプロジェクトを推し進めている。その目的は「ウイルスの自然の進化を予測する」ことだ。プロフェシーが目指すのは、どこでアウトブレイクが起こるかを予測するべく、テクノロジーと、感染症の発生源になりそうな世界中のホットスポットにいる専門家チームとを結びつけることにほかならない。ウイルスが進化する方向を予測するなど、まるでＳＦ小説のようだが、ＤＡＲＰＡはハイリスク・ハイリターンのアイデアに尻込みすることはなく、プロフェシーはまさにそうしたアイデアなのだ。幸運にも、私たちがパンデミックについて知っていることと、現在利用できるテクノロジーによって目標は達成可能なものになっている。

カリフォルニア大学サンフランシスコ校のラウル・アンディーノら先頭を走る実験ウイルス学

者は、ウイルスの進化に合理的な予測ができないかを研究している。ウイルスは急速に複製を作るので、たとえウイルスの粒子一個に感染したとしても、すぐに「群れ」となる。群れの中には親株とまったく同じものもあるが、ほとんどはどこかしら変異している（そうした群れを専門用語では「疑似種」と呼ぶ）。ウイルスの群れ全体がさまざまな環境に対応する様子を記録し、調べることで、アンディーノたちは生きたウイルスに使うワクチンの製造に合理的な戦略を打ち立てようとしている。ワクチンについては次の章でふたたび触れよう。アンディーノはまた、同じ情報を使って、進化できる群れとできない群れの境界線を引きたいと考えている。群れはどの方向にでも自由に進めるわけではないので、群れを構成する要素を把握すれば、それがどのように進化しうるかを知る助けになるのだ。

微生物の進化を予測する方法を変えようとしているもう一人の科学者は、微生物学者ではなく、物理学を学んだ生体工学者だ。スティーヴ・クウェイクは、私が研究資金を受けたのと同じNIH所長パイオニア賞を受賞しており、生命を調べて操作することにとても役に立つテクノロジーを開発している。ジーンズでスキーをする彼はこの一〇年間、スタンフォード大学で人気の講義を持ちながら、複数の企業を立ちあげ、数々の特許をとり、有力科学雑誌に多くの論文を載せてきた。クウェイクのチームが生みだした有益なイノベーションのひとつにマイクロ流体プラットフォームがある。ひとことで説明すれば、小さなチップの上に実験室を丸ごとひとつ作ったのだ。

特に注目すべき応用例は、哺乳類や他の生物の細胞を実験室の環境で育てる細胞培養という退屈で複雑な作業を、実験室の作業台からチップに移したことだ。クウェイクらが作ったチップは数センチの長さしかないが、九六の区画に分かれていて、各区画で数週間、細胞を育て、測定し、操作することができる。自動コンパクトチップ上で細胞を培養する技術はさまざまに応用できる。そのひとつは膨大な数のサンプルから新しいウイルスを迅速かつ効率よく見つけることだ。チップを基礎にしたシステムによって、新型ウイルスがどのような細胞の中で生存できるか、それゆえにどんな場合に（性交、血液、くしゃみなど）もっとも広まりやすいかがわかるようになる。

アウトブレイクについて考えるときに、答えを出したい質問がいくつかある。第一は、その原因となる微生物は何かだ。ウイルスのＤＮＡマイクロアレイと大量処理（ハイスループット）シーケンシングなどの手法は、新しい病原体を特定する速度を上げてくれるし、それまでの手法では見のがしていたこともわかるようになるだろう。だが、微生物を特定したあとは、それがどこに進むのかを知りたくなる。第一二章で、究極のパンデミック予防システムはどのようなものになるかを見ていくが、そこでは確実に、アンディーノの研究室で開発された、ウイルスの進化の方向をつきとめるアプローチなどが利用されるはずだ。そして、クウェイクらが開発したツールもいつの日か、ウイルスの感染力をすばやく評価する高速チップの形で使われるかもしれない。

携帯電話とアウトブレイク

現代の情報通信テクノロジーは、前述のバイオテクノロジーにおける進歩とは少し違う方向から、バイオテクノロジーをおぎなうツールを与えてくれる。そのツールのひとつは今、この本を読んでいる皆さんのポケットに入っているだろう。

私たちの研究施設のひとつはカメルーン南西部のヘヴェカムというゴムのプランテーション内

に置かれている。そこで私たちはある実験をしている。その実験では、公衆衛生のワクワクするような新しいトレンドのひとつを実演しているが、すべては簡素な携帯電話を基本にしている。

ヘヴェカムは一〇万人近くが暮らすプランテーションで、住民が病気になったときは近くの診療所に行く。病気が重いとプランテーションの中心にある中央病院に移る。従来では、中央病院が各地域の診療所で起きていることを知るいい方法がなかった。だが数年前に、今は私のチームでデジタル疫学のプログラムを統括するラッキー・グナセカラが、彼が共同で設立した非営利団体の〈FrontlineSMS: Medic〉の仲間たちとともに、テキストメッセージを利用した単純なシステムを築き、中央病院が各地域の診療所で起きていることを把握できるようにした。あらかじめ状況に応じたコード番号をセットしてあり、そのコードを入力するだけで、ほとんどすべての重要な医療情報が明確かつ迅速、効率的に医療の階層構造を上っていく。決められたコードと簡単なテキストメッセージを使えば、地域の医者は自分たちが診察しているマラリアや下痢などの病気が何件あるかをすばやく他の医者に伝えることができるのだ。

単純なテクノロジーでも劇的な効果を生むことができる。いくつかの簡単な技術によってヘヴェカムの医療状況は、中央病院だけでなく、アクセス権を持つ者なら誰でもウェブ・ダッシュボードを使って、離れた場所から見ることができる。地元の医師や患者本人に連絡能力を与えることで、情報は蓄積され、体系化され、分析されるので、衛生上の非常事態に際して現地で何が起きているのかをより早く知ることにつながるのだ。

これに似たことが二〇一〇年一月のハイチ地震の際に起きた。地震後すぐにウシャヒディ*などの組織が、短いフリーコードを設定して、被災者が「ヘルプ」のテキストメッセージを送れるようにした。フリーコードを口コミで広めるとともに、地元のＤＪに協力をあおいで、放送で告知してもらった。驚いたことに、事態が落ちついたあとで、テキストメッセージの発信状況を統計的に分析すると、被害を高解像度のカメラで空撮した画像とピタリと重なったのだった。もっとも被害が大きかった場所を特定するのに、テキストメッセージはとても有益な手がかりとなった。ハイチにおいて何よりも大きかったのは、メッセージで命を救えたことだ。重要な情報が現場にいる英雄的な救助部隊に伝えられたからだった。

同様のシステムが、二〇一〇年秋に同じハイチをコレラが襲ったときなど、アウトブレイクの際にも使われてきた。最終的には、アウトブレイクの検知をクラウドソース化するのが理想だ。各感染者から送られた少量の情報を集めて、アウトブレイクの発生とその後の拡大をリアルタイムに描くのだ。短いコードによる情報伝達はスタートにすぎない。電子カルテを採用する国が増えるにつれて、世界中の人々が体の不調を携帯電話により報告するだけで、カルテと直接にリンクするようになる。この情報は、不調を訴えた当人に効果的な治療を施せるだけでなく、多数の利用者の情報を分析することで、例外的な病気をより迅速かつ敏感に発見できるようになる。ゆくゆくはこの応答システムは、感染症の始まりの合図となる、異常に多発する身体不調の訴えを認識できるようになるだろう。そうなってはじめてデジタル疫学の時代が真に幕を開けるのだ。

＊　ウシャヒディはテクノロジー系非営利企業の先駆けで、情報の収集・視覚化、マッピングの改良にたずさわっている。「ウシャヒディ」とはスワヒリ語で「証言」の意味で、二〇〇八年にケニアで総選挙後に暴動が頻発したあとに、その報告をまとめて、地図上に示すために設立された

テキストメッセージを病気が広まる初期兆候の指標とすることへの批判は、どんなに恐ろしい状況でさえもメッセージを送らない人がいるはずだ、というものだ。だが、携帯電話を用いて、ユーザーが何もしなくてもすむ方法がある。

私がこの文章を書いている時点で、世界の人口の六〇パーセント以上が位置情報信号を発信するようにされている。この信号は、その人がいる位置を常に更新している。今後五年から一〇年以内に、地球上のほぼ全員がこれを発信することになる。といっても、どこかの政府の陰謀ではない。皆さんのポケットにある携帯電話のことだ。

携帯電話は常に基地局と通信していて、電話会社のオペレーターにきわめて豊富な顧客情報を与えている。顧客がどこにいて、どのように顧客同士で連絡をとっているかがわかるし、少しの解釈を加えれば、その人の社会的行動まで知ることができる。それらは「コールデータレコード（CDR）」と呼ばれ、電話会社が顧客を理解し、より多くのサービスを売るために利用できる膨大なデータとなっている。だが、その膨大なデータ群はセールス面以上に重要な価値を持つ。一見退屈に流れつづける情報で利用者の命を救えるかもしれないのだ。

携帯電話会社が集めたデータは、人間がかかわる重大な出来事をすばやく検知するセンサーになりうる。これを華麗に証明してみせたのは、創造力に富むMITメディアラボの一員であるネイサン・イーグルだ。彼はCDRを一般的な問題の解決に利用する研究で先頭を走っている。イーグルは同僚とともに、CDRを掘り起こして地震について何か知ることができないかを探ってきた。

イーグルたちはルワンダで三年間、電話の発信データを調べた。そのあいだに、二〇〇八年二月三日にキヴ湖周辺でマグニチュード五・九の地震が発生し、それが重要な機会となった。電話をかける頻度を基準にすると、地震の発生直後に異常なパターンが見られたのだ。イーグルたちは、電話がかけられた本数のピークから、地震の起きた時間を割り出すことができた。さらに、携帯基地局が持つ発信位置データを使って震央〔震源真上の地表〕を割り出すこともできた。電話の本数がもっとも多かった位置が震央だった。

携帯電話のデータから地震の起きた場所と時間を割り出すというアイデアはすばらしいもので、さまざまな分野に応用ができそうだ。病気の人は健康な人とは電話の発信パターンが根本的に違いそうだし、新たにアウトブレイクが広がるときにもパターンは変わるだろう。CDRの分析だけでは、新たなアウトブレイクを完璧に検知するまではできないにしても、私たちのような組織や行政機関からのデータと組みあわせれば、早い時期に感染症の拡大を示す地図を描く助けになれるはずだ。

グーグルとソーシャルメディア

携帯電話がさらに普及すれば、アウトブレイクを発見し、それがパンデミックになる前にすばやく対応するための不可欠なツールになるだろう。だが、成長するデジタル・サーベイランスという領域には、携帯電話以外の解決テクノロジーもある。二〇〇九年にグーグル社にいる私の研究仲間が、興味深い論文を発表した。インターネットにおける個人の検索パターンは、どんな人が感染症にかかりやすいかを教えてくれるという内容だった。*

グーグルには膨大な検索データがあり、ＣＤＣにはアメリカにおけるインフルエンザの膨大な監視データがあるので、研究チームはシステムを調整して、インフルエンザの感染者やその介護者が病気の存在を指し示すどんな検索キーワードを使っているのかを探した。ＣＤＣの持つインフルエンザの統計データと正しく合致するシステムを構築するために、インフルエンザやその症状、治療法に関する各単語について、どれがキーワードになるかを調べた。その結果、ＣＤＣの統計データと合致するどころか、それを上まわるシステムができたのだった。グーグルの検索データはすぐに利用できるのに対して、ＣＤＣの監視データは集計して公表するまでに時間がかかるので、グーグルのほうが従来の監視システムよりも早くインフルエンザの正確なトレンド情報を提供できるのだ。

グーグル・フルー（インフルエンザ）・トレンドシステムが提供する季節性インフルエンザの早期データは興味深いうえに、重要なものになる可能性がある。こうした早期データにより、公衆衛生担当の行政機関はあらかじめ薬を注文したり、さまざまな優先順位を決めておいたりすることができる。しかし、季節性インフルエンザの早期発見が最終目標ではない。その名誉は、新たに起こるパンデミックを検知するシステムに与えられるべきだ。グーグルは今、インフルエンザで発見したことを他の病気にも展開しようとしている。ますます多くの人がグーグルなどの検索エンジンを使い、より多くのデータが集められれば、他の感染因子についてもよりよいトレンド分析ができるようになるはずだ。おそらく、いつの日か、社会は「ググる」ことによってパンデミックの到来を知ることになるだろう。

急増するインターネットのソーシャルメディアもまた、感染症が迫ってきたときに、微弱だが貴重な信号となりうる膨大なデータを与えてくれる。ブリストル大学のヴァシレイオス・ランポスやネロ・クリスチアニーニをはじめとするコンピュータ科学者は、グーグルの科学者に似たアプローチをとっている。数億にものぼるツイッターのメッセージを分類しているのだ。グーグルと同じように、ランポスたちはキーワードを使ってツイッターのトレンドを探り、イギリスの健康保護局が提供するインフルエンザ統計値との関連を調べた。

二〇〇九年、H１N１のパンデミックのさなかに彼らはインフルエンザに関連するつぶやき（ツィート）の頻度を調べて、インフルエンザに関する政府機関のデータと九七パーセントの正確性で合致させることができた。グーグルのフルー・トレンド研究チームによる発見と同じように、彼らがしていることは、従来の疫学的情報収集をおぎなう迅速かつ安上がりな方法となる可能性を持ち、しかも、インフルエンザ以外にも活用できるかもしれない。

ブログやツイッターなどオンライン上のソーシャルメディアは、どんな人たちがどんなことについてコミュニケーションをとっているのかを探ることができるが、オンライン上のソーシャル

＊　検索トレンドと実際のインフルエンザの発生に関連があることを発見したグーグルの研究チームには、かつてグーグル・オルグで感染症の予測・防止プロジェクトを遂行していたラリー・ブリリアントとマーク・スモリンスキーがいた。ほかにも若いエンジニアたちが、勤務時間の一定割合を慈善事業などの活動に使えるというグーグルの制度を利用して参加していた。現在のラリーとマークは、地球規模の脅威に対処する〈スコール・グローバル・スレット・ファンド（スコール世界脅威基金）〉に参加している。これは社会起業家で慈善事業家、映画製作者のジェフ・スコールが立ちあげたもので、現代における重大な脅威の一部を軽減することを目標としており、脅威の中にはもちろんパンデミックも入っている

ネットワークはより豊かで複雑な利用法が期待できる。一流の社会科学者であるニコラス・クリスタキスとジェームズ・ファウラーの二人は最近、現実世界の社会的ネットワークを感染症の監視に役立てる方法を研究している。

よく考えられた実験で二人は、ハーヴァード大学の学生をふたつのグループに分けて追跡調査した。ひとつのグループは全学生の中からランダムに選び、もうひとつのグループは、最初のグループの学生が友人として名前をあげた学生たちで構成した。現実世界の社会的ネットワークの中心近くにいる者は、周辺にいる者よりも人との接触が多いために、早く感染すると思われるので、アウトブレイクのときは、友人からなるグループは、ランダムに選ばれたグループ、すなわち社会的中心にいない者が多いグループよりも早く感染するだろうとクリスタキスとファウラーは仮説を立てた。その結果は劇的だった。二〇〇九年にインフルエンザのアウトブレイクが発生すると、友人からなるグループは、ランダムなグループよりも平均して一四日も早くインフルエンザに感染したのである。

社会科学は、新たなアウトブレイクを監視し、早期発見につながる新しい種類の見張り役になることを期待できそうだ。[*] だが、友人を決めるのは時間がかかることだし、ひとつの大学のキャンパスではできても、全国レベルでは無理だろう。その点、オンライン上の巨大なソーシャルネットワークの中では自己申告の友人なので、作業ははるかに容易になる。フェイスブックのようなソーシャルネットワークはアウトブレイクを監視するように設計されていないが、比較的簡単な監視システムを作ってきた。そのシステムを利用すれば、病気が発生する頻度を調べ、社会の見張り役を特定することが可能で、ゆくゆくはコミュニティ内で新しい感染因子がどのように拡散するかも予測できるようになるだろう。

一八五四年にジョン・スノウが最初の地理情報システム（ＧＩＳ）を作ったときに、彼は今の私たちから見てもきわめて論理的でわかりやすい行動をとった。地図を作り、そこに病人が発生した場所と考えられる汚染源を記したのだ。スノウにはためらいがちに踏みだした自分の一歩がどこに進むのか予測できなかったし、自分のデータが今日のＧＩＳでも通用することなどわかるはずもなかった。

結局、ひとつのデータ源が君臨していて、それを見ればすむということはないのだ。スノウが現代に生きていて、アウトブレイクを調べるならば、彼はすべてを求めただろう。病人が発生した場所を知ろうとし、テキストメッセージやインターネットの検索でより早く簡単にデータが得られることを喜んだはずだ。何が病原なのかを、微生物の株のレベルまで正確に知りたいと望んだだろう。病気の動きを追跡し、どこで感染したかをつきとめるために人間の動きを監視するべくコールデータレコード（ＣＤＲ）を利用しようとするだろう。人々が社会的にどのように結びついているかを知りたいと思い、最初の感染者や早くに発症した人の行動を追跡調査したはずだ。

＊　早期発見を目的とする社会科学のとり組みは社会的ネットワークだけではない。予測市場を利用するアプローチもある。二〇〇四年から翌年にかけての季節性インフルエンザが流行する時期に、アイオワ大学の研究者は、看護師や薬剤師などの医療従事者にインフルエンザがどのくらい流行するかを予測してもらい、その予測を売買し、教育奨学金の形でお金を稼げる未来市場を作った。研究者が実証してみせたのは、地域の専門家に正しい選択をするインセンティブを与え、市場における彼らの動きを見ることで早期警報として使えることだった

究極のアウトブレイクGISを想像してみよう。私のデータ班の責任者であるラッキー・グナセカラが命名した、シリコンヴァレーでなじみのある言い方にすると、「究極のアウトブレイク・マッシュアップ」となる。地図は重要な情報を示すレイヤーが幾層にもなっている——人々のいる場所、彼らが心配していること、感染した病気、移動した場所、接触した人々など。このデジタルと生物学を組みあわせたマッシュアップを開発し、維持することが、まさにラッキーのチームの目標であり、本書の最終章で語りたいことだ。理想としては、やがては複数のデータをまとめて分析できるようになり、実際のアウトブレイクに合ったいろいろな要素を用意でき、すべてのテクノロジーが予測能力を最大にできるよう最適化されて使われるようになってほしい。

パンデミック予測の未来について、あなたは楽観的ですかと聞かれると、私はいつも一〇〇パーセントそうですと答える。本書の三分の二を読んだところで、皆さんは楽観的で大丈夫なのかと思われるかもしれない。間断のない人間と動物の相互接続は新たなパンデミックを呼ぶ究極の嵐を起こしている。それは本当だ。だが一方で、情報通信テクノロジーがもたらす人間同士の相互接続は、アウトブレイクを早期発見する空前の能力を私たちに与えてくれるし、病気を引き起こす小さな生命体の多様性を研究する能力もとても進歩している。そのふたつの能力を組みあわせれば、楽観的になれるのだ。

最後に勝つのはどちらだろうか？　パンデミックが人間を襲い、数百万人の命を奪うのか？　それともテクノロジーと科学が助けに来てくれるのか？

第一一章　やさしいウイルス

すべての生命は、子孫を残すことに莫大なエネルギーを注ぐ。人間の場合、生まれてから数年間、子どもに母乳を与え、こまめに面倒を見る。ほかには、たとえばウミガメはそのエネルギーを、生まれた子の世話ではなく、生後すぐに自立する数百匹の赤ちゃんがうまく生きていけるような条件を整えることに使う。つまり、卵の中に栄養分を蓄えておき、卵を産む適切な場所まで行って、捕食者から守るために産んだ卵に砂をかけるのだ。どんな形にせよ、親は子どもがうまく育ってほしいと願い、そのためにさまざまな方法を使う。

子どもを気づかう親の中でもハチは別格だ。コマユバチとヒメバチというふたつの科は子どもを守るために特殊な手段をとる。イモムシの背中に卵を産みつけるのだ。ハチの子は成長するときにイモムシの肉を食べる。このような仕組みは地球上でよくあり、同様の関係は何千例もあげることができる。これはイモムシとハチのあいだにある、進化する緊張関係なのだ。時間とともににイモムシの防御はハチの卵を妨げるように変化するし、ハチの卵はその防御を打ち破るか回避する能力を発達させていく。

進化の軍備競争に勝つためにコマユバチとヒメバチのメスは、同じようにイモムシに卵を産む他のハチでは知られていない方法を使う。卵を特別な物質で包んでから、産みつけるのだ。この強力な物質はゆっくりとイモムシを殺すので、卵は死骸という施しものの上で自由に成長できるようになる。

ハチの母親が使う驚きの物質は植物の毒でも生物の毒でもなく、濃縮されたウイルスだ。それはポリドナウイルスの一種でハチには無害だが、イモムシにはさまざまな害を与える。そのウイルスはハチの卵巣で複製され、卵と一緒に植えつけられる。ウイルスはそのお返しに、イモムシの免疫系を抑制して、重い病気を起こし、死にいたらしめることで卵を守る。ハチとウイルスは助けあっているのだ。

ウイルスは宿主と一体になって行動する。宿主を害するウイルスもあれば、有益なものもあるが、おそらく大半は害も益も与えない中立状態で、自分が生きるために、一時的にそこにいるだけだ。

この章では話の方向を変えてみよう。有害なウイルスについてではなく、私たちが感染症や他の病気と戦うときに、ウイルスがどんな役に立ってくれるかを考えたい。公衆衛生の目標はすべてのウイルスを根絶することではなく、致死的なものをコントロールすることでなければならない。

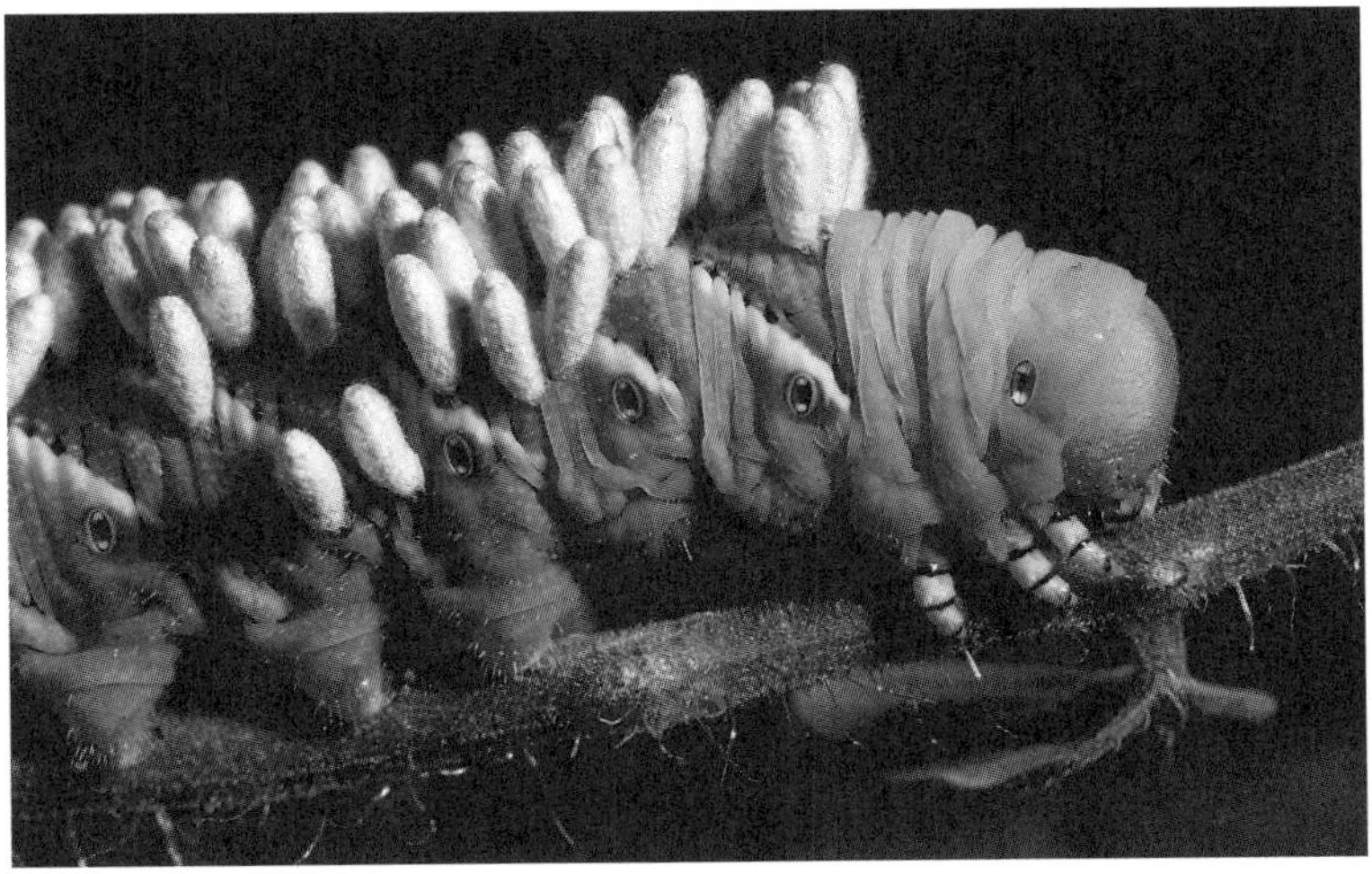

イモムシの背中に産みつけられたコマユバチの卵

協力的なウイルス

おそらくパンデミックとの戦いにおいて、もっとも人間の力になってきたウイルスの利用法はワクチンだろう。そして、人間に協力的なウイルスの模範例は牛痘ウイルスだ。

一八世紀終わりに、有名なイギリス人科学者のエドワード・ジェンナーは、どういうわけか牛の乳搾りの女性が天然痘にかからないことに興味を覚えた。ジェンナーは少し向こう見ずながら、雇っている庭師の息子で八歳になるジェームズ・フィップスに牛痘の病斑からとった膿を植えつけた。その牛痘はサラ・ネルメスという乳搾りの若い女性の手から採取したもので、彼女はブラッサムという名の牛からウイルスを移されていた。今でも、ロンドン大学セントジョージ医学校に行けば、その牛、ブラッサムの皮膚を見ることができる。

フィップス少年は軽く発熱し、少し気分が悪くなったが、それだけだった。少年が回復すると、次にジェンナーは少量の天然痘ウイルスを注射した。[*]少年は天然痘にならなかった。ジェンナーはほかの人で試しても同じ結果を再現することができ、これは人類史上もっとも重要な発見のひとつとなった。人類に最悪の苦しみを与えてきた天然痘を予防するワクチンを開発したのだ。この発見により救われた命は他のどの発見よりも多い、という意見もある。

ジェンナーの研究をもとに生みだされたワクチンは、最終的に地球上から天然痘を根絶した。

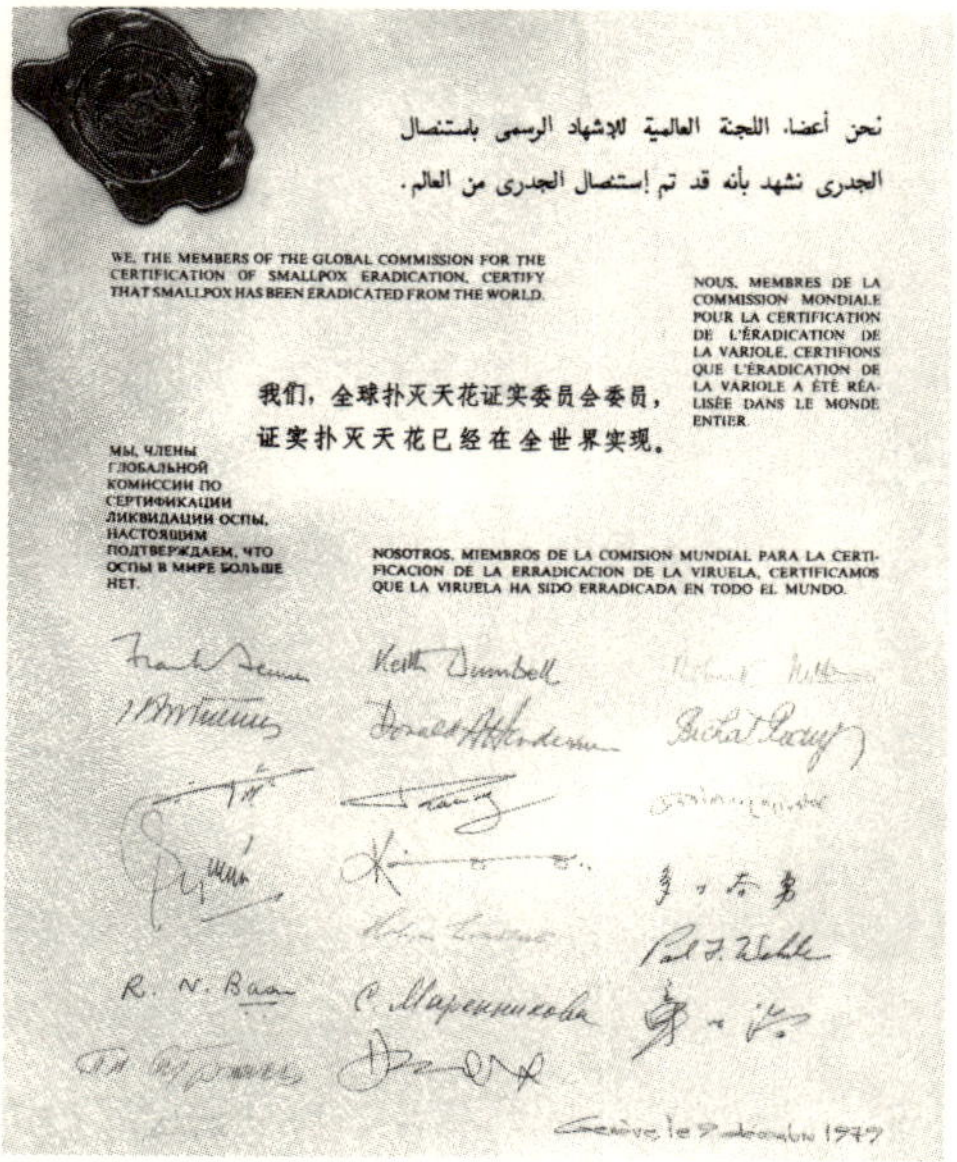
نحن أعضاء اللجنة العالمية للإشهاد الرسمي باستئصال الجدري نشهد بأنه قد تم إستئصال الجدري من العالم.

WE, THE MEMBERS OF THE GLOBAL COMMISSION FOR THE CERTIFICATION OF SMALLPOX ERADICATION, CERTIFY THAT SMALLPOX HAS BEEN ERADICATED FROM THE WORLD.

NOUS, MEMBRES DE LA COMMISSION MONDIALE POUR LA CERTIFICATION DE L'ÉRADICATION DE LA VARIOLE, CERTIFIONS QUE L'ÉRADICATION DE LA VARIOLE A ÉTÉ RÉALISÉE DANS LE MONDE ENTIER.

我们，全球扑灭天花证实委员会委员，证实扑灭天花已经在全世界实现。

МЫ, ЧЛЕНЫ ГЛОБАЛЬНОЙ КОМИССИИ ПО СЕРТИФИКАЦИИ ЛИКВИДАЦИИ ОСПЫ, НАСТОЯЩИМ ПОДТВЕРЖДАЕМ, ЧТО ОСПЫ В МИРЕ БОЛЬШЕ НЕТ.

NOSOTROS, MIEMBROS DE LA COMISION MUNDIAL PARA LA CERTIFICACION DE LA ERRADICACION DE LA VIRUELA, CERTIFICAMOS QUE LA VIRUELA HA SIDO ERRADICADA EN TODO EL MUNDO.

1979年12月9日、ジュネーヴで、〈天然痘根絶を確認する世界委員会〉のメンバーが、根絶を報告する羊皮紙の書類に署名をした私は天然痘の根絶を宣言した文書の現物を見たことがある。それは、WHOの世界天然痘撲滅運動を指揮していたジョンズ・ホプキンス大学のD・A・ヘンダーソンのオフィスでのことだ。ヘンダーソンは親切にも大学でほとんど使っていない自分のオフィスのひとつを貸してくれたので、私は中央アフリカのアウトブレイクを監視する仕事を始めるにあたり必要なものをそこに置くことができた。宣言書を見たときに、私は天然痘根絶の重要性と達成までの道のりに思いをはせた。

天然痘根絶はワクチンの手柄だ。しかし、もっと掘り下げて考える価値はある。私たちに勝利をもたらしたワクチンはまぎれもなくウイルスであり、それを私たちの利益のために利用したのだ。そもそも、「ワクチン（vaccine）」という言葉は、ラテン語の「牛痘*variolae vaccinae*」に由来する（*variolae*は「痘」、*vaccinae*は「牛の」の意味）。つまり、ワクチンという概念の中核には、ひとつのウイルスを有効利用して、別のウイルスと戦わせるという意味があるのだ。

牛痘は天然痘とよく似ているので、天然痘の免疫を作ることができるが、人間に病気を起こさ

＊　皆さんは、ジェンナーが子どもを実験台にして有効性が証明されていないワクチンを打ったあと、致死的であることがわかっている病気にさらしたことは、倫理的にどうなのかと思われるかもしれない。このことでジェンナーはずっと批判されてきたが、くわしく調べてみると、事実は大いに異なる。まず、当時、天然痘の感染率は比較的高かったので、多くの大人はすでに天然痘に暴露されていて研究対象にはなりにくく、子どもが適していた。また、ジェンナーがフィップス少年に投与した天然痘は、ワクチン以前の古い天然痘の対処法である人痘接種法（種痘）の一部だった。それは実際の天然痘患者の水疱からとったウイルスを少量与えることで免疫反応をうながし、自然感染から守ろうとするものだ。人痘接種法の致死率は一〜三パーセントで、今日の基準では途方もなく高い数字に思えるが、天然痘の致死率の三〇パーセントに比べればはるかに低い。これらの要素に加え、ジェンナーがそれ以前に自分の息子も実験台にしていたことを考慮すると、彼は非難されなくてもいい、と私は思う

ないほどには異なっている。そのため疫病と戦う究極の兵器となるのだ。死をもたらさずに免疫をもたらす。最初に牛痘に感染した者は、それに近い天然痘から守られて安全になる。それがワクチンのすることだ。

さて、ここでワクチンについて、人間が創意工夫によって作ったものと考えるのではなく、人間とウイルスが協力した結果だと考えてみよう。ハチがポリドナウイルスと相利共生関係を築いて、自分の卵を守るように、ジェンナーは子どもを守るために牛痘を利用できることを発見したのだ。

私たちはワクチンのことを、人間が開発した洗練されたテクノロジーの例だと考えるが、実のところ、現在使われているワクチンの大部分はウイルスか、またはその一部なのだ。たとえば、天然痘ワクチンなどは、単純に生のウイルスをワクチンにしている。つまり、ヒト（もしくは動物）に免疫反応を起こさせる目的でウイルスを与えて、より毒性の高いウイルスから守るのだ。また、経口ポリオワクチンやMMRワクチン（はしか、おたふく風邪、風疹の混合ワクチン）などは弱毒化ウイルスであり、研究室で培養した、毒性を弱めて免疫反応をうながす生きたウイルスだ。ほかには、インフルエンザワクチンのように不活化ウイルスもある。正しい免疫反応を起こさせるが、増殖する能力を失わせたものだ。それらは皆、ウイルスであることに変わりはない。そして、B型肝炎ウイルスやヒトパピローマウイルス（HPV）のワクチンは、ウイルスを部分的に使っている。要するに、ワクチン学という現代科学のかなりの部分は、ウイルスを防ぐために他のウイルスを使っているのだ。安全なウイルスは毒性の強いウイルスと戦うのに最良の友となる。

微生物と感染症

感染症から私たちを守るために、微生物を実用的に使えそうなことはわかったが、慢性病に対してはどうだろうか？　その答えもイエスに向かいつつある。

公衆衛生学の初歩では、感染症と慢性病とは厳密に区別される。ＨＩＶやインフルエンザ、マラリアなどの感染症を通路の片端に置き、反対の端にはガンや心臓病、精神疾患などの慢性病を置く。だが、この区別は常に精査されているわけではない。

一八四二年、イタリアはヴェロナの医師ドメニコ・リゴーニ＝ステルンは病気のパターンを調べていた。そこで気づいたのが、修道女は既婚女性よりも子宮頸ガンになる割合がかなり低いことだった。また、初体験の年齢や、節操のない性交渉などの行動要因がガンの発生頻度に関係していることにも気づいた。そこで性交渉がガンを引き起こす原因だと結論づけた。

のちに性交渉そのものは子宮頸ガンの原因にならないと判明したが、リゴーニ＝ステルンの考え方は正しかった。一九一一年に若いフランシス・ペイトン・ラウスは、ロックフェラー医学研究所（現ロックフェラー大学）で研究をしているときに、ニワトリの腫瘍から抽出した物質を健康なニワトリに注入すると、健康なニワトリにもまったく同じタイプのガンができることを発見した。ガンは感染するのだ。健康なニワトリにガンを起こしたウイルスは、現在では発見者の名をとってラウス肉腫ウイルスと名づけられている。最初に確認された発ガン性ウイルスであり、この発見によりラウスはノーベル賞に輝いた。発ガン性ウイルスの発見はこれが最後ではなかった。*

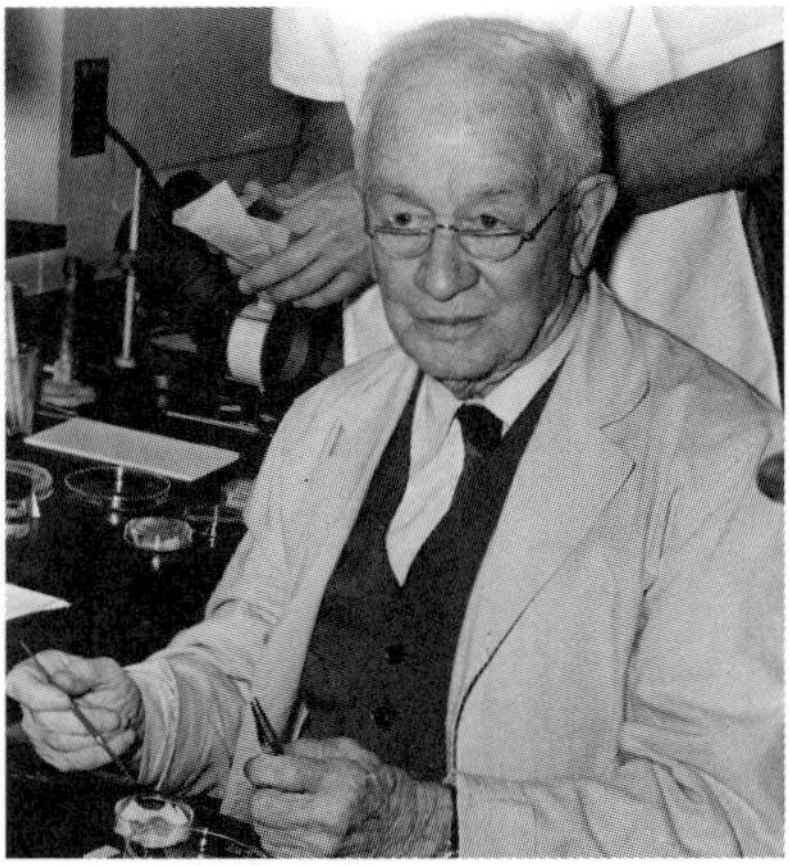
フランシス・ペイトン・ラウス博士、1966年撮影

一九七〇年代にドイツの医師で研究者のハラルト・ツール・ハウゼンは子宮頸ガンの原因についてひらめくところがあった。リゴーニ＝ステルンとラウスの研究から学んだ彼は、感染因子が原因ではないかと思ったのだ。当時の研究者は、単純ヘルペスウイルスが原因と考えていたのに対して、ハウゼンは生殖器にイボを生じさせるパピローマウイルスが犯人だろうと考えた。ハウゼンのチームは一九七〇年代終わりに多くの時間をかけて、さまざまな種類のイボを生じさせるヒトパピローマウイルス（ＨＰＶ）の各株の特徴を記録するとともに、生検により集めた子宮頸ガンの女性の組織にそのウイルスがあるかどうかを調べた。そして、一九八〇年代はじめに、ついに貴重な発見をした。生検のサンプル中に、ＨＰＶ-16とＨＰＶ-18の二種類が高い割合で見つかったのだ。現在では、子宮頸ガンの七〇パーセントはこのふたつのウイルスが原因だと考えられている。

ハウゼンはその画期的発見で、ラウスと同じくノーベル賞に輝いた。そして、彼らの研究は子宮頸ガンのワクチンを作る基礎となった。二〇〇六年六月に、メルク社はアメリカ食品医薬品局（ＦＤＡ）の認可を得て、ＨＰＶワクチンのガーダシルを発売した。これまでに紹介したワクチンと同じように、この薬も免疫反応を引き出すためにＨＰＶの構成要素を使っていて、これを接種すれば、のちにＨＰＶに暴露しても感染しないですむ。ガーダシルの場合は、ウイルス様粒子（ＶＬＰ）という、実際のウイルスに似ているが遺伝物質を持たないために自分を複製できないものを使っている。そして、このワクチンは有効だ。子宮頸ガンを引き起こすタイプのＨＰＶに感染することを防ぎ、ひいては致死的なこのガンの大半を効果的に予防できるのだ。

慢性病は治療がむずかしいことで知られている。ガンや心臓病、精神疾患など治療をしてもめったに発症前の状況にまで回復することはないし、治療の選択肢すらないことも多い。だが、慢性病の原因が微生物であることがわかれば、治療と予防の可能性は劇的に増すはずだ。たとえば、かつて子宮頸ガンは外科手術など体に負担の大きい治療が必要で、それでもときおり効果をあげるだけだったが、突然に、ワクチンを接種すれば予防できるようになった。慢性病を予防し治療する可能性においては、微生物は手の届くところに実のなる果実なのだ。

微生物によって引き起こされる慢性病は子宮頸ガンだけではない。肝臓ガンはＢ型及びＣ型の肝炎ウイルスが原因になることがある。アメリカ人男性のガンによる死亡事例で前立腺ガンは主要なものだが、近年の研究によってそれも異種指向性〔宿主以外の種の細胞内でのみ複製すること〕マウス白血病関連ウイルス（ＸＭＲＶ）が原因である可能性が探られている。胃潰瘍もヘリコバクターピロリ菌で起きることがある。また、第九章で紹介した、中央アフリカで私が調べたハンターたちの中で見つかっ

＊　おもしろいことに、ラウスがノーベル賞を受賞したのはこの発見から五五年もあとだった。おそらく受賞対象となる主な発見から受賞までもっとも長く待たされた例だろう。ラウスの発見は当初、科学界で評価されなかったが、やがて一部の科学者がその重要性を認識するようになり、一九六六年にノーベル賞委員会から候補者として推薦されたのだった

たリンパ球向性ウイルスは、少なくともそのタイプの一部が白血病を引き起こすことが知られている。アメリカで死因の三分の一を占め、世界でも大量の死をもたらしている心臓病でさえも感染因子がかかわっているかもしれない。アメリカの革新的な進化生物学者のポール・エワルドは、慢性病と感染因子のつながりについて論文を書いてきたが、クラミジア肺炎病原体と環境因子の相互作用が、心臓麻痺や脳卒中などの心臓血管病の原因になる可能性を指摘している。

ウイルスが原因の疑いはあるが、まだ証明されていない疾病のいくつかは、熱意のある科学者にとってまたとない研究対象だ。1型糖尿病の症例の分布を見ると、感染因子と関係があるように見えるが、今日まで関係する感染因子は発見されていない。最近、私の研究チームと研究仲間は米国立ガン研究所から助成金を得て、複数のタイプの腫瘍サンプルをスクリーニングにかけてウイルスを探すことを始めた。これは予備的な研究だが、ウイルスを発見できれば、将来とても役に立つ可能性がある。

精神疾患とウイルス

一部の精神疾患でさえも微生物が原因になっているかもしれない。すでに見てきたように、微生物は感染者の行動に影響を与えることがある。たとえば、寄生虫のトキソプラズマは寄生した齧歯類の脳の神経回路を変えて、ネコに対する恐怖を減らす。そうして、トキソプラズマはお腹をすかせたネコの中で生涯を終えるチャンスを増やすのだ。また、狂犬病は感染した者に水を恐れさせるほかに、攻撃性を強くさせ、唾液の中にウイルスをためる働きをするので、ひと噛みで致命的な病気を感染させる能力を得る。

行動を操作するこうした顕著な例があるものの、微生物が精神疾患を引き起こす原因だと疑うのはあきらかに飛躍がある。しかし、そのテーマを、ジョンズ・ホプキンス大学医学部の一人の研究者が何年も追いかけている。ロバート・ヨルケンは、統合失調症を中心に躁鬱病や自閉症などの精神疾患に微生物がかかわっていないかを調べているのだ。

感染因子の関与を疑わせる状況が統合失調症にあるのは確かだ。かなり前から、生まれた季節との関係が注目されている。冬に生まれた子どもはそれ以外の子どもよりも統合失調症になりやすいのだ。インフルエンザなどの冬場の病気が妊娠中の母親か幼児に感染して、統合失調症になりやすい素因を作っているのではないか、と長いあいだ考えられてきたが、確かなことはまだわかっていない。

ヨルケンの最新の研究テーマはトキソプラズマ原虫だ。彼の研究とこの分野における他の研究をまとめると、統合失調症という破壊的な精神疾患には、全面的ではないかもしれないが、寄生虫がかかわっていることは充分に考えられる。* 複数の研究では、統合失調症とトキソプラズマの抗体があることには関連が見られるという。トキソプラズマ病を発症した成人の一部には、精神

＊　興味深いことにトキソプラズマ原虫は、よく語られているある一連の行動に科学的な説明を与えてくれるかもしれない。ニューヨーク・タイムズ紙の記事によると、最近注目を集めている、異常なまでのネコ好きという「クレイジー・キャット・レディ症候群」については、大量のネコを飼うという行動と、トキソプラズマに感染した齧歯類の行動――ネコに親近感を持つ、その尿の匂いに免疫ができる――が似ていると指摘されている。今日まで、この仮説の真偽を解明する科学的研究は出ていない

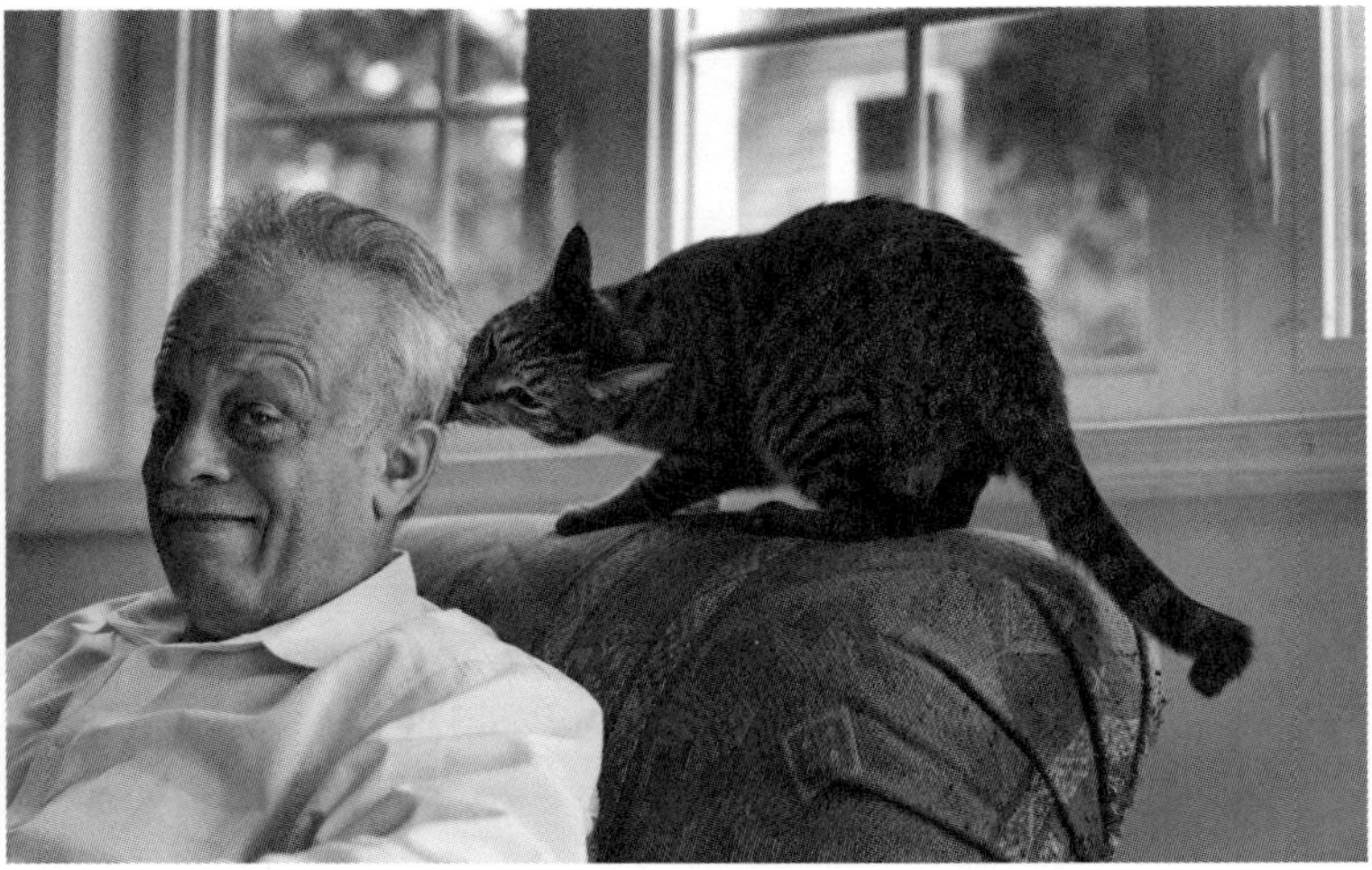
ロバート・ヨルケン博士と研究対象の一匹

面の副作用が見られる。そして、研究室の細胞培養においては、統合失調症の治療に使う抗精神病薬もまた、トキソプラズマ原虫に影響を与えるという。統合失調症患者に関する研究はここまで熱心におこなわれているのであり、患者は、健常者の対照群に比べてネコに接触する頻度が高いという複数の研究報告もある。こうした研究を総合すると、両者の結びつきを指摘できる。だが、統合失調症には重要な遺伝的決定因子があり、トキソプラズマがすべての症例にかかわっているわけではないので、その点をどう説明するのかという課題が残る。

ウイルスはまた、慢性疲労症候群（ＣＦＳ）という体調不良の原因になっているかもしれない。ＣＦＳは複雑で謎めいていて、病気かどうか意見が分かれている。症状に特徴的なものはなく、衰弱、激しい疲労、筋肉痛、頭痛、集中力欠如などだ。試験勉強で徹夜続きの人や、スポーツクラブで無理な運動をした人によく見られる。その症状は多くの病気で現れるものなので、他の原因を排除することがむずかしい。その結果、医師や一般市民はCFSが本当の病気なのかどうか答えが出せないでいる。それでも最近、CFSが病気だという意見を支持する研究結果が出た。支持と不支持の研究報告がいくつか出たあと、二〇一〇年八月に発表された研究結果は、CFSとマウス白血病ウイルス科の一種との関係性が見つかったと報告している。因果関係を証明するにはさらなる研究が必要だが、この発見は多くの人に希望を与えるものだ。

ガンと同じように、微生物が統合失調症やCFSの原因となっているのならば、新たに重要な診断と治療をすばやくできるし、患者とその家族にとって大いなる苦しみと悩みを与えてきたそれらの慢性病のワクチンを作れる可能性が出てくる。子宮頸ガンの場合、その原因の多くはHPVなので、発症を防ぐワクチンを開発することができた。だが、いつもそううまくいくとは限らない。統合失調症とCFS患者のわずか一パーセントだけがウイルスを原因としているのならば、その複雑な結びつきを見つけることはむずかしいだろう。だが、それでも努力する価値はある。多くの慢性病にはよい治療法がないし、微生物に対するワクチンと薬を作る人間の能力には定評があるからだ。自分や家族が統合失調症や心臓病だとして、そのワクチンをほしくはないだろうか。たとえ、病気のごく一部しか防げないとしても、いつの日かワクチンが開発されることを願っている。

ウイルス療法

微生物が病気を引き起こすのを止めるために別の微生物を使うのはすばらしいアイデアだ。だが、病気に直接対処するために、どのように微生物を利用すればいいのだろうか？　まさにその点について、ウイルス療法という新興の分野で研究が進んでいる。

すべてのウイルスはライフサイクルの一部として細胞に感染するが、ランダムに感染するわけではない。以前お話ししたが、細胞への感染は鍵と鍵穴のルールにもとづいている。つまり、ウイルスは細胞の表面にある特定のタンパク質、すなわちレセプター（受容体）を認識して、自分に合うレセプターを持つ細胞だけに侵入するのだ。そこで、たとえばガン細胞だけを認識して感染するウイルスがあれば、理論的にはそれはガン細胞を溶かして、ガンを退治するはずだ。もちろん理想は、そのウイルスがガン細胞を殺したあと、ほかには感染しないで死にたえることだ。

そのようなウイルスは現に存在する。自然界にあるセネカヴァレーウイルスは、神経と内分泌系の表面にあるガン細胞を標的にすると考えられている。そして、ガン細胞の中で増殖し、リーシス（溶解）か破裂をもたらしガンを殺す。そのあとは、また新しいガン細胞に拡散し、仕事を続ける。なんとやさしいウイルスだろう！

それはペンシルヴァニア州セネカヴァレーにあるバイオテクノロジー企業の研究所で発見された。ウイルスは、その研究所でよく使われていた牛か豚の生成物から作られた細胞培養物を汚染していたようだった。似たものはないが、ポリオウイルスと同じピコルナウイルス科に属する新種であることがわかった。検査の結果、そのウイルスは神経内分泌系の中でガン細胞だけを選択する驚異の能力を持っていて、健康な細胞に感染することはなかった。これは、種の壁を越えて感染するウイルスにも有害でないものがある好例だ。

セネカヴァレーウイルスと似た働きをするものはほかにもある。ウイルス療法の研究者はまだ少数だが、増えていて、彼らはヘルペスウイルスやアデノウイルス（風邪の原因となるウイルスのひとつ）、はしかウイルスなど幅広いウイルスを改変して、ガンを退治する療法を開発しようとしている。現在もっとも開発が進んでいるのは、バイオテクノロジー企業のバイオヴェックス社が開発したヘルペスウイルスによる療法だろう。臨床試験の最終段階にあり、頭頸部ガンを制御する能力が検査されている。その治験結果はまだ発表されていないが、フォーチュン五〇〇社に入るバイオテクノロジー企業大手のアムジェンが最近、その療法を含めバイオヴェックス社を買収する交渉をしている〔二〇一一年一月二五日に合意に達した〕。

他のウイルスを妨害するウイルスとはどのようなものだろうか。

ＧＢウイルスＣ（Ｇ型肝炎ウイルスＣ）という小型のウイルスがすばらしい例だ。これは第五章で紹介したが、感染者はかなりの割合にのぼる。Ｃ型肝炎ウイルス科に属する、妙な名前のこのウイルスは人間を殺すことはなく、反対に救う。

二〇〇四年に権威ある医学雑誌の『ニューイングランド・ジャーナル・オブ・メディシン』に発表された研究では、ＧＢウイルスＣがＨＩＶ感染者の寿命を延ばす可能性があるという。ＨＩＶに感染してから五〜六年の患者を検査した結果、ＧＢウイルスＣに感染していない者の死亡率は、感染者より三倍近くも高かったのだ。ＧＢウイルスＣがどのようにエイズ患者を助けているのか体は現在進行中のＨＩＶパンデミックにおいて数百万人の命を長らえさせているようだ。仕組みはとにかく、この小さな有機体はまだわからないが、ＨＩＶを直接に妨害しているらしい。仕組みはとにかく、この小さな有機

ウイルスは他の種類の微生物をじゃますることもできる。細菌も病気になるのだ。ウイルスは細胞状の生命であれば、細菌でも寄生虫でも哺乳類でも関係なくあらゆる生命に感染できる。第一章でお話ししたように、専門家でない人は微生物をひとまとめに考えやすいが、それはまったくの誤りだ。関係性で見ると、細菌、寄生虫、菌類、動物、植物など細胞状の生命はすべて比較的近い関係にいて、ウイルスだけが離れている。* さらに、寄生虫は真核生物と呼ばれる分類に入り、人間との関係は、人間と細菌、あるいは寄生虫と細菌よりも近い。

元ハーヴァード大学のウイルス学者で現在はテキサス生物医学研究所にいるジーン・パターソンは、一九八〇年代なかばに、寄生虫と人間の比較的近い関係に興味を持った。それまでこの魅力的な研究者の関心はウイルスにあったが、原虫という寄生虫のグループをくわしく調べたくなった。原虫にはマラリア原虫や、サシチョウバエに嚙まれることによって人間に移るリーシュマニア虫などの有害寄生虫がいる。パターソンはこれらの寄生虫が遺伝情報をどのように行動指令に翻訳するのかに興味を持ち、この寄生虫に感染できるウイルスを見つけることに没頭した。

一九八八年にパターソンたちは、自然の状態でリーシュマニア虫に感染する小さなウイルスを発見した。それは原虫類からはじめて見つかったウイルスだった。寄生虫に感染するウイルスは、寄生虫にウイルス療法を施す自然のシステムを提供できる。ガンを殺すウイルスと同じように、この寄生虫ウイルスも安全かつ有効に利用できる可能性がある。

　私自身もかなりの時間、原虫を研究してきた。最初は、博士課程の学生としてマレーシアで、獣医のビリー・カレシュ、アンネリサ・キルボーン、エドウィン・ボシとともに研究をしていたときに、野生と人間に捕獲されたオランウータンが持つマラリア原虫について調べた。** その後、第三章でくわしく紹介したように、私は同僚とともに中央アフリカにおけるマラリア原虫の由来を調べた。私たちの持つ類人猿のマラリア原虫を収めた小ビンの中には、原虫に感染する新型ウイルスがいるのだろうか？　そして、そのウイルスは人間を死にいたらしめる熱帯熱マラリア原虫を退治してくれるのだろうか？

＊　ウイルスと細胞状の生命の関係については今でも議論がある。もしかしたら、ウイルス同士でさえも無関係のことがあるかもしれない。というのも、一部のウイルスは細胞状生命のＤＮＡに由来しているが、そのほかに、細胞状生命が登場する前の生命の子孫らしきウイルスもいるからだ

＊＊　私の博士号研究は主にマレーシアのボルネオ島サバ州でおこなわれた。当時、野生生物保護学会（ＷＣＳ）にいたビリーは、世界的に有名な野生動物の獣医であるビリー・カレシュの支援を受けられた。そこで私は幸運にも、私の面倒を見てくれ、彼のプロジェクトに参加させてくれ、マレーシア人の同僚を紹介してくれた。私は彼らがすばらしい仕事をするのを目にした。消えつつある森の一角にすむ野生のオランウータンをダート銃で眠らせて、マレーシア政府が定めた広大な保護区に移していたのだ。私の研究にとっては、移送するときに、ひっそりと暮らす野生のオランウータンからサンプルがとれることはまたとない機会だった。ボルネオで私は数カ月間、毎日のようにアンネリサ・キルボーンと一緒に働いた。優秀な野生動物の獣医だったが、その数年後に中央アフリカでゴリラの研究をしているときに、飛行機事故で非業の死をとげた

人間のマイクロビオームを解析する

微生物について考えるとき、ほとんどの人は人間対微生物の戦いという枠組みでとらえる。もう少し創造的に考える人なら、微生物同士の戦いととらえるだろう。だが、現実はもっとおもしろく、微生物が相互に影響しあう驚くほど豊かなコミュニティがあり、人間はその一部にすぎないのだ。そこでは微生物同士や微生物と人間とのあいだで、とても複雑な協力や戦い、消耗戦がくり広げられている。

人間の体を考えてみよう。細胞の数で言えば、頭のてっぺんからつま先までの約一〇パーセントが人間であるにすぎない。ほかの九〇パーセントは私たちの皮膚を覆い、腸内にすみ、口の中で繁殖する大量の細菌なのだ。遺伝情報の多様性について言えば、遺伝情報のビット数のわずか〇・一パーセントが人間と呼ばれるものに属するだけだ。数千種に及ぶ細菌やウイルスは遺伝子の数で常に人間にまさっている。

人間の体内にいる細菌やウイルスなど微生物の総数は「微生物相（マイクロビオータ）」と呼ばれ、その遺伝情報の総数は「微生物群ゲノム（マイクロビオーム）」と呼ばれる。人間の微生物群ゲノムを解析しようとする新たな科学がこの五年間で発展している。数千種類の微生物を個々に培養するのはほとんど不可能だが、新しい分子技術を利用すれば、その作業をしないですむので、科学者は、人体を構成する人間と微生物の細胞が全体でどんなコミュニティを作っているのかを急速に解明しはじめたのだ。

これらの発見は魅力的だ。私たちの腸は微生物の混成集合で満ちあふれていて、その微生物の多くは長くすんでいる。彼らはけっしてただ乗りしているのではない。私たちが食べる大量の植物性物質を消化するには、細菌とそれらが持つ酵素を必要とする。人間の酵素だけでは消化という業はなしとげられない。そして、微生物がどのようなコミュニティを作っているかが大きな違いを生むのだ。

ジェフ・ゴードンと学生、ポスドクたち（彼らの多くは今や教授になり成功している）は一連の重要な研究で、人間の腸において微生物のコミュニティがとても大事であることをあきらかにしてきた。彼らは、「バクテロイデテス門」という比較的大量にある真正細菌グループの減少が肥満に結びつくことを証明した。

また別の研究でゴードンのチームは、太った者の微生物相は食べ物から得られるエネルギー量を増やすことをあきらかにした。そして、とどめの一撃は、適正体重のマウスの腸の微生物相を太ったマウスのそれに変えたところ、かなりの体重増加が見られたことだ。単純に言うと、肥満を決めるのは私たちの腸内にある細菌なのだ。子宮頸ガンで見たように、微生物が慢性病の原因ならば、その治療法はもっと簡単に得られるかもしれない。いつの日か、腸内の善玉菌と抗生物質をうまく組みあわせて使い、腸内の微生物相を少しだけ変え、適正体重を維持する助けにできるかもしれない。

当然ながら、人間の腸内にいる大量の微生物は、致死的な微生物に襲われたときの体の反応にも関与するはずだ。たとえば、食中毒を起こすサルモネラ菌は強毒で、食べ物によって引き起こされる病気の主な原因となるが、古い卵を食べることと、抗生物質を使うことが、この病気の最大の危険因子になることがしばらく前から指摘されている。卵の場合は、サルモネラ菌に感染したニワトリが産んだ卵も汚染されることがあるので危険だ。一方、抗生物質を使うことがなぜリスクなのかは、長いあいだ謎として残っている。

腸内の微生物群ゲノムに関する最近の研究がその謎を解明してくれるかもしれない。スタンフォード大学のジャスティン・ソネンバーグ教授はまさにその重要な研究を指揮している。彼は研究室内で無菌マウスを飼うためにすばらしいシステムを作った。マウスはまったくの無菌状態で生きている。エサも高圧蒸気滅菌器で処置したものを与えるなど、微生物による汚染の可能性をすべて排除している。無菌マウスは、宿主の置かれた状況に応じた腸内微生物群ゲノムの中で決定因子を探し出す完璧なモデルとなる。

抗生物質がよい微生物まで殺し、その結果、サルモネラ菌など腸内への新たな侵入者に対して備えている腸内微生物という天然の防御物を傷つけることはこれまでずっと疑われてきた。それがどのように起こるのか正確なところはまだわかっていないが、ソネンバーグの研究室が将来、その答えを教えてくれるだろう。

やさしい微生物もいる。人間を助け、守り、害することなく静かに私たちの体内で生きている微生物が。もしも、人間の体や私たちをとりまく環境にすむどの微生物が有益で、どれが有害かを正確に知ることができれば、うれしい驚きに出会うだろう。害をなす微生物は少数派だとわかるからだ。公衆衛生の目標は無菌の世界を作るのではなく、悪い微生物を見つけ、それをコントロールすることだ。悪い微生物に対処する鍵となるのは、人間を助けてくれる微生物を育てることだろう。近いうちに、人間がみずからを守る方法は、体内にある微生物を殺すことではなく、支援することになるかもしれない。

第一二章　最後の疫病

白い壁に明るい照明の大きな部屋は、一見したところ、雑然としながらも奇妙に組織化されていた。パーカーにスニーカーという恰好のシリコンヴァレーの若者たちが背を丸めてラップトップをのぞきこみ、電話で話すか、インスタントメッセージのやりとりをしながら、さまざまな大量のデータをくっつけたり、分析したりしている。壁には大きなモニターの地図が数面とニュースが流れる電光掲示板がある。窓はなく、今が昼なのか夜なのかわからない。捨てられた紙のコーヒーカップやジャンクフードの包み紙からも時間はわからない。ときどきスーツなどきちんとした服装をした年長のグループが入室してきては、中の若者たちと会話を交わし、すぐに出て行く。会話の内容からこの部屋の目的がわかった。世界中の感染症の発生を二四時間体制で監視しているのだ。

カリフォルニアにあるこのコントロールルームが現在、監視している最重点地域は、ナイジェリア、ドバイ、南米のスリナムだ。収集した膨大なデータから明確なシグナルが得られたことにより、リスク・プロファイルを「通常警戒」に引き上げていた。それは、チームの活動の約二〇パーセントを、さらなるデータ収集と現地メンバーとの連携、当該地域や世界の公衆衛生担当者とのやりとりに費やすことを意味している。スリナムの場合、すでに問題が起きているという知らせが入っていた。二〇時間前から現地の病院に運ばれる者の数が増えていたし、地元新聞はコレラ発生の疑いがあるという記事を書いていた。ナイジェリアとドバイでは、この部屋がくわしく追跡している出来事はまだ公になっていないが、それも時間の問題だ。

若いアナリストの仕事を近くで見てみると、彼女が何のデータを高速処理しているのかがわかる。病気のデータだ。三台のコンピュータディスプレーを前に、ナイジェリア最大の都市ラゴスにおける携帯電話を利用した電子カルテシステムからすみやかに送られる確かなデータをフィルターにかけ、「主な病気」の発生頻度を調べているのだ。利用者が報告する高熱の発生頻度が、この三〇時間で基準値から徐々に増加しているし、薬局で売られている発熱や不快感に効く医薬品の売り上げデータも増えている。ツイッターやグーグル上において、急性ウイルス性疾患に関係する単語の登場頻度も増加している。人々は自分が病気になったことを「おしゃべりして」いるのだ。カメルーンの首都ヤウンデにある中央アフリカ本部では、担当者が手分けして、何時間もあちこちの診療所に電話をしている。続々と届けられる研究所からの分析結果は、この増加は通常疑うべき病気によるものではないことを示した。つまり、マラリアでも腸チフスでも、マールブルク病［ミドリザルがウイルスを媒介する急性熱性感染症］でもエボラ出血熱でもないのだ。

別のディスプレーでは、アナリストがスカイプを使い、ハッカーチームの一員と通話をしている。彼らはデータをラゴスの研究室へ送るためにレポジトリを開いているところだ。すぐにラゴスでは、検査し終わったばかりのサンプルから得られた新しい遺伝子データを大量にアップロードできるようになる。そして、コンピュータのアルゴリズムと生物情報学（バイオインフォマティクス）のエンジニアたちが干し草の山から針を探すように、西アフリカの人々を殺しているらしい新型ウイルスを探すことになるだろう。

アナリストの直属上司は〈ルームコントローラー〉で、コンピュータの提供するデータを比較考察し、リスクを評価する専門家だ。彼は次のことを考えている――アルゴリズムが推奨するとおりに、ナイジェリアの危険評価を「厳重警戒」に引き上げるべきか？　ドバイで集められた購買データから、通常は細菌を大量に培養するために使われる機器を購入した者がいることがわかった。恐ろしいバイオテロの兆候がかすかにあるが、ナイジェリアと比べてどちらをより警戒するべきだろうか？　そして、未知の殺人微生物が忍びよっていないかを探る目的で、担当チームが慢性感染症の長期トレンドを調べることと、もっと間近で明白な突発事態に対処することとのバランスを、毎日のブリーフィングにおいてどうとるか？　この部屋で起きていることはスピードが速く、世界と相互に接続されていて、世界を救う可能性を持っている。

このシナリオはフィクションだ。まだこんなコントロールルームは存在しない。ラゴスの電子カルテから大量のデータを得ることもなければ、薬局のデータもまだうまく集められない。実現していないとはいえ、このコントロールルームはまさに私たちが必要とするものだ。革新的な集団が、生物学的脅威を理解し、分析し、災厄になる前にそれを捕捉することに全力を傾けている。

私は今、地球でこのようなコントロールルームにもっとも近い状況で時間を過ごしている。Ｈ１Ｎ１インフルエンザのパンデミックが起きたときには、ＣＤＣのコントロールルームにいるスコット・ダウエルを訪ねた。CDCの世界疾病発見・緊急対応部門の責任者で、そのとき彼の部門は、メキシコで増加するインフルエンザの感染報告にすばやく対応していた。私はまた、パンデミックや別の公衆衛生上の緊急事態に際して、WHOのコントロールルームに詰めたこともある。私の立ちあげた組織、〈世界ウイルス予測（Global Viral Forecasting GVF）〉はWHOの世界アウトブレイク警戒・対応ネットワークの一部をなしている。残念ながらCDCとWHOはともに、官僚主義や、不充分なうえにコロコロ変わる予算額、目先の感染症に左右されてよく対象を変えることが活動の障害になっている。これらの組織はもっと強力になり、設備を整える必要があるし、とにかく、もっと多くの資金を必要としている。それらが満たされたときでも、さらに多くのことが必要となる。

この最終章では、本書で語ってきたことを概観してみたい。人類の歴史と進歩は、私たちの敵か味方のどちらなのだろうか？

また、微生物学者としてよく聞かれる質問にも答えてみたい。自分が感染するリスクをどのように減らしているのか？　パンデミックや生物学的脅威が生じたときに、一般人はその危険性をどうやって評価すればいいのか？

さらには、この星に必要なことは何かというスケールの大きな問いにも答えたい。将来のパンデミックを制御するにあたって最大の障害は何か？　先ほど紹介した未来のコントロールルームを実現するために今、私たちは何をしているのか？

これまでの章で私は、パンデミックや微生物の持つ危険性に関して、私たちの置かれている状況をあきらかにしようとした。主役である微生物が望んでいることを説明し、人類の歴史における大きな出来事が人類と微生物の関係にどんな影響を与えたかを見てきた。

まず、初期におけるさまざまな出来事によって、ウイルスのパーフェクト・ストームが発生する条件が整えられた。人類の祖先が狩りをするようになったために、突然に動物と接触する種が誕生し、新しい微生物が彼らの体に入りこんできた。そして、人類は絶滅寸前にまで人口を減らした経験により、微生物に対する防御力が弱くなったのだ。

その後、人口の増加と、相互に接続された世界になることで、私たちは嵐の中心に押しやられた。動物の飼育、都市化、交通手段の発達が歴史上類のないほど人間同士を結びつけた。自然か意図的かは関係なく、人類が移植や注射などを広くおこなうようになり、病原微生物が拡散し被害を与えるまったく新しい経路が開かれたのだった。

第九章と一〇章では、高まるパンデミックの脅威に、現在のツール——微生物を検査する新しい技術や、人々とコミュニティを監視する新しい方法など——を利用して、どのように対処できるかを見た。第一〇章までは有害な微生物の話をしてきたが、第一一章では一転して、多くの無害な微生物を利用して、人類に役立たせる方法を考えてみた。

感染リスクをどう減らすか

微生物学者として私がよく受ける質問は、あなた自身が感染するリスクをどのように減らしているのか、というものだ。まず、私は細心の注意を払って、常に新しいワクチンを接種している。

マラリアのはびこる地域にいるときは、その予防接種を受ける。ずっとそうしていたわけではないが、痛い目に遭ってその大切さを知ったのだ。

冬のあいだは、呼吸器疾患の感染に注意して、感染リスクをできるだけ下げるようにしている。公共輸送機関は大量の人間が出入りし、リスクが高いので、地下鉄や飛行機を利用したあとは、手を洗うか、アルコール消毒をする。また、たくさんの人と握手をしたときにはすぐに手を洗うし、洗う前にはできるだけその手で鼻や口を触らないようにする。清潔な食べ物や水を消費するように心がけることや、危険なセックスを避けることも重要だ。もちろん、これが実行できるかどうかは皆さんがどこで何をしているかによる。悲しいことに、世界中のどこででも清潔な水や有効なワクチン、マラリア治療薬、コンドームが入手できるわけではない。それは万人のために必要なものなのだが。

皆さんはまた、アウトブレイクが発生したというニュースとその危険性をどのように評価したらいいかにも関心があるだろう。それはその感染症のいくつかの特徴を見るだけでいい。どのような拡散の仕方をするのか？　どれだけの感染力があるのか？　感染した人が死ぬ割合はどれだけか？　致死率が高くても拡散しにくい感染症ならば、致死率はわずかでもすばやく効果的に広まる病気ほどには心配しなくていい。エボラ出血熱のような恐ろしい病気でも地球全体の危険になるとは限らないのだ。一方で、ＨＰＶのように毒性は弱くても、ときに大きな被害をもたらすものもある。ありがたいことに、感染力と致死率という基本事実を見れば、誰にでもリスクは評価できる。

一カ所に住んでいれば、あるいは一定以上の生活水準を保っていれば、パンデミックの危険を避けられるのではないかという考えはまちがいだ。ＨＩＶはランダムに世界に広まったわけではないが、とても貧しい人も、とても裕福な人でも同じように感染した。また血友病は、医療をほとんど受けられない人も、世界最高の医療を受けられる人にも感染した。私たちは誰もが相互に接続しあった星にいるのだ。

感染症について私が世界中で講演をするときによく聞かれる質問は次のものだ。「なるほど、ずいぶん怖い話だというのはわかった。それで、私たちはどうすればいい？」。将来のパンデミックを予測し、防止する目標を掲げるときに、最大の障害のひとつは、パンデミックはランダムに起こるので、本質的に予測も防止もできない、と考えることだ。とにかくここでは、この考えを否定しておきたい。パンデミックの予測と防止は簡単ではないが、今すぐ私たちにできることはたくさんあるし、着実に前進しているので、未来にはさらに多くのことができるようになるはずだ。

これまで公衆衛生の考えがパンデミックの予防に前向きでなかったために、それに関しては役に立たないシステムが築かれてきた。このシステムの無能さと過剰反応ぶりをもっともうまく表している言葉は、「disease du jour（今、流行している疾病）」だ。目下のインフルエンザの脅威に対応しているときは、ほかのものはすべて投げ捨てて、それがパンデミックに発展するリスクを減らすことに集中する。あるいは、ＳＡＲＳが発生すると、その未知の呼吸器疾患に集中する。そして、流行する疾病は次々に登場するのだ。

いつの日か私たちは、パンデミックに関する将来のリスクをランクづけできるようになるだろうが、今はまだ無理だ。もっとも危険なものは動物由来の微生物であることはほぼ確実で、世界にはそのリスクの高い地域が点在している。私たちに必要なのは、次の脅威はインフルエンザだ、SARSだ、あるいは最新の感染症だと目先のものを評価するのではなく、柔軟に対応できるシステムだ。包括的で、未来に照準を向けたシステムでなければならない。これまでに経験したパンデミックに見られたパターンではなく、未知の微生物をターゲットにし、過去のパンデミックで見られた普遍的なパターンに注目する。だからといって、地球規模のインフルエンザ監視システムを軽視するわけではない。たとえば、私の研究仲間のデレク・スミスは、世界各地の季節性インフルエンザのサンプルから集めたデータを利用して、来年のインフルエンザ株を予測して、ワクチンを開発している。それらのシステムは将来のインフルエンザのリスクを軽くすることに貢献するので、その点は高く評価しているが、未知の病原微生物によるリスクにはかかわっていないのだ。

パンデミックの予測について何年間もしつこくその必要性を訴えてきたことが実を結びはじめたのはよいことだ。米国国際開発庁（USAID）にある、鳥インフルエンザ・新興脅威対策チームを率いるデニス・キャロルは先進的な考え方をする。デニスのリーダーシップのもとで、〈パンデミックが新たに起こる脅威（EPT）〉への理解を深め、パンデミックに対抗する能力を向上させる世界規模のプログラムが進められており、私はその一翼を担っていることを誇らしく思う。ほかにも、グーグル・オルグやスコール世界脅威基金は、パンデミックの予測と防止を中心目標に掲げており、テクノロジー面や起業家の視点からその問題に対して、魅力的なアプローチを提供している。

米国国防総省も重要な役割を果たしている。メディアには戦争とのかかわりでしか登場しないが、国防総省の持つ国際的な疾病追跡管理システムは世界でもっとも強力なもののひとつだ。世界に展開する軍隊を守り、生物学的脅威と戦うために、国防総省の下にある国防脅威低減局（DTRA）や陸軍健康監視センター（AFHSC）などの組織は、高度な技術と資源をつぎ込み、疾病の脅威の性質を理解し、診断法と対処法を見つけ、自然発生的なパンデミックと戦う微生物学者を支援するために、世界中で現地の能力を上げようとしている。

幸運にも私はそれらのグループすべてと協力することができる。私たちは他の多くの組織とも協力しあって、地球規模のパンデミックの予防に関する対応を一八〇度転換させるための下地を作る戦略を練っている。公衆衛生の責任者が心臓病やガンといった病気の予防を考えるようになるまでにずいぶん時間がかかったが、願わくは、パンデミックの予防に関してはそれほど長くかからないでほしい。だが、どれだけ時間がかかろうともその方向に進むことは絶対に必要だ。

リスク・リテラシー

パンデミック予防の障害となるもうひとつの大きな問題は、市民がその危険性の評価を誤ることだ。これに関しては、二〇一〇年のスコール世界フォーラムでラリー・ブリリアントが「リスク・リテラシー（リスク評価能力）」という言葉で語った。彼は、パンデミック予防という分野の基礎を築いた一人で、その後も支援を続けてくれている。ラリーは「次のパンデミックを止めるのに力を貸してほしい」という願いを訴えて、有名なＴＥＤプライズを受賞し、その願いを実行に移すべく、以前はグーグル・オルグで、今はスコール世界脅威基金の長としてリーダーシップを発揮している。ラリーは天然痘撲滅プログラムの主要メンバーだったので、彼以上にこの仕事に向いている者はいない。

「リスク・リテラシー」という言葉は重要だ。この概念はパンデミック予防の一部であり、市民がパンデミックを理解し、その情報を正しく評価できるように教育していくことを意味する。

リスク・リテラシーはリスクの程度を見わける能力だが、それは政策立案者だけに求められるものではない。自然災害への有効な対応は、市民ひとりひとりがどれだけ冷静さを保って、指示に従うかにかかっている。メディアが何でもかんでも「脅威だ」と言ってきたせいで、市民は危険に対して慣れっこになってしまった。その慣れを打破する唯一の道は、すべての人がリスクを理解し、さまざまな災害の違いを評価し、正しく対応できるようになることだ。

パンデミックの適切な予測と防止には巨額の資金が必要だが、市民のリスク・リテラシーが高まれば、政府がその予算を出すことに市民の賛成を得やすくなるし、最適な資金の使い方もわかってくる。九・一一の世界同時多発テロがあった前後の二〇〇一年四月から二〇〇二年八月までに、世界では約八〇〇〇人がテロの犠牲となった。一方、八年後だが、二〇〇九年四月から翌年八月までの同じ期間に、もはや市民からはささいなこととして忘れられているH１N１のパンデミックは単独で一万八〇〇〇人以上の犠牲者を出している。そして、その死者数が実数より少ないのは確実だ。複数の脅威に備えるときに、死者の数だけを考慮して決めろと言いたいわけではない。それでも、テロを予防するために数兆ドルが使われていることは、複数の脅威を正しく比較するときに、実際のリスクから見てバランスを欠いているように思える。

おそらく、私が答えるのが一番好きな質問は、「こうした障害をどうするつもりなんだ?」というものだ。この二年間、私は科学者や資源調達管理者（ロジスティシャン）のすばらしいグループを率いる栄誉にあずかってきた。パンデミックを検知し、広まる前に防ぐというただひとつの目的を持つシステムを開発し配備するために、彼らは世界中で休むことなく働いている。

この仕事は、これまでの一五年で私がしてきた研究——その多くは本書で紹介した——から生みだされたものだ。二〇〇八年に私はひとつの決断をしたが、研究仲間の大半はそのとき、私がおかしくなったと思ったことだろう。今やめずらしくなりつつある「終身在職権」を持っていたＵＣＬＡの教授職を辞めたのだから。そして、ＧＶＦ（世界ウイルス予測）を立ちあげた。これは独立組織で、世界の医療における情報収集活動を監視し、それを利用して、パンデミックを早期に検知することを目指している。

私はスタンフォード大学での講義は続けているので、ＧＶＦは大学のあるサンフランシスコを拠点にしており、感染症を特定し無害にするツールは可能なかぎり何でも利用する。行政や学界には、問題を解決するには自分の専門のアプローチにこだわるべきだという考え方がある。つまり、微生物学者は微生物学で、疫学者は疫学でアプローチするべきだという考えだ。だがＧＶＦはツールを重要だとは考えておらず、目標だけを気にかけている。その目標とは、人間と動物がかかる感染症の傾向と動きに関して早期に役立つ情報をつかむことだ。

私たちは、現地のアウトブレイク早期発見のためのツールと、人間と動物の持つ微生物に関する記録とを、次に起こる感染症の「デジタル信号」を監視する最先端の情報通信テクノロジーに

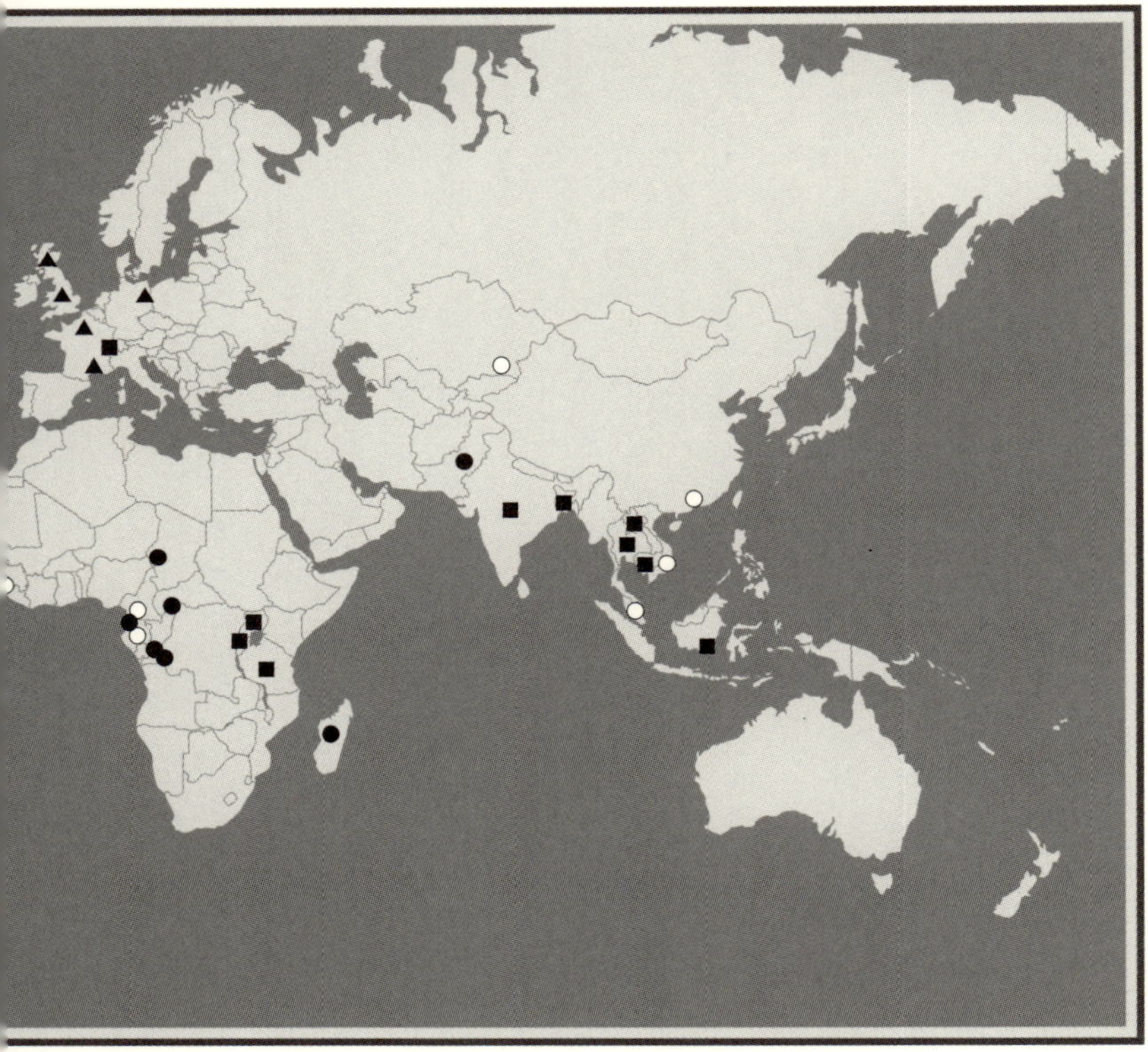

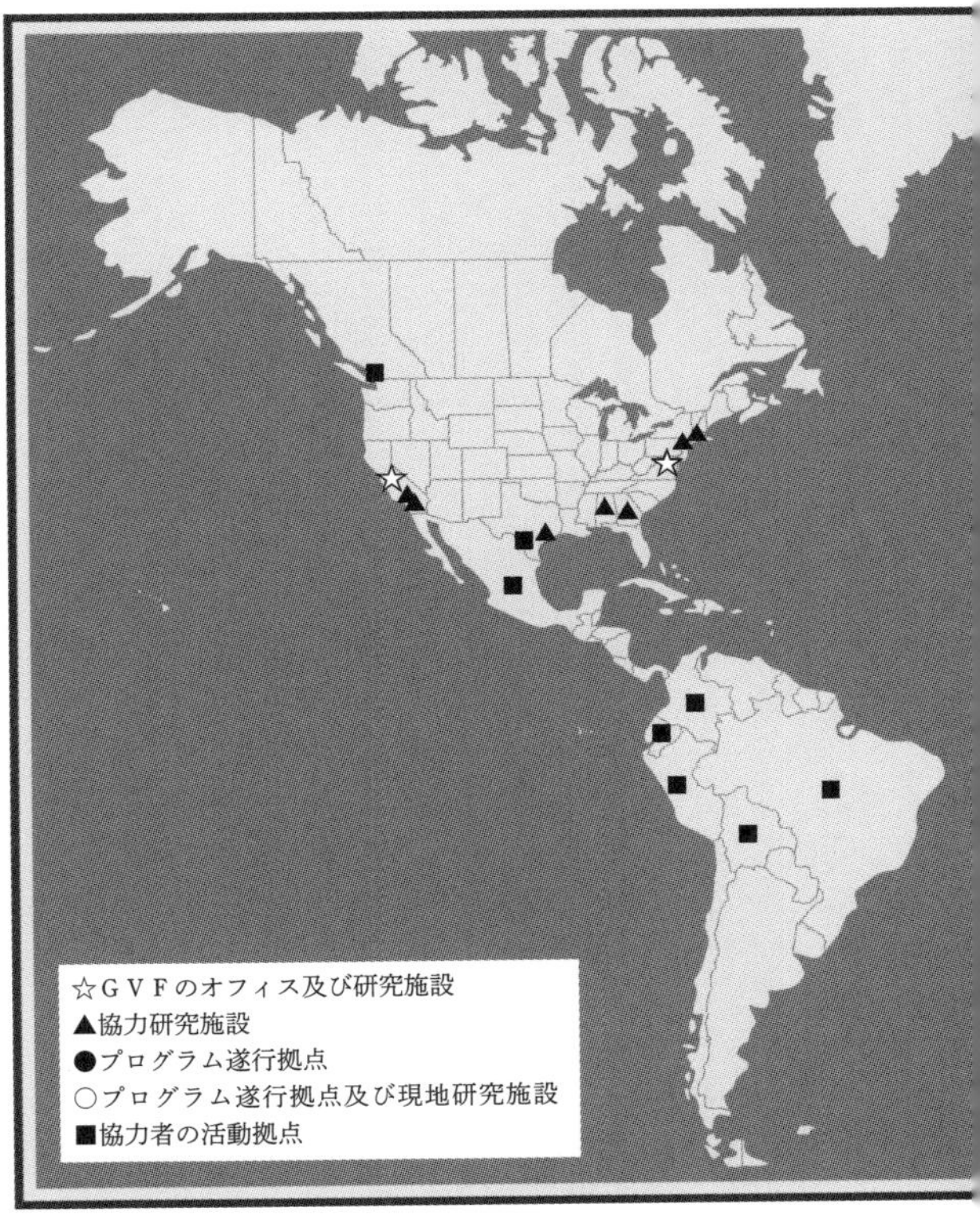

世界ウイルス予測（ＧＶＦ）の活動拠点

結びつける。感染症を図表に表し、パンデミックを予測し、さらには防止するという、この組織の目標は壮大なものだが、目標をひとつに絞ることで私たちは一定の自由を持つことができる。目標に合わないことはしなくていいのだ。

どれほど新しいテクノロジーやツールを使おうとも、現場の情報にかなうものはない。したがって、私たちの仕事の柱は、世界中の現場で今も続けられている努力になる。現場の目標は、人間に感染するかもしれない動物の持つ微生物について理解することだ。また、すでに人間の持っている微生物で、未知の病気を引き起こす可能性を持つものを図表にし、それを追跡することも目標にしている。そして、最後に、新たなアウトブレイクや感染症を、従来の公衆衛生組織やメディアのレーダーにかかるよりも早くとらえようとしている。

そのために私たちは病院と診療所を日常的に監視する。また、〈見張り役〉になれる特定のグループについても注意している。彼らは炭鉱のカナリアに似た役目で、住んでいる場所や活動が理由で、微生物が拡散する前に感染しやすい人々だ。私たちはハンターを継続的に監視することで、未知の微生物を発見してきた。また、苦労して集める監視データを利用して、ヒトパルボウイルス４などの既知のウイルスが考えられていたよりも広まっていることをつきとめた。

動物の持つ新しい微生物が人間に感染してパンデミックを起こすときに、その経路の入り口にいる人々を見張り役として調べるモデルはとても有効なことがわかった。私たちは、米国国防総省や国務省国際開発庁が推し進める〈新興パンデミック脅威プログラム〉と組むだけでなく、他の組織や人に協力してもらい、世界二〇カ国以上でそのモデルを展開しようとしている。するべきことはまだたくさんある。それらの国では、動物と接触して新たな微生物を移されるかもしれない人々について、監視対象者を増やす必要がある。すでに監視を始めている国でも監視地域を増やすべきだし、対象国も増やさなければならない。多くの点で、パンデミックの危険性を監視する作業は始まったばかりなのだ。

動物から人間へ微生物が感染しやすい地域を調べることに加えて、私たちは微生物が広まるネットワークの中心にいる人々も広く監視する。たとえば、定期的に輸血を受ける人だ。彼らの中には、大勢の人の血液を数百回も輸血される人もいるので、早期に感染しやすく、新しいことが起きているときの合図となりやすい。最初に新型微生物に感染しやすいネットワークの中心には、医療従事者や航空乗務員などさまざまなグループがいる。私たちの仕事で重要なのは、そうした人々も監視システムに加えていくことだ。

動物も重要だ。第九章でGVFの生態学チームの長であるマット・レブレトンと私が、研究室で使う普通のフィルターペーパーを使って、動物の血液サンプルをすばやく大量に集める方法をあみ出したことをお話しした。今ではそれに加えて、動物の大量死についても監視している。カメルーンの類人猿が炭疽菌で死んだように、毎日、地球のどこかで野生動物が集団で死んでいるかもしれない。動物の小規模なアウトブレイクはそこでどんな微生物が活動しているのかを知る貴重な機会なのだ。

動物の大量死はまた、アメリカ西部における黄熱病の事例のように、人間のアウトブレイクを予測する手がかりにもなる。森でサルが死んだあと、人間の集落が強毒ウイルスに襲われることはよくある。だが現時点では、動物の大量死はごく一部が把握されているにすぎない。私たちは多様な生物がいる世界中の森で活動するハンターの一部に協力してもらい、動物の大量死の事例をより多く調べるシステムを作りはじめた。理想としては、世界中のどこででも動物が集団で死んだケースはすべて把握したいが、その重要な情報はほとんど入ってこないのが現実だ。

ＧＶＦのフィールドワークの大部分は、新たな微生物なら何でも検知することだが、一種類の既知の微生物を主な標的とする地域もある。ウイルス学者でフィールドワークを中心にする疫学者のジョセフ・フェアは、アフリカ西部にあるシエラレオーネでＧＶＦのフィールドワークと研究室での活動を指揮しているが、彼はラッサ熱という強毒ウイルスを解明し、制御するという困難な研究で先頭を走っている。魅力的な研究対象だが、危険なラッサ熱ウイルスはネズミなどの齧歯類が持っており、それが人家に侵入し、食料を汚染することで人間に感染する。

そのウイルスはエボラ出血熱やマールブルク病と同じで、破壊的な症状をもたらす。西アフリカでジョセフが築いてきた研究拠点は、ラッサ熱ウイルスを解明し、うまく予測し対応するためのモデルとなる。ラッサ熱以外の、エボラ出血熱やマールブルク病などの出血熱ウイルスはすべて、散発的にしか発生しない。だがラッサ熱は西アフリカで生活の一部になっている。散発的にしか発生しないウイルス病を監視するのは不可能に近いので、ジョセフたちはシエラレオーネの拠点を使って、出血熱ウイルスが広まる前に検知して制御する最良の方法を探しているのだ。ウイルス・パニック映画のファンは、感染地域に高レベルの生物学的封じこめがなされて、研究者がみずからの危険をかえりみずに人々の命を救おうと奔走する場面に興奮するだろう。だが、ジョセフの研究のほうがはるかに重要だ。私たちがラッサ熱ウイルスを予測し、対処する方法を学ぶことができれば、エボラ出血熱やマールブルク病が猛威をふるうことは二度となくなるからだ。

パンデミック予防の最前線と未来

ＧＶＦの活動でもっともエキサイティングなことのひとつは最新科学とは無縁のものだ。それは予防である。

新たなパンデミックの出現を呼ぶリスクの中でもっとも現実的なものは、人間と動物、特に野生の哺乳動物との濃厚な接触だ。この手の接触を減らすように人間が行動を変えることは、理想的な予測システムを作るずっと前から始められる。

カレン・セイラーズは熱意に満ちた医療人類学者で、長いあいだ私たちのチームの一員だ。以前は中央アフリカにある研究拠点にいたが、今はサンフランシスコのＧＶＦ本部で、新たなパンデミックを防ぐために、ＧＶＦのメンバーや世界中にある現地の研究拠点の仲間と長い時間働いている。現在、私たちは長年してきた活動を急拡大させようと力を入れている。一〇年近くのあいだ、マット・レブレトンとジョセフ・ルドゥー・ディフォーたちは、ＧＶＦの中心プログラムである〈ヘルシー・ハンター・プログラム〉を開発・推進してきた。それは中央アフリカで、野生動物のハンターが新しいウイルスをもらうリスクを減らす方法を探すものだ。ＨＩＶが出現したのも中央アフリカでこの経路によるものだから、重要な任務だ。だが、簡単なことではない。

私が中央アフリカで研究を始めてまもない頃、野生の哺乳類をつかまえて食べることは危険だとハンターたちに言ったときの彼らの答えを忘れない。「おれたちは長年これをやってきたし、親もその親もずっとそうしてきた。おれたちが死ぬ理由はたくさんあるし、これがほかのことに比べてひどく危険だとは思わない」。私が活動していたところではどこでもこの答えが返ってきたし、そこに真実がある。マラリアや不衛生な水、栄養不足が日常的に住民の命を奪う環境では、動物から新しい病原微生物をもらうリスクはとても小さなことに見えてしまうのだ。そして、ある意味ではそのとおりだ。

この問題はコモンズの悲劇〔多くの者が利用できる共有資源が、乱獲や過度の利用によって枯渇や状態の悪化が起きること。また、それによって新たな災厄を招くこと〕の典型例だ。生活のために狩りをするハンターの大多数にとって、毒性の強い新しい病気にかかるリスクは、狩りをしないことによる栄養不足などの代価に比べて小さい。それでも、微生物の多様性に富む地域で何千人ものハンターが野生動物を狩ることで、新しい病原微生物の出現を招きかねない状況にあり、それが世界に破壊をもたらすかもしれないのだ。これはハンターだけの問題ではなく、人類すべての問題だ。

私たちは、狩りにまつわる危険をハンターたちにていねいに説明しながらも、彼らの住む地域の貧しさが真の敵であることをわかっている。この世界的な問題を解決するためには、危険を説明するだけではまったく足りない。その地域の住民が必要とする栄養をまかなう現実的な解決策を見つけなければならないのだ。危険な狩りに代わる手段を見つける必要があるし、家族を養うために狩りをする人々を責めることはできない。私たちは、ヘルシー・ハンター・プログラムをもっと多くの場所で展開すると同時に、現実的解決策を提供するために開発や食料問題にかかわる組織と連携している。

もしも指をパチンと鳴らすだけで、中央アフリカや東南アジア、アマゾン川流域などにあるウイルスのホットスポットで野生動物の狩りをなくせるのならば、私たちは絶対にそうする。野生動物の狩りはパンデミックの危険に加えて、この星の生物学的遺産の保存という点や、再生不能な動物性タンパク質資源に頼って暮らしている弱い人々の食の安全という点でもマイナス面があることはよく知られている。これを解決するには地球全体でエネルギーと資源を必要とするだろう。それもかなりの量のエネルギーを。疫病を防ぎ、生物多様性を守るというのは、世界にいる豊かな国の人々の身勝手な目標だが、それが実現すれば、世界にいるもっとも貧しい人々の一部がまずまずの暮らしを送れるようになるだろう。野生動物を食べる問題は、人気の高い絶滅危惧種のいくつかを救いたい人々に限られた問題ではない。世界中の人々の健康にかかわる問題であり、とうてい無視することはできない。

GVFの最初の努力目標は、人間の中に新しい病原微生物を持ちこむような行動を改めていくことだが、その活動を手伝ってくれる多くのパートナーや資源を求めている。パンデミックにつながる行動を防ぐために私たちにできることはたくさんあるのだ。そして、できることの一部は公衆衛生を担当する組織の活動と完全に一致している。第八章で触れたように、エイズが引き起こす免疫不全は、人類のあいだに新しい病原微生物が入りやすくなる環境を作る。狩りを通じて野生動物と接触するもっともへき地の住民に対しても、エイズをコントロールする抗レトロウイルス薬を行き渡らせなければならない。私たちはその分野の先駆者の何人かと協力しあってきた。その一人、デビー・バークスは、ウォルター・リード陸軍研究所で成果を出す研究グループの監督者として成功していたが、その職を離れてCDCの世界エイズプログラムを率いるようになった。そのプログラムは世界でもっとも治療を必要とする地域で抗レトロウイルス治療を実施するための実際的活動に焦点を合わせている。私たちにとってこれは大きな力になるだろう。

市民が個人レベルでこのプロセスを助ける方法はいくつもある。パンデミックの予防という長期的アプローチを支援するように政策立案者や政治家に圧力をかけることが大切だ。充分な知識を与えられた市民は、目の前にある単独の脅威に集中するのではなく、将来のパンデミックを制御することを目的とした包括的アプローチに資金を与えるように政府に求めるに違いない。

理想の世界は、直近に起きたパンデミックから学び、進んで変わっていくものだ。二〇〇九年にロングビーチで開かれたＴＥＤカンファレンスで、娯楽産業を専門とする大物弁護士のフレッド・ゴールドリングは、挨拶のときに手を握るのではなく、ひじを触りあうという「安全な握手」をするべきだと訴えた。たしかにこの方法ならば、くしゃみをするときに口を押さえるのに、手ではなくひじの内側を使うのと同じで、病原微生物の拡散をある程度は減らせるだろう。日本などでは挨拶のときに握手ではなくおじぎをするが、それが健康に与える影響（握手との比較）に関するくわしい研究は、私の知るかぎり実施されていない。だが、これは感染を防ぐ一定の効果が期待できる。同様に、日本では病気のときに人前でマスクをつける習慣があるが、これも病原微生物の拡散を抑えるだろう。習慣を変えることはとてもむずかしいが、有効性を示す実例があるのだ。

この章の冒頭で理想のコントロールルームを紹介したが、これはいったいいつ実現するのだろう、と皆さんは思われたかもしれない。あのシナリオはフィクションだが、それが実現するのに数百年どころか、数十年も待つことにはならないだろう。ＧＶＦの目標のひとつはその実現にある。ラッキー・グナセカラ率いるわがデータ班は、デジタル世代の新しい科学者からなり、私たちがフィールドでする仕事と、第一〇章で紹介したまったく新しいデータ群とを融合させている。

フィールドと研究室の詳細なデータはすぐに、携帯電話やソーシャルメディアなど外部のソースから得られるデータと結びつけられ、アウトブレイクに関する究極のデータ・マッシュアップが作られるのだ。

一〇年前に世界の情報を整理していた中心は、国会図書館などの政府機関だった。だがそこが最終地点ではなかった。今日ではグーグルのような民間組織が、革新的な方法とインセンティブを利用して、数十年前には想像もつかなかった情報へアクセスできるツールを作っている。この種の技術革新は世界の衛生分野でも利用されるべきだ。グーグルのような組織は〈地球規模の神経系〉を作る手伝いをしているとよく言われる。同じように〈地球規模の免疫系〉を持つためには、政府と民間のシステムを結合し、最新のアプローチとテクノロジーを活用する新たなアプローチを生みだす必要がある。

すでにその努力は始まっている。近い将来、感染症の流行による政治的・経済的損失を憂慮する州知事も、新たなパンデミックによるサプライチェーンと従業員の混乱を心配する経営者も、家族の健康を気にかける市民も、実際に起きているアウトブレイクに関してよりくわしく正確なデータをすぐに利用できるようになる。そして、政府機関だけでなく、私たちGVFなどの組織が、広範囲にわたるウイルスの盗聴拠点で得たデータを研究室で分析した結果と、世界的なニュースフィード〔ニュースやブログなどの最新更新内容を登録者に配信するための仕組み〕、テキストメッセージ、ソーシャルネットワーク、パターンマッチングの技術を結びつけて、感染症に関する情報収集の新しい形を作るだろう。

私たちは新しいパンデミックが起こりうる危険な世界に住んでいる。だが、幸運にもそこは、地球規模の免疫系を作るツールがそろった世界でもある。壮大だが単純な構想は、パンデミックを予測し、防ぐために私たちはよりよい仕事をするべきで、それは可能だと考えることだ。本当に大胆な構想とは、私たちがその予測と予防に習熟し、「最後の感染症」を認定するところまで到達することだ。そのときに私たちはパンデミックを捕捉し、防止できる能力を身につけているので、「パンデミック」という言葉はもはや不要になるのである。

謝辞

本書の基礎となっているのは、協力しておこなう科学研究なので、お礼を言いたい人はたくさんいる。だがその前に、本書を世に送りだすことに力を貸してくれた人たちに謝辞を送りたい。優秀なエージェントであるブロックマン・アンド・カンパニーのマックス・ブロックマン、ヘンリー・ホルト・アンド・カンパニーの社長兼発行者のスティーヴ・ルービン、タイムズ・ブックスの編集ディレクターのポール・ゴロブ、彼らは本書の実現に欠かせない存在だった。担当編集者のセリーナ・ジョーンズは的確な指導と意見をくれた。スタンフォード大学の優秀な教え子たちには特に感謝したい。原稿を熱心に読み、おもしろい質問をくれた。最後に、図表の準備を助けてくれたケヴィン・クワン、毎日、手伝ってくれたロビン・リーにもお礼を言いたい。

科学者としての恩師はたくさんいて、私の仕事のよい面は彼らのおかげだ。長年のあいだ、その専門知識とアイデアを分け与えてくれたことに感謝したい。ヴィクター・ジャンコウスキーには、子どものときに科学のワクワクする楽しさを最初に教わった。スタンフォード大学のビル・ダーラムは、私が研究者としてのキャリアをスタートさせるときに力を貸してくれた。リチャード・ランガムとマーク・ハウザーは、研究の正しい方向を見つけるのを助けてくれた。アンディ・スピルマンは、私を彼の研究グループに入れてくれ、当時は多くの人から奇異なものと見られた研究を進められるように鍛えてくれ、実際の機会を与えてくれた。スピルマンのチームにいたときのことは、すべて懐かしい思い出だ。ビリー・カレシュはこころよく最初のフィールドリサーチの機会を与えてくれ、そのやり方を教えてくれた。ドン・バークはポスドクの指導教官で、長年、支援してくれ、友人となってくれた。そして、おそらく若い研究者がもっとも求めるもの——すばらしい研究プロジェクトとそれを自由に遂行する機会——を与えてくれた。ドンは彼が口にする格言のとおりに生きている。「手柄さえ求めなければ、ほとんど何でもできる」。デビー・バークス、ラリー・ブリリアント、ジャレド・ダイアモンド、ドン・フランシス、ペギー・ハンバーグ、トム・モナート、エド・ペノエ、フランク・ライスバーマン、リンダ・ローゼンストック、ジョン・サメットは、それぞれ科学者として、私の研究に助力と助言をくれた。

私は長年、ポジティブな考え方をする研究仲間に恵まれてきたが、本書の元となる仕事は彼らの協力なしには遂行できなかった。その初期にはタプリン家から支援を受けたし、ハーヴァード公衆衛生大学院、米国国立衛生研究所（ＮＩＨ）のフォガティ・インターナショナル・センター、米国陸軍ＨＩＶ研究プログラムも研究の土台作りを助けてくれた。そして現在では、いずれもアメリカの国防総省、陸軍健康監視センター、国防脅威低減局、国防総省のＨＩＶ／エイズ予防プログラムが推し進める研究に参加させてもらっている。これらの意義あるプログラムのおかげで、感染症の研究で成果を出すために必要な、長期にわたる継続性を実現できている。そして、〈軍事医学の進歩のためのヘンリー・Ｍ・ジャクソン基金〉は、そうした研究の前進を後押しする重要な役割を果たしている。グーグル・オルグ、スコール世界脅威基金、ＮＩＨ所長パイオニア賞などの革新的で寛容な組織や制度から得られる支援によって、私の研究プログラムは適切なタイミングをとらえて柔軟に行動できるし、重要な新しい方向性を打ち出すことができる。これらの組織にいる人々は、世界が正しい方向に進むために、信じられないほどの献身をしている――アンナ・バーカー、デビー・バークス、デイヴィッド・ブレイジズ、ラリー・ブリリアント、ウィル・チャップマン、デイヴ・フランツ、マイケル・グリヨ、ラクシミ・キャラン、ブルース・ロウリー、ネルソン・マイケル、サリー・オズバーグ、ジェニファー・ルーベンスタイン、ケヴィン・ラッセル、トチ・サンチェス、リチャード・シェイファー、マーク・スモリンスキー、ジョアン・スティーヴンス、コフィ・ウーラパ、シェリル・ズーク。なかでも、ジェフ・スコールは壮大なビジョンを示しつづけ、社会的起業活動や長編映画などさまざまな手段で、パンデミック問題へのとり組みを促進している。デニス・キャロルが指揮する米国国際開発庁の新興パンデミック脅威プログラムは、私が掲げる主目標のひとつ――新しい感染病原菌を予測し防止すること――を直に支援してくれる。この重要なプログラムに自分が参加できること、そのプログラムで、カリフォルニア大学デイヴィス校、エコヘルス・アライアンス、野生生物保護学会（WCS）、スミソニアン協会、教育開発アカデミーという、これ以上ない相手と協力しあえる幸運を強く感じている。ロリー・ローキーには、スタンフォード大学に人類生物学の講座を設ける資金を提供してくれ、私をその担当にしてくれたことに感謝したい。

私は第一級の専門家と協力しあえる幸運に恵まれてきた。さまざまな分野の科学者、獣医、内科医とそのチームの面々であり、彼らの名前の多くは本文の中で紹介している。以下の人々に感謝したい。ラウル・アンディーノ、フランシスコ・アヤラ、クリス・ベイラー、パトリック・ブレア、デイヴィッド・ブレイジズ、ジョン・ブラウンスタイン、マイケル・キャラハン、デニス・キャロル、ジーン・カー、メアリー・キャリントン、ジンピン・チェン、チャールズ・チウ、ニコラス・クリスタキス、デール・クレイトン、ウィリアム・コリンズ、ロバート・A・クック、マイク・クランフィールド、デレク・カミングス、ピーター・ダスザック、エリック・デラポルテ、エリック・デルワート、ジョー・デリシ、キャシー・ディメオ、ジョン・エプスタイン、アナニアス・エスカランテ、ジェレミー・ファラー、ホマユーン・ファザデガン、ジェイ・フィッシュマン、ユーリ・フォファノフ、トム・フォークス、ピーター・フォンジャンゴ、ピエール・フルマンティ、ジェームズ・ファウラー、パスカル・ガニュー、アレムンジ・ジョージ、ヒラリー・ゴッドウィン、トニー・ゴールドバーグ、クリス・ゴールデン、ジャン＝ポール・ゴンザレス、グレッグ・グレイ、ドゥエイン・ガブラー、スワティ・グプタ、ビアトリス・ハーン、W・D・ハミルトン、アート・ハプナー、クリス・ヘルガン、ワリード・ヘネイン、リサ・ヘンズリー、インディラ・ヒューレット、トム・ヒューズ、ウォーレン・ジョーンズ、マルシア・カリッシュ、ポール・ケラム、グスタヴォ・キジャック、アンネリサ・キルボーン、マーム・キルパトリック、ネヴィル・キサル、リサ・クライン、マーク・カニホーム、アルタフ・ラル、ベンハー・リー、フェビアン・レインダーツ、エリック・ルロワ、イアン・リプキン、ジエミー・ロイド＝スミス、クリス・マスト、ジョンナ・マゼット、ウィルフレッド・ムバチャム、フランシーン・マカッチャン、アンジェラ・マクリーン、ハーマン・メイヤー、マシュー・ミラー、スティーヴ・モース、ビル・モス、スーザン・マレー、ルーシー・ヌディップ、ダイアン・ニューマン、ポール・ニュートン、クリス・オッケンハウス、クレア・パノシアン、ジョナサン・パッツ、マーティン・ピーターズ、C・J・ピーターズ、ロブ・フィリップス、ブライアン・パイク、オリヴァー・パイバス、シューハット・カリ、スティーヴ・クウェイク、スティーヴ・リッチ、アニー・リモイン、フォレスト・ローワー、ベン・ローゼンタール、ケヴィン・ラッセル、マリーエレン・ルヴォロ、ロビン・ライダー、ウォーレン・サテレン、デイヴィッド・シュナベル、ピーター・シモンズ、デイヴィッド・シンタサス、マーク・スリフカ、トム・スミス、ジョー・ソドロスキー、マイク・スティパー、ビル・スウィッツァー、ジョー・テクター、サム・R・テルフォード三世、ジュディス・トリミロ、マーレイ・トロッスル、アジット・ヴァルキ、リンファ・ウォン、ヒュー・ウォーターズ、アナ・ウェイル、ケリー・ウェルシュ、マーク・ウールハウス、リンダ・ライト、デ・ウー、オットー・ヤング、スーザン・ズミッキー。そして、アドリア・タシー・プロッサーは、カメルーンにおけるプロジェクトの推進において、とても重要な役割を果たしてくれた。

研究者仲間にも大変感謝している。彼らのおかげで、私は世界中で仕事ができ、それも生産的で楽しく活動できている。バ・ウマル・ポーレット、ダトー・ハサン・アブドゥル・ラーマン、ムプーディ・ヌゴレ・エイテル、シュテファン・ヴァイゼ、ケ・チャンウェン、パトリック・カヤンベ、ローズ・リーケ、ジャン＝ジャック・ムエンベ、クーラ・シロー、シューイー・ジャン、プライム・ムレンバカニ、ジャネット・コックス、バルビール・シン、エドウィン・ボシ、マヘディ・パトリック・アンダウ、オリンガ・ジャン＝パスカル、エミール・オキトロンダ。彼らの国や家に招き入れてくれたことにお礼が言いたい。また、有能なライターやジャーナリストの面々にも感謝している。わざわざ私たちのところまできてインタビューをしてくれ、私たちがしているような科学的研究を市民のためにわかりやすく翻訳してくれる。以下の人々だ。スコット・Z・バーンズ、トム・クラインズ、アンダーソン・クーパー、デイヴィッド・エリスコ、サンジェイ・グプタ、アンジャリ・ナヤール、エヴァン・ラトリフ、マイケル・スペクター、ヴィジェイ・ヴェイティーズワラン。

私は各分野で最高のメンバーもいるチームを指揮する幸運に恵まれている。彼らのおかげで毎日、楽しくエキサイティングな生活を送ることができる。ジェレミー・アルベルガ、ジョセフ・フエア、ラッキー・グナセカラの三人はおのおののチームを率いて、きびしい状況も多いなかで最高の仕事をしている。彼らの能力と献身には、日々驚かされる。ウボルド・タムフェ、アレクシス・ププダは、ずっと中央アフリカにおける最高のパートナーでいてくれる。マット・レブレトン、シリル・ジョコと彼らのチームは、その才能と献身で日々、科学を前進させている。カレン・セイラーズとコリナ・モナジン、エリン・パップワース、マリア・マクーワ、カーニャ・ロングは、世界のさまざまな国で複雑なプログラムを推進しながら、すばらしい仕事を指揮している。そのほか、サンフランシスコのGVF本部や世界中の研究施設、現地拠点にいる多くの優秀な科学者、技術者、ロジスティシャンがいなければ、この仕事はできない。これからも長きにわたって、彼らと一緒に働けたらいいと思う。

父チャック・ウルフ、母キャロル・ウィッテンバーグ、妹ジュリー・ハーシュ、そしてその三人がそれぞれに持つ家族に感謝したい。彼らはいつでも、私の科学への愛情を後押ししてくれるし、私が長いあいだ海外にいるときにも、常に味方でいてくれる。そして大好きな祖母のアン・スローマンは、「医者」になるのを望まなかった孫でも応援してくれる。私は誠実で心の広い友人たちに恵まれている。彼らは親切にも、貴重な時間と個性的なスキルを私のために提供してくれた。ザック・ボーグ、セバスチャン・バックアップ、ジューン・コーエン、トム・デローサ、ジェフリー・エプスタイン、サンジェイ・グプタ、エレズ・カリル、ジョン・ケリー、ニーナ・コスラ、ラリー・キルシュバウム、ボリス・ニコリック、サリー・オブライアン、サラ・シュレジンジャー、ナリー・シン、リンダ・ストーン、リアーズ・ヴァラニにお礼を言いたい。そして、最後に大切なパートナーのローレン・ガンダーソンに感謝したい。思慮深く優秀な読者となり、編集者になってくれたし、何よりも彼女がいるから私はがんばれるのだ。

訳者あとがき

ネイサン・ウルフ著*Viral Storm — The dawn of a new pandemic age*の全訳をお届けする。"viral"とは「ウイルスの、ウイルスによって起こる」という意味で、本書のタイトルを直訳すると『ウイルスの嵐──新しいパンデミックの時代の夜明け』になる。

著者のネイサン・ウルフは日本での知名度こそ低いものの、「ウイルスハンター」と呼ばれる、行動力にあふれる気鋭の生物学者だ。人間に感染する恐れのある微生物を発見し、その危険性を評価し、パンデミックになることを予防するという目標を達成するために、終身在職権を持つUCLAの教授職を投げうち、〈世界ウイルス予測〉という組織を立ちあげた。世界でその評価は高く、二〇一一年にはタイム誌の〈世界でもっとも影響力のある一〇〇人〉に選ばれている。最近では、「生物学的暗黒物質（バイオロジカル・ダークマター）」なるものの研究にも着手している。たとえば人間の鼻腔内の遺伝情報を調べてみると、ヒトはもちろんのこと、細菌やウイルスなどの遺伝情報が検出されるが、全体の二〇パーセントは既知の生命体の遺伝情報ではない、未知のものであることがわかり、それを「生物学的暗黒物質」と呼ぶようになった。内臓では暗黒物質の割合が四〇〜五〇パーセントに及ぶという。この暗黒物質の中には、未知の生物種がいるものと考えられている。

本書を訳したために、細菌やウイルスを原因とする感染症のニュースについて、以前よりも注意するようになった。すると、この夏から秋にかけても、いくつもの気になるニュースが報道されている。アフリカのウガンダとコンゴ民主共和国ではエボラ出血熱の感染が発生し、アメリカでは西ナイル熱が過去最大規模で流行しているし、ヨセミテ公園ではハンタウイルスの感染による死者が出ている。西ナイル熱や、東南アジアを中心に流行しているテング熱など蚊が媒介するウイルスは、温度が上昇すると伝播率が高くなるという実験結果もあり、地球温暖化による気温の上昇は心配なところだ。

またアメリカでは、新型豚インフルエンザウイルス（H３N２変異型）の感染も増加している。このウイルスには二〇〇九年に世界で大流行し、WHOによると二〇億人が感染したと推計される鳥インフルエンザウイルス（H１N１）の遺伝子の一部が混ざっているという。ウイルス学の権威であるロンドン大学のジョン・オックスフォード教授は、パンデミックは活火山の噴火と同じように、いつ起きてもおかしくなく、鳥インフルエンザウイルス（H５N１）が原因になる可能性がもっとも高いだろうと言っている。このウイルスは致死性が高いものの、現時点では人に感染しにくいが、いつ変異して人に感染しやすくなるかわからないのだ。

このような感染症を引き起こす細菌やウイルスなどの感染微生物は、小さすぎて肉眼で見ることはできないが、驚くほど多様で広い世界を築いている。本書は、未知のフロンティアとも呼んでいいほど広大なその世界をかいま見せてくれる。疫学面からは、さまざま感染微生物の性質や危険性、恐るべき進化と変異のスピード、狡猾な生き残り戦略を紹介しているし、一方で、人間に害を及ぼすのではなく、逆に役立つかもしれないヒトにやさしい微生物もいることを教えてくれる。そして、著者が目標とする、危険な微生物を捕捉し、パンデミックを予測し、予防するというビジョンと、それに活用できそうなバイオテクノロジーやＩＴなどの科学技術を紹介している。

だが、私が本書でそれ以上におもしろいと思ったのは、長い進化の歴史における人類とウイルスの関係を生物学的に読み解いていくところだ。人類は森を出て、草原に住むようになった。火を利用して調理をするようになった。農耕を始め、動物を飼うようになった。船や車、飛行機といった移動手段を開発した。人類が人類たる特徴を備え、文明を進歩させていく都度、人類とウイルスの関係も大きく変わってきたのである。そして現在は、パンデミック、すなわち、新しい感染症の世界的流行が起きやすい状況になっているという。

そこで著者は、人間に感染する恐れのある微生物の活動を監視するべく、人間と野生動物が密に接触する最前線を監視する体制を築こうと奮闘努力しているのだ。それにしても、著者をはじめとして、本書に登場する生物学者、疫学者たちの献身ぶりには感服するばかりだ。著者も三度もマラリアに感染している。アフリカや東南アジアでは、道路や電気、水道などのインフラも整備されておらず、衛生状態も悪く、危険な野生動物もいるし、紛争や内戦に巻きこまれる恐れもある。彼らは、文字どおり命の危険を顧みずに、人類全体に奉仕している。もっと目立つ形、もっと身近な形で私たちの生活を支えてくれている人々がいる。一方で、彼らのように、遠いところで私たちの健康や生活を支えてくれている人がいるのだ。

最後にトリビアな話題をふたつ紹介しよう。第一章に登場する、自作の顕微鏡によってはじめて細菌を観察したレーウェンフックは、画家のフェルメールと同じ一六三二年一〇月に、同じオランダはデルフトで生まれた。フェルメールの死後、その財産管理人になったので親交があったと思われ、フェルメールの作品の『天文学者』『地理学者』のモデルではないかと言われている。そして、ネコに深く関係する、とても奇妙なトキソプラズマという寄生虫については第一一章でくわしく説明されているが、これは人間にも感染する。おもしろいことに、ブラジル、アルゼンチン、フランス、スペインなどサッカーの強い国に感染率が高いという。まあ、偶然の一致かもしれませんが。

高橋則明

二〇一二年一〇月

著者紹介

ネイサン・ウルフ
Nathan Wolfe

ハーバード大学で免疫学と感染症について博士号取得。スタンフォード大学ヒト生物学教授。1997年フルブライト・フェローシップを受け、2005年にNIH Director's Pioneer Awardを、2009年にはナショナル・ジオグラフィックの新進探検家賞を受賞。また、『ローリングストーン』誌の「変化をもたらす100人」（2009年）の一人に、『ポピュラーサイエンス』誌では「輝く人（Brilliant）10」（2005年）に選ばれる。さらに、TEDカンファレンスの映像は10万人の視聴者を集めるなど、多くのメディアから注目されている科学者。現在、世界ウイルス予測（GVF）を設立。責任者として、動物からヒトへと感染するウイルスの拡散を監視し、パンデミックを早期に警告するシステムを構築中。

訳者紹介

高橋則明
Noriaki Takahashi

翻訳家。1960年生まれ。立教大学法学部卒。主な翻訳書に、クリス・アンダーソン『フリー』、ケン・シーガル『Think Simple』（以上、NHK出版）、テイラー・クラーク『スターバックス 成功の法則と失敗から得たもの』（二見書房）、リチャード・レスタック『はだかの脳』、ロナルド・シャパイロ他『どんなときでも「YES」と言わせる交渉術』（以上アスペクト）などがある。

組版　畑中 亨
校正　酒井清一

パンデミック新時代
人類の進化とウイルスの謎に迫る

2012年11月25日　第1刷発行
2020年 6 月30日　第2刷発行

著者　ネイサン・ウルフ
訳者　高橋則明
発行者　森永公紀
発行所　NHK出版
〒150-8081　東京都渋谷区宇田川町41-1
電話 0570-002-245（編集） 0570-000-321（注文）
ホームページ　http://www.nhk-book.co.jp
振替　00110-1-49701

印刷　光邦／大熊整美堂
製本　ブックアート

Printed in Japan
ISBN978-4-14-081582-3　C0098